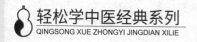

轻松学中医经典系列
QINGSONG XUE ZHONGYI JINGDIAN XILIE

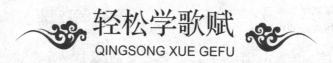

轻松学歌赋
QINGSONG XUE GEFU

# 治病主药诀

ZHIBING ZHUYAOJUE

曾培杰◎著

朗照清度　蔡中凤◎整理
方九丽　李小梅　曾佳俊

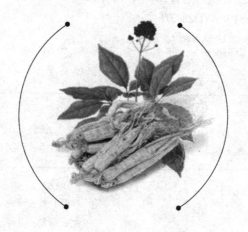

辽宁科学技术出版社
LIAONING SCIENCE AND TECHNOLOGY PUBLISHING HOUSE

拂石医典
FU SHI MEDBOOK

## 图书在版编目（CIP）数据

治病主药诀 / 曾培杰著 . —沈阳 : 辽宁科学技术出版社 , 2022.5
（轻松学歌赋）
ISBN 978-7-5591-2479-1

Ⅰ . ①治… Ⅱ . ①曾… Ⅲ . ①中草药－方歌－普及读物 Ⅳ . ① R28-49

中国版本图书馆 CIP 数据核字 (2022) 第 066061 号

出版发行：辽宁科学技术出版社
　　　　　北京拂石医典图书有限公司
　　　　　地址：北京海淀区车公庄西路华通大厦 B 座 15 层
联系电话：010-57262361/024-23284376
E-mail：fushimedbook@163.com
印 刷 者：河北环京美印刷有限公司
经 销 者：各地新华书店

幅面尺寸：170mm×240mm
字　　数：268 千字　　　　　　　　印　张：19.75
出版时间：2022 年 5 月第 1 版　　印刷时间：2022 年 5 月第 1 次印刷

责任编辑：陈　颖　　　　　　　　　责任校对：梁晓洁
封面设计：黄墨言　　　　　　　　　封面制作：黄墨言
版式设计：天地鹏博　　　　　　　　责任印制：丁　艾

如有质量问题，请速与印务部联系　　联系电话：010-57262361

定　　价：89.00 元

# 前言

有是病，用是药。

用药如用兵，知人才可善用，识药方能药到病除，覆杯而卧。

碰到头痛，我们第一反应就是用川芎。

偏头痛，加上柴胡。

后脑痛，加上羌活。

前额痛，加上白芷。

巅顶痛，加上藁本。

关节痛，羌活。

小腹痛，青皮。

胃胀满，黄连、枳实。

往来寒热，胁肋痛，柴胡。

肌肉酸软无力，白术。

尿黄赤，黄柏。

……

这些经验都是出自于《医学传心录》中的《治病主药诀》，而这一篇也算是中医典籍中的一颗明珠。

这次我们把它单独摘出来讲解，就是希望更多的人能看到中医的伟大，里面有数之不尽的珍宝，让这些蒙尘的珠玉能够重新焕发光辉，照耀病苦苍生。

通过口诀心传，我们便可以迅速掌握这种药性主治的思维，堪称是一击必中，大快人心。

书中几十味药材，就像快速反应部队一样，问题一出现，马上能跳出解决方案，让我们在实施治疗过程中，能够精准打击，抓主症，用主药，像犁庭扫穴般把病痛祛除解决掉。

中医的自信是自实践中来的，就像这次新冠疫情一样，中医药发挥着巨大的作用，是不可诋毁、磨灭的，就像当年非典一样，国医大师邓铁涛带领大家用纯中医的治疗方案，最终做到零死亡、零转院、零感染、零后遗症，这中医的四个零，已经充分说明中医的疗效以及伟大之处。

最后用一首禅诗来向我们伟大的中医药文化致敬：

我有明珠一颗，久被尘劳关锁。

今朝尘尽光生，照破山河万朵。

# 目录

# 川 芎

6月18日　星期二

《治病主药诀》是一篇什么样的歌赋呢？它出自哪里？

这是一篇非常简短的歌赋，但是它的分量很重，属于"秤砣虽小压千斤"。

它出自《医学传心录》这本书。这本书你知道多厉害吗？你别因它薄就小看，就像金纸虽然很薄，但一镀上金就会让人无比敬仰。

这本《医学传心录》的原名叫《中医捷径》，一直是在民间秘密流传的，没有公开，而且书上明显写着，切不可轻易与人看，系属秘本，这是绝对机密的，中医古籍里头的"国家机密"。

这本书的厉害之处在哪里呢？一册在手，学中医无忧。这么小的册子，还是带注解的，没注解的不及这个的1/3厚。《中医捷径》有讲药的，其中《用药传心赋》，讲药性大概，只需要背两页纸，一望即知。还有《治病主药诀》，就一页纸，就是说你读完以后，就知道每种病的治疗主药是什么，也就是说治病你已经八九不离十啦。

我们现在开讲的《治病主药诀》共三十讲，听完以后，每出现一个病症，你心中就会"弹"出一种药来对付它。

这个"主药诀"太厉害了，就是说它一出来就是主帅。

还有这个引经药，只有短短的两行，它重要在哪里？就像你去拜访一个人，需要一个中介带你到那里，引经药就是中介。

譬如同众拜客，无人作引，终不能入其室中，所谓无针不引线。

我们的衣服可以这么好，线在各个交界处这么紧密地连起来，线自己连不了，一定是针在引导，叫无针不引线。

不要小看引药只有两行，老师却要讲十堂课以上。引药只有十味药，老师要讲十堂课。

然后接下来脉法也在这里啦，有《诊脉传心诀》《诊脉总要》《诊脉六法》，望闻问切的切脉，这三部也不过短短的十几页。你读着各部脉对应各种病，一切即知。

还有，望诊也在里面，《三部总看歌》，就是一望过去就知道大概犯了哪种脏腑的病。

还有汤头，看似只有简单的五条，就几百字，但却并不简单，各种加减的方都在里面，这五首汤方背会了，天下的方你都贯通。

小柴胡汤，四君，四物，平胃，二陈。郁病小柴胡，湿病平胃散，痰病二陈汤，气病四君子，血病四物汤，在里面都讲，再去加减变化应用。

每种汤方都将近有100种变化，然后给出100种加减变化的方法，练了一招就等于练了百招。

汤方只讲五首就够了，到时候你们要学注解汤方，为什么这样加减。

最后是《病因赋》，这一章最妙，短短的一页纸却是《医学传心录》的心脏。

切好脉了，望好诊了，这病症一出现，你就看到因了，看到因了你就可以上子弹，就可以用药，用方，学中医真的要理、法、方、药、道一气贯通。

你看古人多厉害，他说这本书是轻松学中医的代表作，为什么说是代表作？以上自《用药传心赋》到《病因赋》不过14章，这数日可熟。

记住，中医入门有没有捷径？有！数日可熟。

你就天天全部抄一遍，不过14章而已。全部抄完了，也就抄十多页纸，有什么困难的？

那么你几天就全熟了，算是中医入门了，就可以下临床了，跟在老师身边抄方抄几个月，我们以后专用《医学传心录》看病。

古人精义，此书为医学大纲，系属秘本，并无坊刻，熟此一本，出入应酬，不致错谬。就是说这本你真搞熟了，你出入去应酬治病，不会出错，如同拿罗经入山中绝对不会迷路。

在1949年以前有段时间，《医学传心录》这本书一直被某些团队机构作为内部培训学生的资料，就是说你来交学费学习，其实就是这本书，内部培训。你们很多人听到这里都很高兴了。这是宝书，真的是宝书，非常璀璨的宝书！

读什么书很重要，你用什么心态也很重要，有没有每见奇书手自抄，每闻善事心先喜。

再给你们多讲一点我的学习经历吧。

我的母校——广州中医药大学，现在在校友最出名的莫过于张少聪了，他跟我是同窗。

可以说他是我们同学里头水平跟名气最大的，因为他有祖传中医，世代的，再加上非常好学。

有一次我们见面，他说："培杰呀，我们以后，肯定殊途同归。"

他说："我不用10年，就是广东名医；不用20年，就是全国名医。"你看多有自信！

但是老师又走了一条捷径，我用两三年就成为全国名医了。原因就是我到处去参访名师名医和古籍，而且我敬古籍的心比他还强！这个不是王婆卖瓜，不是自吹自擂。

在宿舍里的书我没见谁比他藏得多的，整个宿舍简直就是他的书房。

别的都是住四个人或六个人，他自己要用一个宿舍，为什么？因为他要放书，就这个原因，而且辅导员都给他开路。

他读大学的时候就写书出书了，多厉害！我们大学的时候，看人家的书还懵懵懂懂，他自己就出书啦，并且邓铁涛邓老给他题词。

当时我还默默无闻，就去他的书房，也去他的学习场所。我一看这么多书，就知道学风水，这群山之中必有一主峰，那一定有他自己修的本命法宝。

　　然后我就去看他最常看的是什么书，结果真让我找到了。他无论写什么论文都是精彩的，比如这个医学论文，医学论述。他大学期间就去拜访国医大师。寒暑假我们都蒙查查\*地玩啊，去旅游啊，而他就去拜访国医大师，直接跟国医大师面对面。

　　他只要写一封信，国医大师就想见他，他有这个本事。厉害的人，他写一篇文章你就感觉这是知音啊，或者好苗子，就想培养。

　　我从他身上得到好多法宝，其中有一样法宝，我就在想要不要传出去，后来想到吝法的得愚痴果报，必须传。

　　我读这本书是韦编三绝，我讲中医药白话讲记，都是从这里来的。

　　在深山里你给我一部古籍，然后再给我这本书就够了，其他都不要了，我可以源源不断讲出精髓。这本书叫什么？书皮，因为韦编三绝，已经断了三次了，把它贴回去，又断，又贴回去，再断，最后索性我就不贴了。

　　这本书叫《历代本草药性汇解》，记住啊，注疏、解疏没有超过这本书的，都没有！

　　它讲历代，不是某个朝代，比如清朝、明朝，而是历代。而且是什么？本草药性，所有本草。还是什么？汇解，汇解是什么意思？只有大海称汇，湖泊都不敢称汇，池塘更不敢称汇，这大海才可以汇天下水。这本书就是汇天下古籍、名家的经验。

　　这本书我只要拿出一味药来，光川芎这一味药恐怕要讲十天，十节课，为什么呢？

　　起码有 50 个名家对川芎的论述，每一个论述都是毕生精髓，你要讲 50 个人的论述，你知道有多困难吗，但是又多么快乐！当时看到这本书就在张少聪兄长的书桌上。

　　现在他也带好多弟子，跟他抄方的，他治不孕不育一绝，现在专攻不孕

---

\* 蒙查查，粤语方言，本意是看不清楚，生活中使用往往指不明白，犯迷糊。

不育。

我介绍过去的几个，轻松就让他给治好啦。我还要讲究很多养生，他就直接借助药物，功夫非常高。我治不孕不育的功夫差他太多了。

我说："赶紧的，我要把你记录的这些东西拿来出书。"

他说："不！"

当时他已经治好100例了，在学校就治好100例了，然后就有报社记者来采访他，他说不到1000例我不出书！

他就属于那种不鸣则已，一鸣惊人，不飞则已，一飞冲天的人。

智者一般都是能够沉得住气的，我当时就非常佩服他！我说你这么多知识、精彩论述从哪里来的？他就和盘托出，就这本书所赐，广州中医药大学的复印本《历代本草药性汇解》，以前你们是打着灯笼都找不到。没福报的话，你一辈子也听不到。因为在特藏图书馆里面，只有研究生才可以开启的。

它把所有精华都聚在一起啦，所以这是浓缩的"本草龙"，老师称之为"本草龙"。所以我得到这本书，就朝抄夕抄朝读夕读，只要有不解的，打开这本书就没有解不开的。

我讲了好多学问，有人说里面涉及这么多古籍，曾老师你博古通今了，看那么多书，其实就这一本！这叫执简驭繁。

如果得到这本书（《历代本草药性汇解》），再加《医学传心录》，你们在见地上就出师了。

好，今天我们来看几味药，《治病主药诀》："头痛必须用川芎，不愈各加引经药。"一般为首这句话最重要，川芎。

老师认识一个草医，他有一种草药粉，不论头痛，还是肚子痛、肩膀痛，一吃就好。

我跟他比较熟，问他是什么草药粉，我说我不会跟他抢饭碗的，并且用好几个偏方跟他交换，然后他就跟我讲了。

他说就是川芎、大黄这两味药打成药粉。

我问为什么用这两味药。川芎上行头目，下行血海，旁开郁结，无处不到。行气活血，血中气药，可以入血分，还可以行气，属于"海军陆战队"。既可以理气又可以活血，是跌打要药，也是解郁神药，这么猛的药，多厉害！

以前孙思邈到四川去，看到鹤鸟崴伤了脚，一直走不了，其他鹤鸟就去衔一些草给它吃，一天，两天，三天，这个脚就好了，又能飞腾起来了，很精神。

孙思邈他是善观察的，他有妙观察智。有的时候天地万物示象你不留意观察，那这你就得不到。

处处留心皆学问，人情练达即文章。他走过去看，伞盖形的植物，一研究再跟药书对应，原来是川芎。

吃了这个，气血行通，局部的瘀血消失，鹤鸟又恢复了飞翔的功能。

为什么叫川芎？在四川发现的，道地药材。

为什么叫芎？以穹庐之量容人，其德日大。苍穹，像天空一样博大宽阔，像空气一样无处不到。四川产的这味药真的像天空空气一样，无处不流行，无处不到，叫川芎。

我们回归草医郎中的这个川芎大黄散。肚子痛吃下去好啦，胸闷吃下去也好了。只要是气不通的，肯定是清阳不升，浊阴不降。

川芎升清阳，大黄降浊阴。两罐粉放在一起，剂量究竟多少？他看你清阳不升更明显，气郁，堵得成猪肝色，那川芎多一点。如果浊阴不降更明显，大便秘结，舌苔垢腻，那就大黄多用。我读书不多，但我读得很精。川芎我读它上行头目，下行血海这两句话。大黄，我读它荡涤六腑，推陈出新，调中化食，安和五脏，就够了。

这就是一方走天下，一方吓坏名医、气煞名医了。

有一些骨伤到后期好不了的，也是用这个药粉。川芎一味药相当于三七，比三七便宜，你实在没钱买不起三七，就喝川芎粉，川芎当归粉也活血，只不过活血的力量比不上三七而已。

这两味药既便宜又有效，堪称简验便廉秘方。

有个病人顽固头痛，十年都没好，到这位草医那里拿大黄川芎粉，吃十天就好了。吃了后，拉出很多五颜六色的大便，川芎把气带到头，然后大黄就把头的浊阴泄到肛肠下去了。

这位草医，他到病人的家中，一看后窗跟前面的门相对应，就说："你家里有穿堂风。"

凡是家里有穿堂风的，容易犯口腔溃疡，还有痔疮，严重的喉癌、鼻咽癌，你知道为什么吗？

因为堂口就是嘴巴，后窗就是肛门。两边一穿，这个家里的人就容易患口舌和肛周的疾患，还有生殖系统的，比如前列腺的跟子宫的。

我那天碰到一家，他是卖粽子的，一进门就是厕所，门跟厕所只差一尺。结果他的妻子中风了，60岁左右，这个头失控，手停不下来，像发癫痫一样。

我赶紧把她抱上车，我说，一进门就是厕所的居所叫晦气迎头，长期居住浊阴就会躲在头上。

我们既要考虑环境风水学，也要考虑药性学问。风水是大调，药是小调微调，作用于人体的微调、细调。我们既要有宏观调控，又要有局部的调节。

如果碰到穿堂风，就多服玉屏风散。屏风就是什么？古代的照壁。

你看一个人，要在其所在地方一看。为什么？你看老师，我会在这个地方，包括我们周围的树、草，我绝对不会砍，让它长起来形成"玉屏风"，这是我们的"玉屏风"。

这就是断病法，我一打开大门见到厕所，有穿堂风，就断他的家里有头痛病人，屡断屡中。

再来看这个川芎，川芎辛温，辛能走，温能通，叫温通辛走。辛香定痛去寒湿。它是辛香的，非常香，放在药柜里头它的味道都能冲出来。它有挥发油，可以穿透血脑屏障到头上去。

好多药都难过血脑屏障，但麝香啊，菖蒲啊，就可以透过去。川芎粉一吃就觉得鼻窍开，脑窍开，它属于活血药，也属于开窍药。

为什么叫川芎？原来它有一个别名，我们要看《中药别名学》，它又叫天马行草。将来等你们功夫火候到了，可以注疏《中药别名学》。

天马行苍穹。山有两个"鞍"下来的，一高一低的叫天马山，两边等高的笔架山。如果是三座山，中间高两边低，也是笔架，可以放两支笔，有些可以放一支笔。有些山一高一低叫天马。

川芎它就是天马，天马行空，任何地方都可以到的。老师如果以后讲天马，你就知道是川芎，它在苍穹空中走的。

《汤液本草》讲，它入手足厥阴经，手厥阴什么经？心包经，足厥阴肝经，所以巅顶跟心血管堵塞都可以治。

我们可以自己制速效救心丸——川芎救心丸，川芎打粉再加点冰片，心肌梗死，你就挖一勺放在舌下一含服就好了，可以取代救心丸。

后来你就发现这救心丹、救心丸基本都是这个配方：川芎配冰片。

病人一过来，心慌、胸闷、头痛，先不要管，先给他调一小勺药粉，就是川芎冰片，一小勺含服，痛就解开来，就凭这个要取信于他了。

川芎入手厥阴心包经，可以治心绞痛；它入足厥阴肝经，可以治脑痛。

你们记住，心脑不通就找川芎。

川芎，四个字：走而不守。它绝对不会停下来的，它在人体里没有停的，一直在走，像地球自转、公转一样。所以任何瘀堵，川芎都可以通，它能行散。头上的气不通，头痛，偏头痛，思虑过度纠结则疼痛，用川芎。

有些人容易急躁，就用川芎配白芍，为什么呢？因为川芎是走药，白芍是守药，走守相配合，动力火车要加刹车，光有动力没有刹车不行。要加滋阴养血的，防止木燥起火。不然你吃川芎上火了，头痛没治好还上火了，加点白芍没事啦，川芎、白芍治燥人头痛。

如果是懒人头痛，用川芎就行了。燥人头痛，川芎白芍。这叫搭配之秘。辛散之药治燥人，容易耗阴气，恐木燥起火，必加白芍或者沙参，这个非常好。

假如颈椎痛很厉害，用葛根、丹参、川芎三味药，各10～20克，严重的30克、

50克都好，一吃这颈椎就通了。落枕的话一剂下去重用，再配点桂枝汤。

那颈肩痛，就用桂枝汤，加葛根，再加一味川芎，上行头目，下行血海，旁开郁结。

胁肋胀痛，乳房瘀堵，用川芎粉加点玫瑰花，那就是乳腺茶！就是说有乳腺增生，乳腺包块，胁肋胀满，用川芎玫瑰花！把玫瑰花打成粉，川芎打成粉，搭一起吃了，心开意解。你无事常生烦恼，老跟人家较劲，胁肋痛，用川芎玫瑰花茶。

如果是腹痛，就更好治了，用川芎木香打成粉。

我碰到一个道医，他一用到秘方的时候，就说打成粉，为什么打成粉？

让别人不知道，好卖钱！一碰到秘方，他就说打成粉，这是他的口头禅。但是他到天下去，也没有赚到多少钱，为什么？

就像猴子摘玉米，摘这个放那个，总看到有几个更好的。不一门精进，而且没有树立自信跟信任。所以我在一个地方不成名，没让人家信我，我不轻易跑，现在渐渐地也不喜欢让学子到处跑了，为什么？你在一个地方不过关，到处跑有什么用呢？像打游戏，你一阶都打不过，你去打三阶干什么？

把元气都跑散了，把中气都跑虚了，把先天之气都跑没了。你最后只能暗钝一生，而不是慧光闪闪。

回来继续谈川芎配木香，就是治腹痛的，它是行军散。川芎木香再加点大黄，你把它配在一起。一盒行军散几十块钱，我们自制行军散，一盒成本就2块钱，这药可以卖20块钱，价格涨到十倍。

如果碰到肚子痛的，比如到外面吃到不干净的东西，用川芎、大黄、木香。如果是吃冷的痛，就用姜茶来调服。吃热的痛，就不用姜茶，直接吃了，就通了！药粉子就是这样用的。

药粉很重要，像姜茶调服行军散，就是以前在外打仗的，饮食不节，长期奔劳，吃饭不按时，必定会有消化系统疾病。消化系统的疾病可以让一支军队的战斗力变成零，任人宰割。这叫诸葛行军散，诸葛亮必须研究医术，才可以看天象，明地理，通人事。

好，再看痛经，痛经更好治了，川芎当归散，太神验了，几乎一用即效。老师经常用姜枣茶，一般用姜枣茶就好了。如果没好，再用点川芎当归散，这叫痛经散。你把两味药打碎，川芎当归散治痛经有奇效。

难产！川芎有开交骨的作用，可以让盆骨开开来。它可以让子宫收缩能力加强。如果怀孕了，千万不要吃川芎，一吃就容易动胎。但是产不出来，就需要它。

生产之后恶露排不干净，我们生化汤第一味药就是什么？川芎！川芎是最重要的，下行血海。产后子宫里头不能推陈出新，用川芎配童便。所以你家里只要有川芎粉，这个恶露排不干净，川芎打成粉，然后小孩子赶紧拉一泡尿来，用那个尿调服川芎粉喝下去浊就去了。

假如你跟别人打架，脸打肿了，手也打肿了，都是瘀青，甚至瘀血攻心，很闷，川芎粉搞一小勺来，再加上童尿喝下去，就好了，起码你将来不会留下后遗症。光童便它可以治一半，再配川芎就更厉害，所以一味川芎就是跌打散，厉害！

如果再加一点点开窍的菖蒲跟冰片下去，那效果就更好了；如果你条件再好一点，又加一点人工麝香，你简直就是神医啦。

我们五经富里好多跌打医生就是这样干的，他还不用川芎呢，更喜欢用麝香，为什么？见效更快！相比人工麝香冰片，川芎其实更平和，更不会伤人。

它虽然见效会比麝香慢一点，比麋鹿、麝之类的跑得慢一点，但是它是植物界里跑得最快的。冰片是在矿物界里跑得最快的。麝香就是在动物界里跑得最快的。

我们要知道谁是最快的：宽中下气，枳壳枳实速也，其中枳实降气非常速，枳壳就非常缓！开窍行气那就冰片快而川芎慢一点，麝香最快，排第一。好，碰到血闭无子，有瘀血过后老怀不上孩子，输卵管不通，怎么办？你看输卵管不通，浓浓的川芎粉再加王不留行、路路通。有条件的再用一点穿山甲，不过一般不建议常规用，因为这是野生动物。吃下去输卵管立马通，而且这种通不容易再堵，用人工通的，用仪器去通的，几个月不怀容易再堵。你用草药通开来，再加运动，就不堵了，治疗血闭无子。

那些无子方啊，温经汤都用什么啊？川芎啊！温经汤就重用川芎跟当归，为什么呢？因为川芎、吴茱萸、当归是下走厥阴，足厥阴肝经下络阴器，阴器里头有盘根错节，瘀血堵塞，用川芎。

最严重的痛经你用什么药都治不好，只有一个汤方可以治得好，少腹逐瘀汤。少腹逐瘀汤排前二的就是川芎、小茴香。如果实在没办法，你就用主药，将川芎、小茴香打成粉大量地服下去，就能通开来，治疗痛经，这个川芎真是上等奇药。

《极效方》讲，一切心痛，心肌梗死，心悸动，大川芎一个打成末，用烧酒来送服。

现在还有好多没有用酒去服药，用酒去服药效果会翻倍，会有奇效。尤其是用在行气活血上，非常厉害。因为酒可以助药力，可以行药势，可以让气血非常通畅。

以前，酒能够乱性，所以佛家戒之。酒能够解郁，所以仙家饮之。这个酒可以解开郁闷，所以仙家饮之，神仙就用来救苦救难。川芎如果配上酒，通经络的作用就更强大，就像关云长骑上赤兔马。

所以，你们又学到了一个奇方，大川芎一个，打粉后，用烧酒服用。研究本草必须字斟句酌，记住这里讲用烧酒你就要用烧酒，就不要用其他的酒。大川芎一个就是一个，你就不要用半个。一切心痛，心胸这里的痛，不管是消化不良还是郁闷、心肌梗死，都是这一招。你掌握了这一个小偏方多厉害，这个就是心痛散——川芎烧酒方。

《串雅》可是民间秘方的一个集大成者。川芎治头痛兼治脑痛，川芎一两，沙参一两，蔓荆子二钱，细辛五分，水两碗煎八分，加黄酒半碗调匀，早晨服用，一剂之后永不再发。

哎呀！太豪气了，治疗什么？一般的头痛。你要严格按照这个操作，水多少，煎剩下多少，加黄酒多少，调匀后还要早晨服。为什么要早晨服？朝气锐！你看在早晨苗尖水珠最多，气上达于苗尖。屈原讲早晨起来要饮这些露水，花露。朝气锐，早晨这个气最锐利。

人要醒来的时候哪个地方先动？脚趾头。脚趾头一动了，大脑动了，其他的地方随着就动了，这个脚趾头就是尖，川芎可以达到脚尖。糖尿病烂脚趾的，要用川芎让它周围变红起来。

我们说要早上背书，晚上应该练练手脚，打打盘，让气血归元，你不要搞反了，晚上背书，把气血再调到大脑你五脏就空虚了。

早晨是抄书背书的时候，开脉的时候，气就是在头。中午气在手跟胸。晚上气在腰跟脚。

林时贤注得非常好，她说这个产后血晕，生完孩子以后晕头转向，血出得太多，又瘀堵在那里，心慌心悸。《奇方类编》讲当归一两，川芎五钱，再加荆芥穗炒黑两钱，水煎服，一次愈。但是要严格按照古法炮制，离开了古法，没有效果，就不要怪古籍。就像做化学实验一样，催化剂少一点都不可以，必须严格按规则来，否则都达不到那个效果。剂量跟古法炮制很重要，药材再道地的话，就更好了。治病真的是一种模式，像生产线生产产品一样。

《新医学》1975年就报道，几十年前，对脊柱炎、骨刺、椎间盘突出，川芎研成粉末装上小布袋外敷加热，这些骨刺就会消失，疼痛就会减轻，这叫布包疗法，这个是外治法的精髓了。轻则五天慢则十天，疼痛减轻，个别容易反复发作的，再用此法又可以好，这就是川芎。

你看叶天士怎么用一些药，比如用熟地，补药怕滋腻，他就加一点点川芎，为什么？熟地是什么药？静药！川芎是什么药？动药。

死水你觉得没有生机，太活的水流过去，你也觉得待不下去，只有动静结合，方有太极生化之妙。

熟地色黑，川芎红赤，两者结合就补而不腻。

叶天士讲，补药必佐宣通，可用川芎，令熟地不致腻，故川芎既为活血止痛化瘀神药，又是化解滋腻补药的要药。用宣通的话，用量不能太大了，像3克、5克就好，这样吃这个熟地就不会觉得很腻。

这就是"头痛必须用川芎，不愈各加引经药"。至于加什么引经药，我们明天再逐个讲解。记住，不单是头痛，头首管周身，周身痛都不离川芎，只不过治头痛最厉害。

## 方药集锦

郁病就是小柴胡，湿病平胃散，痰病二陈汤，气病四君子，血病四物汤。

头痛必须用川芎，不愈各加引经药。

心脑不通，就找川芎。

川芎配木香，治头痛，就是行军散。

《极效方》讲，一切心痛，心肌梗死，心悸动，大川芎一个打成末，用烧酒送服。

《奇方类编》讲，当归一两，川芎五钱，再加荆芥穗炒黑两钱，水煎服。但是要严格按照古法炮制。

《串雅》讲，川芎治头痛兼治脑痛，川芎一两，沙参一两，蔓荆子二钱，细辛五分，水两碗煎八分，加黄酒半碗调匀，早晨服用，一剂之后永不再发。

血闭无子，有瘀血过后老怀不上孩子，输卵管不通，浓浓的川芎粉再加王不留行、路路通，有条件的再用一点穿山甲。

颈椎痛：葛根、丹参、川芎三味药，各10～20克，严重的30克、50克都好，一吃这颈椎就通了。落枕的话一剂下去重用，再配点桂枝汤。

# 羌活、柴胡

6 月 19 日　星期三

我们今天看新的经句，《治病主药诀》，"太阳羌活少柴胡。"

什么叫太阳？

足太阳膀胱经，最长、最广、最大、穴位最多的经络，从头到脚。我们有句话叫作什么膀胱经？颈肩腰背膀胱经。颈酸肩酸，腰酸背酸，找膀胱经。一味羌活粉，就是颈肩腰背酸痛的良药。你可以仅用一味羌活打粉，用酒来送服。你干活到很疲劳、很累、浑身酸痛了，喝药之后睡一觉，酸痛荡然无存。没喝药的要三天恢复，喝药的一天就恢复了。

以前行军打仗，在外面跋山涉水，怎么办？用不起贵的三七粉，就用便宜的羌活粉。羌活打成粉装大袋子里密封，然后涉水、疲劳、熬夜、兵器负重过度，反正就是肩酸背痛，腿还抽筋，羌活粉搞一勺出来，再拌点酒灌下去。羌活能够通利百节。各种关节通开来，哇，像泡了温泉一样，像经历过一场非常细致的按摩一样。

羌活是入太阳膀胱经的，走而不守，通行上半身，风药大多都有走而不守这个特性，它不会待在原位。风是善行而数变，关节游走性痛可以用羌活。

有人说，曾老师，我头痛。

你跟我讲，你头怎么痛？

有的说时而左边痛，时而右边痛，时而前痛，时而后痛。哦，这个是风，羌活配川芎打成粉，然后加点清茶调服，这种走来走去的痛就能缓解。

有的说，头痛好像乌云盖顶一样，非常闷、沉重。这是什么邪气作怪？湿气作怪。羌活配治湿主药苍术！打成粉服用，就可以解决这种痛。

又有的说，我这种是刺痛，那是什么原因？瘀血！头刺痛像针扎，羌活配三七粉，如拔刺雪污，像把刺从肉里拔出来，像用雪把污迹洗掉，太舒服了。

现代研究发现羌活可以改善微循环，就是说头部、手部麻痛，肢端肢末的麻痛，搞点羌活用温开水送服，这些微麻的现象就消失了。它能够令气血捍卫于表。

羌活、独活是人体两大捍门要药，就是说非常凶悍地守在门户。邪气没那么容易进来，即使进来了也可以将其打出去，非常剽悍。

羌活跟独活是何等药材？要记住，它们就是发汗祛风第一悍将，羌活偏于上半身之风，独活偏于下半身之风。

比如有老人家他脚很酸重，那你用独活；头很酸重，那你用羌活；头脚都很酸重，羌活独活联用。

好，看文献，《内外伤辨》讲到羌活胜湿汤，这是名方，治肩背痛不可回顾。什么是不可回顾？你叫一个人，他不是头回过来，而是整个身子转过来，像强直性脊柱炎一样。湿性重浊，让他身体不可以挪动，用羌活胜湿汤。比如早上起床觉得手跟腰背要拍很久才能下床，不然动弹不得，可以用羌活胜湿汤。

像你走路的时候，裤脚被搞湿了，黏黏腻腻的，走得很不爽，拿热吹风机一吹干呢，哎呀，春风得意马蹄疾，就很清爽了！

羌活就是这股春风，而且是非常温和的，可以吹干水湿，让人步履轻盈。

羌活主治肩背痛，不可回顾。羌活、独活各一钱，藁本、防风、甘草、川芎各五分*，蔓荆子三分，就是一剂，这样的药你去抓不会超过两块钱，用古人的方法不到两块钱就能治好病。

一服药，水二盏，煎到一盏，去渣，温服，一次汗出而痛减，三次筋骨灵活，

---

\* 分是应用于中药方的计量单位，一钱等于十分。

恢复常态。但是你要按照古人的讲法，在那段时间只能喝热粥，并且要盖被，要发汗。如果没有盖被发汗，这些邪气出不来。就像蒸包子一样，你想让热气渗到包子里，不加个盖是不行的。

我以前在军体院看到我们的教官，他是跆拳道高手，去跑步都穿雨衣，没下雨穿什么雨衣？为了保持身材的苗条。他让自己的身体进入蒸笼状态，燃烧掉脂肪，保持得非常好。也不要小看中医的治感冒加衣盖被捂汗的，这是很有道理的。

有一个老人家，挑重担伤了肩背，遇到刮风下雨天，风雨没来他的背先痛，他说他就是"天气预报"。

我要破掉这个天气预报，怎么破？羌活胜湿汤加颈三药*，一吃，"天气预报"从此失灵了。

《外台秘要》讲，疬节风，像被老虎咬一样痛，严重风湿，用羌独活、松节等分，酒煮空心服，然后用剩下的药渣煮水来泡脚跟熏蒸。羌独活配松节就是上乘的风湿汤。

这样治风湿痹痛，太简单了，羌独活便宜，松节可以上山自己砍，用酒煮过，空心服，剩下的药渣煮水用来熏蒸泡脚。

古籍《品汇精要》讲，羌活主遍身百节疼痛，肌表八风之邪，除新旧风湿，排腐肉痈疽。

吹风流鼻涕，这叫肌表八风之邪，弄点羌活粉来吃一吃。羌活是风药，捍将，就是风的克星，用了风就不敢进来了。

排腐肉痈疽，什么意思？羌活在这方面运用非常厉害。有一次一个大叔，他经常捕鱼，脚烂了，长了一个疮，八珍汤、十全大补汤补下去，都长不了肉。我说，在原方加两味药试试好不好？羌活、独活各10克。一吃这个肉几乎就发红了。

---

\* 颈三药：葛根、丹参、川芎。

风药可以像酒一样让你的脸红。所以想让你脸红，不一定让你喝酒，我让你吃羌活、独活。

上乘的感冒药，一般人吃了脸会红，不红的，可能是假药，为什么？一红起来血液循环加快了，末梢循环加快血走得快，像你跑步一样，一快就发汗，那汗出一身轻。

吃药后，局部的疮痈发痒、发热。

我说好现象啊！你看所有的伤口在要好的时候，有什么感觉？会痒，恨不得去抓它。气血聚过去，它要重新深入，长神经，神经在动，他就痒啦。里面在动，在接续，就快好了。

继续吃，吃完以后，这个肉就慢慢地长回去了。不然打消炎针，吃八珍汤都长不回。就加了羌活独活，为什么呢？它是风药，春风又绿江南岸，一经春风枝枝新，它有化腐朽为神奇，生死人肉白骨之效。像小续命汤里几乎都是风药，而且还要在密室里服用，不可以被风吹到。

《本草汇言》讲，如果眼珠子长溃疡，羞明隐涩，看不清路，涩痛，常服羌活粉可以预防，对于糖尿病足也有效。

为什么会烂眼烂脚？有湿！湿可以腐万物，把铁放在水边都会烂，何况是肉！那有湿要怎么办，用什么去治湿？用风药，风能胜湿。

曾经有一个眼病患者，眼睛上下睫毛处的肉全烂了，用消炎泻火败毒都搞不定。换一个医生，用补中益气汤加羌活、独活，一吃居然停止不再烂了，吃一个月后就好了！原来补中益气汤加羌活独活有长肌肉去腐肉之效。

对于卧床患者，出现压疮，久治不愈，也可以考虑用补中益气汤加羌活、独活。补中益气，脾胃主中焦生肌肉；羌活、独活可以将湿拔出来。若只补肉，湿没有拔出来，最后还是会烂。所以必须要补肉加除湿，清阳升了，患处的湿气除掉了，症状就会有改善。

懂得睡直立床更好，让家人搞直立床给他睡。普通床只能放平，直立床可以竖起来。每天直立 3 小时，不易出压疮。

中风偏瘫后期康复考验的不单是辨证论治，还考验康复护理。治病不但考验医生的用药功力，还考验患者及家人的养生康复能力。

直立床的发明让好多中风偏瘫的人免患压疮。一个上等的中药器具、养生器械的出现，将让世人免除好多疾苦。我还有一个愿望，将来要做中医的发明家，发明一些器具，去疗愈身体。

《罗氏会约医镜》讲到，眼睛起水疱，是肝胀了借助眼睛来发泄，用羌活五钱水煎服，也就是 15 克水煎服。

还有一种，女孩子爱吃水果，手上面经常起一个个的水疱。我在书店买书的时候，碰到一个女孩子也去买书，她手上就起很多水疱。她见我在看医书，就问我是不是医生。我说对呀，她说你看我水疱怎么办？羌活粉，打粉服用。我说你去打个半斤，估计不用吃完，就能好，剩的还可以给有这种困扰的朋友。结果后来她在路上碰到我就非常热情地说，才吃了一个星期就好了。

水要借助胃肠经逼出体外，嘴馋吃了很多凉果以后，水湿停留，逼不出去，又出汗不透，就形成水疱，结在肌肉下。羌活就把它发出去，让它气化了。

《现代医家》讲，风药，还可在健脾止泻方药中应用。比如有人说，曾医生，我大便不成形。太简单了！一看舌苔偏白腻的，四君子加羌活、独活、防风，这叫大便塑形汤。你讲羌活独活四君子没人听得懂，讲痛泻要方也没有人懂，你说我有大便塑形汤大家都能听懂。所以说学医也要雅俗共赏。

清气在下，则生飧泄，用羌活独活防风就是将清气升上去。清阳出上窍，实四肢，发腠理。清阳一发到腠理，腠理的水湿没了，肠胃的湿气烘干了，那大便就成形了，所以这叫大便塑形汤。

羌活有化腻之效，用健脾胃的方怕补气过度，腻滞，可以加点羌活、陈皮；用补血方怕腻滞了，加点川芎、鸡血藤。比如说吃当归上火，加点川芎、鸡血藤。吃党参、黄芪上火，加点羌活、陈皮。这叫配伍。

补气的四君子很猛，你要加点羌活、防风进去，就补而不滞不腻。补了四物汤之后容易腻，没胃口，加点砂仁、木香可醒脾，加点羌活，就会有胃气。

一般的风三药：羌活、独活、防风，防风去风力最弱最平和，羌活、独活比较猛烈。羌活它叫风药，能带领众药走五脏九窍。

好，我们来看，太阳羌活少柴胡的后半句。少是什么？好多人不理解，少就是少阳。少就是嫩枝，小孩子叫少，幼年叫怀少。

这个病初冒头用柴胡汤，非常顽固的用羌活汤。所以，柴胡带有一股坚韧之气，羌活带有一股凶悍之气。你如果碰到一些发热的，来一阵又停，来一阵又停，好好停停，定时发作，这叫往来寒热，用小柴胡汤。

还有生气的时候胸胁胀一下，开心的时候就好一点，症状起起伏伏，如潮涨潮落，用小柴胡汤。

有个患者胸胁痛，每当月经来临前三天就痛。我说你前四天就开始吃小柴胡汤，两个月下来就没事了。经前潮涨潮落，用小柴胡。

少阳走的人体哪一面？侧面。有人说感觉身体胀痛，如果是从胁肋一直到腰这里都痛，那你就用小柴胡加胸三药。

《本草正义》讲，柴胡可以治疗邪实，邪在半表半里。

比如感冒，什么时候用小柴胡？《伤寒论》讲了小柴胡汤有七大兼证八大主证。口苦、咽干、目眩、脉弦、往来寒热、胸胁胀满、默默不欲饮食、心烦喜呕，服用下去上焦得通，津液得下，胃气因和，身濈然汗出而解。所以你吃下去，嗳几个气觉得上焦通了，吞口水由苦变甜，就是服柴胡汤好转的现象。

很多医家讲小柴胡讲了很多年，居然还讲不到老师这点，为什么呢？他没有亲自去体证柴胡汤。老师服柴胡汤，是千口一杯，慢慢品。本来有口臭，试着用千口一杯饮，后来口甘口甜，那就是身体好了，叫津液下，不是浊阴下。

胃气因和，该怎么判断？本来默默不欲饮食，变成看到东西就想吃。身濈然汗出而解，就是很畅快地出一身汗就好了。服小柴胡汤你必须达到这种效果。

古人用小柴胡太厉害了！小柴胡有诊断之失，而无治疗之误，什么意思？

有一次老师真的体验到了。有个患者过来，我一切脉，说你这个肝郁，肯定有胸闷，有胁胀，胃口不太好；因为肝郁，经常不开心，发脾气，而且晚上还睡不着觉，烦躁……那病人就看着我，还说是厉害的医生，你讲十句没有一句讲中的，我就是来治头痛的，其他问题统统没有！

你以为我丢脸了吗？就是说我讲错了都可以治得好病，居然还有这招。因为我们中医有一招叫做误打误撞方，小柴胡汤！

我说不要紧，我运气比较好。

他听了就在笑。

我说你看这么多人来找我看病，你要相信我，我虽然没有讲中，但我手气好。治大病要看气势，小病要看精神。你既没有气势，又没有精神，就不要治病。结果小柴胡汤开给他，回去一吃，第二天跑过来说头痛好了。他说怎么有这样的医生，讲不中也能治好病？

我说，以后千万不要轻易断病，因为一断不中会很丢脸，但是丢脸也不要紧。老师还有后招，就像下棋一样，输了一步不要紧，我们还有后招小柴胡汤，有诊断之失而无治疗之误。虽然诊断失误了，但是治疗上还可以挽回来。

小柴胡汤既可以治邪，邪在少阳，又可以治正气虚，肝胆没有力量。

有一个结石的患者，结石在胆管里，小柴胡汤加金钱草、海金沙、鸡内金，三金同用。他吃完以后感觉好像这个肝会扭动一样，窜来窜去的，好像肝突然吐出一个东西出来，一检查绿豆一样的结石就没了。

小柴胡汤有人参、大枣、甘草补益力气，又借助柴胡去疏肝气，鸡内金磨石，金钱草化石，海金沙将这个石块变为沙末。小柴胡加三金，简直就是克石神方。

老师对这个方非常赞赏，中医学院里的那些老教授，几乎都非常喜欢这个方子，因为它是非常厉害的去肝胆结石的方子。

凡动物弱于食者必强于胃，你看那鸡觅食根本不用嚼。它嘴巴弱了，胃天生就很强，所以用鸡内金去消磨食物。再看海金沙，很细，可以让浊阴有其形必有其象，让浊阴变成细粉。然后再用金钱草，金钱草什么意思？金钱在身体都可以消化，所以这个结石就可以化掉，这叫三金。

一说嘴巴苦，尿黄、尿痛，胆痛，就用柴胡三金汤，非常经典。

假如你某天有口腔溃疡，觉得烦躁口苦，见到人就想跟他打架较劲，想骂，尿黄，晚上翻来覆去睡不着觉，小柴胡汤加三金就解决了。这是肝郁化火，肝郁用柴胡，化火用黄芩，柴胡、黄芩就在小柴胡汤里。

小柴胡汤，如果老师只能用三味药，其他去掉，那就是柴胡、黄芩加甘草，叫小小柴胡汤，就是微型的小柴胡汤。

有人说，曾老师，我很郁闷，我很烦躁，我无事常生烦恼，我见人就想跟他打，就想跟他吵……不要紧，柴胡20克，黄芩15克，甘草10克，拿去煎水！今天吃了，晚上就会感谢我，为什么呢？如饮琼浆玉液，似服清凉甘露，晚上就睡得非常好。如果你还觉得比较难睡，再加半勺醋喝下去，效果更好。

治疗烦躁，一般要加一点醋炙柴胡，实在没办法醋炙柴胡，煮好小柴胡汤再加一勺醋下去拌了喝，也管用。

比如读书老是烦躁，起口疮，上火，开一包小柴胡冲剂，在厨房里加一勺醋一起泡。小柴胡疏肝解郁。醋呢？软坚散结。

《本经逢原》讲，小儿五脏疳热用柴胡非常好。小孩子老是发烧，好不了，就用小柴胡汤。若有食积，用小柴胡三仙汤，又叫柴仙汤、小三汤。

三仙是山楂、神曲、麦芽。山楂消肉积。神曲消什么？米积，像现在的重金属积、矿物积也可以。麦芽消什么积？面食积。

《开宝本草》讲，如果有人伤寒以后发狂，那就用柴胡加龙骨牡蛎，或者加芒硝，或者用大柴胡汤，为什么？因为加了芒硝，或者龙骨牡蛎，或者用大柴胡汤，都可以镇惊安神，降浊阴。

你看我们碰到有些人发狂啦，登高而歌，弃衣而走，要跟人打架，打人毁物，这是肝怒，怎么办？用柴胡疏肝解郁，用大黄通腹去积，所以你就柴胡大黄熬汤，大柴胡汤一下去就把狂躁狂性排走了，通过大便排走啦，否则狂性攻心冲脑，会失去理智的。

你看这里用大柴胡，不是小柴胡，一般小肝郁化火用小柴胡，大肝郁化火用大柴胡。就是说你这个家里着一点小火就小柴胡，山林大火了就大柴胡。

人为什么会失去理智？因为火攻头，火曰炎上嘛，人理智就在头脑。一个人泡在水里是不会失去理智的，只会觉得身体沉重。失去理智的一定是火气攻头。

木火炎上，木曰生发，火就往上炎。木郁化火用柴胡，大火大柴胡，微烦小柴胡。

要记住，有些人尤为狂躁的，严重失眠的，见人破口大骂的，口中常出恶言恶语的，用大柴胡；无事常生烦恼，用小柴胡；所以我们可以补仲景很多未尽之义。

又有一部《谈薮》这部奇书，上面讲，张氏，久病疟。就是说这个张姓的人病了，得了疟疾好久，一年过后形削骨立，肉都给烧没啦。

前面的医生认为久病必虚，就用补药，人参附子之类的下去，这个热还是不退。立马找这个孙医生来诊，投小柴胡一剂，热退七八九，三剂之后，人好像解脱一样，再也不热啦。至此一年疟疾之热，全部消退。然后孙医生说此为劳疟，就是说因疲劳得的疟疾。小柴胡汤有人参、大枣、甘草补其疲劳，疟乃是骨髓里头发出来的，柴胡、黄芩可以透热从骨髓出。

**方 药 集 锦**

一味羌活粉，就是颈肩腰背酸痛的良药。

常服羌活粉可以预防糖尿病烂眼烂脚。

严重风湿，用羌独活、松节等分，酒煮以后每空心的时候服一杯；剩下药渣煮水来泡脚跟熏蒸。羌独活配松节就是上乘的风湿汤。

小柴胡加胸三药，治胁肋痛、胁肋胀。

补中益气汤加羌活、独活有长肌肉去腐肉之效。

嘴巴苦，尿黄、尿痛，胆痛，用柴胡三金（金钱草、海金沙、鸡内金）汤。

小孩子老是发烧，老好不了，就用小柴胡汤。

微烦用小柴胡，大烦巨烦要打人用大柴胡。

无事常生烦恼，用小柴胡；口中常出恶言恶语，用大柴胡。

孩子食积、发热，用小柴胡焦三仙，叫柴仙汤。

《开宝本草》讲，如果有人伤寒以后发狂，那就要柴胡加龙骨牡蛎，或者加芒硝，或者用大柴胡。

肝郁化火小就用小柴胡，肝郁化火大就用大柴胡。

# 第3讲 白芷、苍术、细辛

6月20日　星期四

见一个病就知道要选择哪味主药，这样在临床将省很多事。

像看到颜良文丑出来，我们就调关云长关公出去，斩颜良诛文丑，这就是君药主药，在军队里他就是主帅。

比如头痛，主药就是川芎，头痛不离川芎。如果后头痛呢？一般用什么？羌活，它属太阳经。柴胡配川芎可以治偏头痛。

那今天要讲的，如果前头痛用什么？用白芷。"阳明白芷还须着。"

有一个妇人月经来临前两边眉骨痛得寝食难安，愁眉不展。

我让她去打白芷粉来服用，再教她按解溪穴，两次眉棱骨痛就好了。解溪穴可以开眉锁，它就在系鞋带的位置，对应的就是眉心。

老师就觉得白芷治眉棱骨疼如神，白芷可以让人眉飞色舞，眉间有一股英气。从相诀上讲，少看两道眉，老观一副须。你看那些寿星，长寿的老人有福气的，那个胡须长得非常顺，有光泽，不会枯槁枯萎。少年气足的，两道眉浓密靓丽，而白芷就是壮眉的。

有些人发现，放化疗之后要掉眉毛，为什么？

伤了肝胃，伤了肝就没有生发之气，眉毛就归肝管；眉头周围的这些区域归胃管。放化疗之后伤了肝胃，就要眉落，眉落是身体气血严重亏虚的表现，眉落不救者死。如果你想要眉毛好一点，解溪就是美丽眉毛的穴，白芷就是美丽眉毛的药。

白芷芳香，又叫香白芷，做香囊或者枕头都少不了白芷粉。以前有位学生做了一个香囊送给我，里面有香白芷、艾叶。我把香囊放在书房里，香味溢出来，蚊子通通都跑出去啦。

有学生问老师有没有避蚊子的？那就是白芷、艾叶做成的香囊。如果还想要它更厉害一点，就加点樟木进去。这个樟木芳香，你看樟脑丸一放下去，那些虫都不来蛀你的书！我们闻这个芳香很精神，但是虫的耐香能力没有我们强，它闻到就觉得非常呛，这个气味太浓了，就跑了。

中医驱虫不是把它毒死，而是让这个香味极浓，让它觉得这个地方待不下去，它就走了。

以前的人出门在外，要带一个香囊，香囊里的药材是要磨粉的。它有两大作用：一是辟恶邪气；二是可以当行军散用。在路上肚子胀痛，浊阴不降，将香囊里的粉末弄点出来兑水一喝就好了，芳香化湿。

白芷通九窍，散风寒。

老师碰到最常见的过敏性鼻炎，鼻塞一个多月的，他要么一边鼻孔不通，要么两边鼻孔不通，用嘴呼吸。

我说你试试这一剂药，桂枝汤加苍耳子散，苍耳子、辛夷花、薄荷、白芷，这四味药加到桂枝汤里头，如猛虎添翼。桂枝汤就是猛虎；苍耳子、辛夷花、薄荷、白芷四味药就是翅膀，为什么？

苍耳子通督脉，白芷开鼻窍，这个辛夷花叫木笔花，可以通鼻尖。辛夷花既坚又硬通鼻尖，有其象必有其气。苍耳子有什么特点？满身都是刺，有刺带开破。辛夷花呢？一根笔管上来就结一朵花，攒聚一个冬天的能量，你只要轻轻掰开它，那香气就冲鼻了，它的气是带冲的。白芷开九窍，又叫香白芷。薄荷呢？那不用讲了，你搓两下，那香气就在你手中迟迟不去。

四味药，其中有三味药都是香气灌鼻。

桂枝汤加苍耳子散"超级无敌"，桂枝汤拓宽心量，苍耳子拓宽鼻孔，这两个一拓宽了气就非常锐利，做事情有动力。以前在战场上，要让士兵冲锋陷阵，先喝桂枝汤的。桂枝汤那是从战场上的方子中总结出来的。喝了这个人耐痛能力会增加，不怕痛，懈怠劲会退掉，敢往前冲。不怕痛，敢往前冲，桂枝汤；气量大，肺活量大，苍耳子散。

白芷还能除湿通窍，脚气湿气、鼻留水湿都是湿，带香燥湿，白芷的味比较冲，能够散寒止痛。

白芷可以消肿排脓。疮痈开首第一方——仙方活命饮，就是说你得了这个疮痈，刚开始又胀又痛又热又要暴起来，只要是刚开始出现的，无论是大疮还是小疮，头面疮、屁股疮、后背疮、肚子疮、手臂疮……总之疮痈初起，闭着眼睛仙方活命饮开过去，十有八九就把它治好了。

老师治过一个满面青春痘的，非常紧张，他已经吃清淡了，可是还长。当作疮痈开首来治，三剂仙方活命饮下去，那个疮痈就退了。你们以后可以去试效，碰到顽固的严重的青春痘，试试仙方活命饮。

《日华子本草》讲，白芷主目赤胬肉，就是白内障。

白芷，白芷，白内障都可以止住。

为什么有白内障？下雨的时候开车，玻璃上一片白雾朦胧，会怎么样？看不到眼前的路。白内障也是有湿。

你到南方去，如果遇到大雾天，白雾朦胧，也看不清路。所以人的眼睛如果被湿气蒙蔽，一定看不清前方。治白内障，我们就必须要除湿。治疗这个目赤胬肉，就需要用到鲜白芷。

你用白蒺藜、白芷这些药物还对眼睛有保健作用。

白芷还可去面部肝渍斑。就是说面部长一些黑斑，用一味白芷打粉，就是美容散。你把它打成粉，可以跟芦荟调在一起敷脸，那个面都的暗斑就可以退。

美容院一般得到这个敷脸的药粉子，那是如获至宝，这个是非常赚钱的方子。因为它能够让暗斑由深变浅，由浅变无，斑大就变斑小，斑小就变斑微。

余老师有一个五白散，卖得非常火，是去掉暗斑的奇方。这是有古籍出处的，《日华子本草》讲，白芷去瑕疵。就是说人有斑好像玉有瑕疵一样，怎么办？白芷就可以让这些斑止住。

还讲到满面疮痍用白芷，生肌止痛用白芷。肌肉烂了可以生起来。

比如糖尿病后期的烂眼睛跟烂足，是无湿就不作烂。

白芷升阳除湿，所以我们用补中益气汤加点白芷，就可以生肌长肉。

鹤膝风，那膝盖肿起来像鹤腿一样，膝盖骨痛，热肿，热粗，就是说天天肿，一天天变粗，要将新鲜的白芷用酒煎成膏，装到瓷瓶里，用两钱的膏来送服陈酒，再用两三钱的药涂在膝盖上，到消失乃止。

一般鹤膝风需要长年累月的治疗，这个方法既安全又有效。白芷不难吃，送点酒吃，另外的就敷在膝盖上，时间长了就能见效。

《名医类案》上面有用白芷以麦门冬汤调服解蛇毒的记载。

有人说特别怕蚊虫叮咬，被咬之后局部容易发炎发胀。不要紧，你用麦门冬汤煮水送服白芷粉，就可以治疗草原田园里头这些蚊虫叮咬以后局部的肿胀。

《百一选方》上讲，王定国这个人物经常捂住头。我们观病人，捂住腮帮子则牙齿痛，捂住头则头痛，捂住肚子则肚子痛，捂住膝盖则膝盖痛，你看他劳宫捂住哪里就是哪里痛，哪里出问题。你看有些人，日理万机的大臣，还有贵族，还有老板，总爱用手捂着这个头。

这个王定国他老是捂住自己的前额，你就从瓶子里取一勺白芷粉出来给他一吃，这头痛就不在了。

王定国的病就是头风痛，老是捂住额头这个地方。用白芷粉奇效。

有一个名医叫杨吉老，只给他几丸弹丸大的药而已，一吃病就消了，吃完以后手就不用捂头了，而且从此病去若失，不再发作。就千方百计要请教他的方子，厚礼款待，行大礼，参拜，祈求。这个白芷一味，洗干净，晒干打成粉末，炼蜜为丸，做成弹珠大的丸子，每次嚼一丸用清茶或者荆芥汤调服。因为这地方在都梁，他在都梁治好了额头痛，这个药丸就叫都梁丸。

《濒湖集简方》讲到刀剑疮伤，香白芷嚼烂敷之。将新鲜的白芷嚼烂了敷在伤口上有利于伤口，让它不发炎、不扩散。

现代研究认为，白芷可以兴奋大脑中枢，呼吸很闷，吸气量不够大，脉搏不够，就可以用白芷。白芷可以让大脑兴奋起来，这叫"阳明白芷还须着，"就是说白芷这味药一定要用到。

下一句，"太阴苍术少细辛。"

苍术跟白术两味药号称健脾圣药。古代是苍白术联用的，没有分别。其实它们还是有所分别，苍术补脾胃中带燥，是燥脾的。白术补脾胃，平和，是健脾的。普通的脾虚，我们就用白术。如果脾湿气很重，我们就要用苍术燥脾。

太阴是足太阴脾经，脾最怕什么？湿！湿困脾出现什么病症呢？大便溏泄！一味苍术粉就是大便溏泄的专方专药。

如果湿重了，会出现什么现象？脾主四肢，肢节酸重，晾个衣服都懒得抬起来，手抬不起来。

老师在山里碰到一个住在水库边的妇女，她住在低洼的地方，常年受水湿熏蒸之象，衣服都晾不了。我说你去用苍术打粉，再用艾叶煮汤送服。为什么呢？艾叶气味芳香，加上苍术打粉，叫苍艾粉。治疗肩周炎，吃完就好了。她在山里抓药不方便，干脆一次打了一个月的药粉子，结果吃半个月这个肩就没事了。她老公经常采茶叶，手臂痛。既然吃这个药把肩治好了，那对手有没有效果呢？然后一吃，手臂痛也好啦。

山里头湿气特别重，经常云雾缭绕，茶树里都有一层水湿，那个是对茶最好的。早上一起来那个茶树上露水很重，经常趁着这个露水未干就去采茶叶，久了就会有湿气入体。

苍术艾叶茶，你懂得这个方子，你在山里真的是朝露都不怕啦。不然老蹚朝露，你的腿脚走路不便，手也不灵活。

《寿世保元》讲到，瘦人常觉腹中狭窄，怎么办？这是湿热之气熏蒸脏腑，用黄连、苍术两味药。肥人常觉腹中狭窄，乃寒湿流入脏腑，用苍术、香附两味药。为什么呢？

瘦人多什么？多火，所以要加黄连、苍术。肥人呢？多湿，所以要加点苍术、香附。

为什么多湿要加香附？香附是气药，气行则湿行，气滞则湿停。有些肥人身体有湿气呀，我们要给他减肥，用苍术、鸡矢藤，别忘了再加点行气的元胡啊、香附啊。

你看肥人一般有一个特点，懒动。为什么呢？因为他的气机滞住了。给肥人用药要加点行气药，芳香的，白芷也行，香附也行，这些都是燥湿的，行气的。

燥湿药一般有行气功，像藿香、佩兰能燥湿，如果不是很香，本来能够行动的，这时就走不了了。

再看瘦人多火，坐不住，像蚂蚱一样，要弹跳，躁动的。给他黄连，吃下去，好苦啊。一苦了，怎么觉得有点安静了，不想跳来跳去了。黄连能够静心，莲子心也行。比如睡觉时翻来覆去像煎鱼干，用黄连或莲子心泡点水喝下去，那种热锅上的蚂蚁的那种感觉就走掉啦，如饮清凉甘露！

有20多种燥湿的药物，发汗解表的，按重镇安神，你去归类，每一类的药物，包括方剂都对治相关性情的人。

一个懒人，坐在家里一天都不出门，父母叫他十次，他一次都不应的，懒。你就要用行气药，比如用越鞠丸，一派猛药，川芎、苍术、香附都是非常烈的。他一吃下去屁股都坐不住了，要起来走路，就有运动的冲动。

这个芳香冲动治懒动，只有在倪海厦倪师讲学视频里头有。

现代研究说芳香冲动的药有助于身体的雄性激素增加，而苦寒的就清降。肥人多懒，瘦人多燥，多燥我们就用苦药，多懒，我们就用辛散药。

你看一个人肥瘦其实没什么好自卑的，肥不可以肥得懒惰，瘦不可以瘦得急躁。瘦人不急躁，肥人不懒散，肥瘦都是非常好的。不以肥瘦论人，但以精神说事，你要用精神去看一个人。

上等观人法观气势，中等观人法观精神，下等观人法才观高矮胖瘦。有些人他一看这个女性只看到长得太黑了，又瘦，就是下等观人法。上等的说，女性黑嘛，黑中带油亮，有精神，瘦嘛，浓缩的精华。

两相比较就看出不一样了。你再看他讲话好，好言自强之语，不轻易求人，有气势，你就知道把女儿要托付给他可以省心了。

你看老师一语就把这个观人法给你们全讲了。上等观气势，中等观精神，下等才观高矮胖瘦。

如果以高矮胖瘦来论人，那基本上是不会看人的，就是不入流的，断人非常不准，经常被人的形貌给骗了，不能够透过现象看本质。高矮胖瘦就是现象，精神气势就是本质。观人要观本质，要重精神。

黄元御《玉楸药解》讲，白术守而不走，瘦人宜之。瘦人一般是守不住的，他的气流通得像山溪一样，哗啦啦守不住。话多，大多是瘦人。苍术走而不守，你看肥人，一般不太爱动，叫死守在一个地方，那我就要用苍术走而不守。

我们经方班的廖世房廖老，我听他一句话，胜读十年书。他说，这个小曾啊，你看我为什么有时候用苍术，有时候用白术？有什么区别吗？

我想好久没想出来。

他说，你看这个人瘦一点，我给他用炒白术。这人胖一点，我就用苍术。所以他就总结出瘦人用白术，肥人用苍术的论调。

后来我读到这句话，原来出自古籍，是老先生推出来的。古籍没有讲瘦人用白术，胖人用苍术，但是古籍讲白术守而不走，苍术走而不守。

苍术可以让懒动的人勤动起来叫走，白术能够让躁动的人安静下来叫守。在古籍的基础上能做出这种推论，那真是高手，所以他就是我们学校国医级的人物。

《本草纲目》讲，陶隐居言，苍术能除恶气，消灾于无形。陶隐居是谁？陶弘景，山中宰相，他也是道家修士。

浊阴在上，则生撑胀，人感觉胸闷，此时用苍术有很好的作用。

你看端午前后湿气重的时候或者岁末，人家往往烧苍术以辟邪气，所以到端午前后，你就搞点苍术、艾叶、香附这些芳香的药煮水，大家都喝一口，那些湿浊之气就会走掉，不然你老是觉得胸闷。

《仁斋直指方》讲，脾精不禁，小便漏浊。用苍术可以敛脾精，健脾之后，湿不下流，小便就清澈，清阳上升，酸重就消除。

《丹溪心法》有个二妙散，那太妙了。对于湿热重而引起的腿脚沉重，将苍术炒的黄柏两味药打成粉，待汤滚沸了，你就舀几勺下去，再兑点姜汁，一服下去，可缓解腿脚肿痛。如果是严重的痛，你要加点酒下去，酒助药势。

在岭南，腿脚湿气重，已经走不了了，这种情况很常见。这是什么病？大多是痛风。因为尿酸结晶，脚既红又肿，摸下去更痛，腿里好像钉了一枚铁钉一样，动不了啦，你就用二妙散。

我们当地有一个擅长治痛风的草医，专治痛风。人家以为他很专一，其实他说我其他的都不会治，怎么回事呢？

他是痛风患者，经过 30 个医生的治疗，吃了 30 个医生开的药，心里非常清楚哪个药最好。

哪个阶段吃什么药，吃了什么药身体有什么感受，就是说医生都没有他的感受多。因此病人一过来，他问一些问题，判断痛风到了某个阶段，就知道用什么药。他也不怎么切脉，病人来了，他根据自己的笔记抄个方子给病人，吃了痛风就会好。珠三角很多地方的人都过来找他。

我问他用的是什么方子。他说是四妙散，苍术、黄柏、薏苡仁、牛膝这四味药。

后来我就用这个方子去治一个痛风病人，他的尿酸值是 800μmol/L，吃了三剂后检查，降到 400μmol/L，他乐坏了，感叹还有有这么好的药！

四妙散加痛痒三药，丹参、菖蒲、威灵仙，镇痛、止痒、降尿酸、排湿气，这就是治痛风的底方。

苍术还可明目。《广东中医杂志》记载了东莞的一家医院治疗夜盲的案例。有人一到晚上就看不到，有夜盲的，怎么办？用苍术为主药给他吃，郁闷的加香附，火气大的加黄连，痰多的加半夏，头痛的加川芎。服完以后，每一例夜盲都有改善。然后再去研究，发现苍术含大量维生素 A，据分析含量比鱼肝油还高 20 倍。

宋朝有一个大医家叫许叔微，他年轻的时候读书非常用功，常读书到深夜。因为老是一边在抄写，结果胃都斜了，形成窠臼，水湿就停在胃里，人一晃动里面就会哐当哐当的响。

水饮为患。他平时就喜欢喝点酒去行气，发现喝了也通不了。时刻觉得胃中漉漉漉响，胁下硬满疼痛，吃不下饭，右半身多出汗。

他发现麻烦了，这样下去，湿气困脾，严重影响读书，会出问题的。他想来想去，选择了一味健脾神药，苍术，打成粉，跟大枣一起用麻油调成小药丸。每天吃，大枣甜甜的，就像吃糖果一样。一个月左右后感觉舒服啦，两三个月后胃中的漉水声就好啦。

我们再来分析一下他的情况。为什么胃中会停水？第一是久坐。行不动则精不流，精不流则气郁。所以不爱运动的，水湿停在胃里；而一活动，比如打一套拳和站一套桩，这胃里的水湿就没啦，全部分散到四肢去了。

他老是一坐下去就两三个小时，甚至从暮坐到朝，从朝坐到暮，是那种三年不窥园，很努力学习的。努力学习不是不好，但不懂得劳逸结合就会长病，即使学习成功了，但身体也搞病了。还能找出其他的原因吗？为什么他胃中会有停水？思虑过度！

不爱运动只是容易停水的助力，而真正的原因是思虑过度。

思伤脾，没有哪种比思虑过度伤脾胃更严重的了。

你到外面猛吃大餐，把胃吃伤，三天后就好啦。但是思虑过度，较劲，伤了气血，半个月都难好，甚至过了几年还有后遗症。

听说过思虑过度导致发狂的，把身体搞坏的，但是没有听说过谁吃坏之后好不过来的。

吃坏，累坏，打坏，甚至骨头都断了，他也会好过来，但是思虑坏了这种一般是绵绵无休止的。像林黛玉式的，思虑过度，胃口减少，也会有胃中震水声，思多气血伤，人也长不胖。

劳倦疲劳伤脾也不及思虑过度。你看老一辈的，从朝到暮都在干活，十分劳倦，但他睡一个晚上，精气神全部回来。

久坐伤脾也不及思虑过度。你看那些禅师打坐。众人避暑走如狂，独有禅师不出房。非是禅师不怕热，唯人心静身清凉。他坐一整天都没事，为什么？因为他不会思虑过度，久坐也不会抑郁。

郁则伤脾，思则伤脾。思多损了脾神，脾不健运，吃个水果你都肚子痛，多吃两口饭就胀。所以你们注疏的，写作的，听课的，听打的，校稿的，不要让自己思虑过度。

学习，练功夫，功到自然成，不必过度思虑。

老师常说有小聪明的断无大智慧，有大智慧的不会以身体为代价去学习。

在老师看来，一等伤脾思虑过度，二等伤脾久坐不动，三等伤脾饮食不节。

最后，我们讲细辛。这味药不得了！少细辛是什么意思？少是少阴，少阴经有心经、肾经，就是说少阴是最深处的。因此，痛入骨髓的，就要找细辛。

余老师到太白山采药，在水湿边就采到细辛。细辛的根细小，善钻，所以它是风药，威力非常强大！

它横行霸道的，可以横走十二经络，只要一进到经络，立马横通，能够开窍。所以鼻子不通，一吃细辛就通啦。

细辛不过钱，只需要用指甲片那么多的粉末，为什么？过多的话气太冲了，让你的心闷绝欲死。

《本草纲目》讲，细辛，辛能散，诸寒风湿，鬼怪头痛，痰饮滞胸用之。细辛，辛能够补肝，助肝，故胆气不足服细辛。倪海厦老师也讲过细辛能够壮胆。

有一个胆小怕事，晚上老是梦到鬼压床的患者，我用桂枝汤加细辛。

我为什么不用人参？它是农民，人参贵，细辛便宜一点，我想试一下细辛的效果，一剂下去鬼压床就没有啦，从此再不发作，他胆大了。

胆大人打鬼，胆小鬼欺人。细辛叫大胆药。

细辛主胆气不足，胆他能断，你看有些人不够果断，两把辣椒一嚼，或者喝一口酒，就决定了。辛能断，让人果断，肝胆最喜欢果断，不喜欢优柔寡断，优柔寡断伤肝胆。胆小者宜辛为伴。

细辛主夜咳，夜咳肺间寒，宜用姜辛味。热咳三焦火，就用知母贝母款冬花，专治咳嗽一把抓。

《伤寒论》中小青龙汤用细辛，去寒痰留饮。陶弘景讲，如果患严重的口臭，有臭浊的，含细辛多能见效，它能除痰浊。

《日华子本草》讲细辛治咳嗽，能消死肌疮肉，就是说局部疮肉坏死，用细辛配点白芥子就可以除掉它，加点乌梅，利用它的酸，把这个药劲攒在一处，细辛跟白芥子的气便非常锐利，有点像功夫高手，一拳冲下去就把它打散。

为什么痰饮你用细辛跟干姜两味药治不干净，一定要加五味子？可以用功夫来解释。

五味子是什么味道？酸咸为主，酸能够让那个疾病走不了。

虽然细辛、干姜非常猛烈，但一打出去痰就走了，它就闪。这时你一加点五味子下去，就像孙悟空的定身法一样，痰立马就定住了，走不掉了。

酸能够干什么？酸能静，蛔虫一尝到酸的东西，它就安安静静动不了了。你看那虫子在肚子里老是动来动去的，搞点酸梅一吃下去，一下就静悄悄了。

你看孩子老是吵，搞一罐酸的东西给他一吃，就能静下来。吃黄皮也可以呀。你可以试，假如你中午睡不着觉，到街上买点黄皮来，吃十个或者七个下去，细嚼慢咽，再喝两口水，睡下去可能一睡就睡到五六点了。

酸能收，用其收服住。辛能散，再把它打散，就是姜辛味的思路。然后你用药就知道动静配合，辛酸辅佐。

如果一个人口舌生疮怎么办？细辛打粉敷肚脐，引火下行。

严重的风湿痹痛，可以重用细辛。细辛可以到最细微的关节深处，比如骨髓膜、筋膜深处来止痛。元胡只能止肌肉跟血脉层面的痛，细辛就可以止筋骨层面的痛，这就是少细辛。

最深层次的叫少，少阴。最表的叫太阳，太阳层次的痛，用羌活止痛。

对于疼痛，要先判断这种痛是皮肉痛还是血脉痛，还是已经痛到骨头去了。只是皮肤表面痛，用羌活；已经痛到骨头了，就用细辛；只是在血脉层次的痛，就用点川芎或者白芷。

中医十分讲究细节，痛的层次不一样，我们用的药也不一样。

**方 药 集 锦**

白芷治眉棱骨疼如神。

苍耳子、辛夷花、薄荷、白芷，就是苍耳子散。

美丽眉毛的穴——解溪，美丽眉毛的药——白芷。

白芷一味以麦门冬汤调服，可解蛇毒。

白术守而不走，苍术走而不守。

苍术配香附治肥人腹中狭窄，苍术配黄连治瘦人腹中狭窄。

不怕痛，敢往前冲，桂枝汤；气量大，肺活量大，苍耳子散。

精进有动力汤：桂枝汤加苍耳子散。

壮胆方或者鬼压床：桂枝汤加细辛。

夜咳肺间寒，宜用姜辛味。热咳三焦火，知母贝母款冬花，专治咳嗽一把抓。

口舌生疮：细辛打粉敷肚脐，可以引火下行。

四妙散加痛痹三药，丹参、菖蒲、威灵仙，痛风的底方。

二妙散治疗腿脚疮痛、腿脚筋骨湿热疼痛。

# 第4讲 吴茱萸、藁本、羌活

6月21日　星期五

轻松学歌赋，《治病主药诀》第4讲："厥阴吴茱用无错。"

肝经是厥阴，肝经相关的疼痛用吴茱萸。一般哪个地方疼痛属肝经的？有三个地方最典型。

第一巅顶。有人说我头上痛，你给我指一下是哪里？他指百会。好，吴茱萸加川芎茶调散。

第二胁肋。胁肋痛的，吴茱萸加瓜蒌或者胸三药。

第三少腹，阴部。肝经下络阴器，疝气，阴部疼痛的，用吴茱萸。

你看有些小孩子，喜欢泡在水里玩或者直接坐在石头上，结果阴部冻缩了，寒主收引，不通则痛。简单，吴茱萸加小茴香各10克，煮水给他喝一次就好啦。

吴茱萸上可以疗巅顶之痛，中可去胸胁冷痛，下可以去阴道壁痛，为何呢？这三个地方都是肝经所过。肝经上达巅顶，旁通胁肋，下络阴器，懂得经络循环对用药非常有好处。

有一个公开的案例，患者头痛，经常干呕，吐出清水。

医生一听，好，用吴茱萸汤，为什么？

干呕，吐涎沫，吴茱萸汤主之。干呕，吐涎沫，头痛者，吴茱萸亦主之。一个人同时出现头痛，老是要干呕，而且吐出清水，吐涎沫嘛，说明肝脾两寒。

之前在余老师身边的时候，有一个小家伙，他喜欢吃冷饮，冷饮过了咽喉觉得很凉快，过了胸也觉得很凉快，一过了肚子就麻烦了。他一冷，睾丸就缩进去了，痛得几天晚上都睡不着，就是睾丸痛。怎么办呢？

老师就开这个导气汤，有小茴香、川楝子，还有吴茱萸、橘子核、木香之类的。

重要的就是吴茱萸配小茴香，可以导下焦之气，吴茱萸非小茴香不能沉到睾丸，下焦。这组药对，用得非常好，一剂下去就不痛了，他以后再也不爱吃那个冷饮了。

吴茱萸，辛，大热可以驱寒，疗寒以热药。肚子冷的，吃了西瓜冰饮凉果腹痛的，用理中汤加点吴茱萸，速愈。

我们继续说头痛。登高山，那个凉风刮过来头痛得不得了，搞点吴茱萸粉吃，速好。

如果我们要去西藏，那地方又缺氧又冷怎么办？带点吴茱萸粉、红景天、三七粉，挑一点吃下去，头就不怕冷风吹了。

你看有些老太婆早上很早起来，到溪边去洗衣服，手又碰凉水，头又吹凉风，经常打喷嚏，用吴茱萸粉加点三七粉。

以前我们碰到过一个顽固头痛的，他的儿子很孝顺，到云南亲自去买道地药材，买到上等的三七。他吃了有好转，但未根治。我说你这个寒头痛太厉害了，要加点吴茱萸。因为光是三七它不会走到头的，它的活血化瘀走全身，加点吴茱萸，就走头了。一吃下去就好啦。

也就是说用吴茱萸跟三七打成粉，用酒送服，可以治疗长年累月巅顶头痛。

另外一例，说是跟人打架，头被椅子砸了，经常头顶痛，也是吴茱萸粉用酒送服，治头部跌打伤。

还有少林寺的，练铁头功，他用那个砖拍呀拍呀，头部有瘀血怎么办？用吴茱萸粉。吴茱萸是可以做跌打药用的，它擅长引到头部。

《神农本草经》讲，吴茱萸善温中下气。只要口中流的水是清澈的，白色的，水滑的，就可以用吴茱萸。

《本草拾遗》讲，吴茱萸主杀恶虫毒，牙齿虫毒。

我们小孩子老长蛀牙，针对蛀牙，你以后开药房的话可以弄一个蛀牙粉：吴茱萸打成超细粉加点冰片或者川椒。为什么呢？冰片擅长走窜，是开窍药。虫长在牙深处不出来，我们用冰片打开，吴茱萸能进去。吴茱萸、花椒、冰片，这个就是蛀牙粉的配伍。

《本经逢原》上面讲，如果老容易反酸，心中又痞闷难耐，而且动不动就发火，用左金方。

你一摸脉，这个脉弦硬，结合反酸看，反酸者火逆上气，胃火往上犯，木克土，人一怒的时候，这个肝气就踢到胃。人一愤怒，肝就暴揍胃，胃就是受气包嘛。

肝，你看它解剖开来就是一片叶子，有肝尖尖的，一发怒，肝尖尖就去扎这个胃，叫木克土。一克土，这个胃就不舒服，不消化。

你看生气的时候首先没胃口，为什么？因为胃被扎了，胃口就缩小了，幽门一缩小，东西下不去，酸水就往咽喉上涌，怎么办？

左金丸专门治肝郁，木克土引起的反酸、呕吐、口苦。

吴茱萸配什么？黄连！

吴茱萸畅通肝气，使这个肝不去攻击胃，黄连降酸水，苦能降，辛能散。所以如果你觉得胃里头有一团痞气，人又容易生气，好，用吴茱萸把生气解了，用黄连把这个痞气往下降。

有人说，我反酸，就吃点蒲公英，或者牡蛎，或者海螵蛸，虽有好转，可怎么好不彻底？原来这种脉是弦硬的，光用中和胃酸的，化酸的，治不彻底，你必须治它的原因，就是肝木这个幕后的黑手在背后操作，要把它揪出来，吴茱萸就可以。

左金丸治肝火嘈杂，就是这个胃里像炒菜一样嘈嘈杂杂，噜噜噜的，最有效！这是记载于《本经逢原》中的。

吴茱萸还有一个神奇作用。《本草纲目》上记载，患者咽喉痛，痛得药都吃不下了。李时珍说，不要紧，来我这里，不需要吃药。

不需要吃药能治好我的病？

当然可以啦！吴茱萸粉一勺用醋拌，贴在脚心上。本来痛得觉都睡不着的，怎么有点困意呀？因为引气下行，则人欲睡。睡醒了，他说怎么这个嘴不痛了呢？本来口角热似吐火，像火焰山一样，被芭蕉扇把火扇到脚下去了。火焰山再厉害，孙猴子拿芭蕉扇一扇，那火也能下去。

吴茱萸就是一把芭蕉扇，专门把从肠胃冒到嘴巴的火扇下去，跟醋拌好贴到足心，火就下行，这叫敷贴疗法。

你看李时珍说，口舌生疮以吴茱萸粉调贴双足心，移夜便愈。

移夜什么意思？这月亮移动一圈，就是一天就好了。

记住啊，其性虽热，却能引热下行。上热下寒的莫过于用吴茱萸粉。

有一个患者他睡不着觉，我一摸他的脚，凉的，他说他现在心烦得像火烧。我说上热下寒，吴茱萸粉贴脚心或者大蒜泥，贴一次就睡着觉了。

他说，还会有这么好的东西？以前不敢吃安眠药，担心它有副作用；也不敢吃苦寒药，担心伤了胃。现在就搞点大蒜泥，或者吴茱萸粉，一次敷贴成本三毛钱，就治好了病。

《本草备要》讲，如果想止呕，用黄连水炒吴茱萸，一吃就行。这不就是左金丸的思路吗？疏肝胃，黄连水炒吴茱萸，效果顶呱呱。

现在还多用吴茱萸治高血压，怎么操作呢？吴茱萸研粉末用醋调，敷两足涌泉穴，一般一天血压就开始下降。坚持天天敷，可以明显看到下降的迹象，降压片减半都可以稳定血压，让头不晕，目不眩，心不烦，神不躁，这叫引气归足法。

我们打赤脚和站桩扎马也有类似功效，可以引气下行，吴茱萸体外用药就起到站桩的效果。

好，看《治病主药诀》第6句，"巅顶之痛人不同，藁本须用去川芎。"

老师以前讲过，有个老奶奶去捡龙眼树的枯枝，被掉下来的枯枝砸到头，倒在地上好久才醒过来，从此留下后遗症：这个头上老是一阵一阵的胀痛。

我说你平时就可以用天麻、三七、吴茱萸，还有这个藁本、川芎打成粉。就这五味药，这个是从哪里学来的？

是我从宏哥身上学到的，他以前常年头胀痛，好像孙悟空戴了一个紧箍一样，紧箍咒一念，这个头痛欲裂，真恨不得撞墙，怎么办？

不要紧，我们有吴茱萸藁本粉，专门破这个紧箍咒的。草医就给宏哥开了方子专门对治重火气攻头，瘀血不走的。

天麻、三七、吴茱萸、藁本，还有丹参，大概以这五味药为变化，还可以加点川芎打成粉，然后装在罐子里头，这就叫作正规的头痛散，非常厉害的。头晕，胀痛，挑一小勺用温热水冲服，症状现场减半，然后多服几次就好啦。多年头痛，用此方得愈，所以我们称之为神方，头痛神效散。

以后你在一个地方开店，肯定要有两把刷子，老师何止传你们两把刷子，会传你们两百把刷子。你们有牙痛散，有蛀牙粉，有反酸粉，还有头痛散。

被砸头的老人家以前吃天麻，没有治好。因为光天麻一味药就是光杆司令，力量不行。

这个头痛散吃下去，龙眼树柴砸脑壳子的痛感就消去了。

藁本这味药，你看藁怎么写的，上草下木中间好高啊，这个草木一直节节长高，善达巅顶。藁本能够引下焦之气上达巅顶。巅顶冷痛用藁本加什么？加理中丸。

小腹冷痛的，疝气，泄泻，补中益气加藁本，就把它提上来了。藁本可以入百会，为什么？百会就是最高的位置，藁本它也是最高的。藁本乃药中百会，百会乃穴中藁本。百会可以治疗疝气，藁本也可以医鞘膜积液、疝气。

《神农本草经》讲，妇人阴中寒，藁本主之，又主风头痛。子宫寒冷或者脱垂，藁本特效。它能提九地之气上达九天，就是说把它吃到肚腹里头，它把肚腹的气一直提到头脑，所以用藁本像艾灸百会，可以缩宫，提子宫，提肛门。

如果下雪了，你的头好痛，这叫大寒犯脑，藁本主之。有句话叫，巅顶痛非此物不能除。众人皆知，藁本乃治头痛之要药，却不知道藁本可以治疗腹中寒疝，妇人腹中包块。

我们看，子宫就像一个倒立的头，睡在那里的头。子宫里头长包块包聚，叫阴中寒。寒湿为患，太阳经气化不了，用桂枝茯苓丸治子宫肌瘤，在此基础上加点藁本，这个风药就可以撕开子宫肌瘤的外皮。风药善于吹开，可以治腹中积块，岂独治风头痛哉？

《邵氏闻见录》讲到，夏英公拉肚子，拉得一塌糊涂，太医说这个需要不断补，用这个土去治水，不好。然后有一个叫霍公的，他讲这是风克于胃，可以饮点藁本汤，藁本可以升阳除湿。清气在下，则生飧泄。吃凉果了，阴寒下去，这个阳气就升不上来，用点藁本粉，提升肚子的气。吃过藁本粉，会发汗，一发汗肚肠的清气上升，恢复一气周流。既不肚子痛也不拉稀水，才服一剂即止，可见藁本升阳除湿，治疗这类泄泻，厉害！

临床上，藁本还用于过敏性皮炎、神经性皮炎。用藁本可以治疗皮肤病，为何呢？

《日华子本草》记载藁本治癫痫并皮肤瑕疵，发黑，酒渣粉刺，为什么？

藁本是风药，风药善达表，藁本还能够达到最顶尖，达巅顶。

那个癫痫，神经一缺氧，异常放电，他就开始抽。你记住，癫痫发作，脑缺氧，藁本一下去，就把肚子里的血氧带到大脑。

老师想到抽筋，也可能是缺氧，比如剧烈运动，吸的氧气不够，那筋就抽搐。

淫羊藿、小伸筋草加点藁本、白芍、甘草，人一缓和，平缓了，血氧就足，缓解症状。藁本就可以提高人血内氧的含量，因此，皮肤缺氧皮肤都发黑斑的，氧气不够了，也可用藁本。老师依据古籍里的思路活用，发明了黑唇散。现在好多人熬夜之后，嘴唇发乌发暗，舌下静脉怒张，那代表什么？体内有瘀血，就是说熬夜，久坐，不爱运动，呼吸的氧不够，嘴唇就变暗。嘴唇一变暗，什么问题都来了，痛症也来了。怎么办？

你说我要买三七，三七配丹参可以治疗瘀血，但是现在三七好多假货以及人工种植的或者贵，各种原因导致了这味药很不好用，那怎么办？你用藁本代替。

藁本、羌活加菖蒲，再配合丹参，它就是黑唇散。对于嘴唇发乌发黑的，有心脑血管堵塞症状的就用这个方。

如果你在霜降天大早上骑摩托车冒寒就去外面拉水果，批发货物，被风伤，藁本、细辛、葱头等份煮水，一喝就好。

如果是胃肠拘挛，怎么办？老师有一个胃肠拘挛散，太厉害了。藁本配一味苍术。拘挛的时候是变大还是变小？变小，叫寒主收缩，收缩的时候就狭窄，用什么药？苍术，腑中窄狭苍术宜。这样一吃下去就松开来。假如你某一次因吃凉西瓜，或隔夜饭菜，胃痛得好像被扭毛巾一样，腑中窄狭，肯定要用苍术。然后再加这个藁本，为什么？藁本一下子将所有的寒气都分散到四肢去啦。苍藁粉专门治疗胃肠拘挛。

如果他心胸特别小怎么办？也用苍术、藁本。藁本，高人一等的药叫藁本。苍术呢，是健脾圣药。心量像苍天那样宽广叫苍术，而不要像蚯蚓洞那样狭窄，像小肚鸡肠蚊子胆，苍蝇脚那样细小，不要蜗牛壳那样瘪！苍术，肚腹像沧海。

两者相配，藁本可以让胸膈以上的地方变宽大，苍术主腑，腑中狭窄用苍术。所以这个苍藁粉不是简单的治胃拘挛，还可用于肚量不够大，心胸狭窄，笑脸不够多。

你们今天又学到了苍术藁本两味药打粉，主一切消极负能量，心量狭小，爱跟人较劲，碰撞，无事常生烦恼之辈。苍术藁本，心如苍天，开阔眼界，自然高人一等。

藁本还可治疗癣。古人在家里养猪，混在一起，草也堆在那里，长了很多虱子之类的，人就生很多疥癣，满身都是，抓的红红的，一条条的。然后医生说你用藁本煎汤来洗澡，同时，还要用藁本水洗你的衣服。好，澡跟衣服一起用这个汤水洗了，好啦！所以记住啊，有的时候治病不但要治他的身体，还要治他的衣服。这是老师看到的非常有前瞻性的、系统性的治法，人跟衣服要一起治。

西安中医学院里有一个学子，他也得了这个疥癣，痒得不得了，医生就跟他讲，很简单，你只要勤换洗衣服，勤洗澡。这样一勤洗，注意卫生了，癣疾不治自愈。

有些皮肤病真的是卫生的问题，所以弄好了卫生，这个病就很少生了。

好，再看第7句，"肢节之痛用羌活，去风去湿亦其功。"

羌活这味药退风止湿。羌活胜湿汤可治疗受寒冷所致肩胛骨疼痛，用羌活和三七可以治疗挑扁担加淋雨后的肩背痛。

你看老一辈的人，挑扁担走几十里山路，出很多汗，又在凉风口一吹，汗又返吸回肩背，从此就落下来这个肩颈痛。不要紧，桂枝汤加羌活、姜黄、威灵仙之类的，三两剂下去，这个肩明显就舒展了，羌活就是舒展肩部非常好的药。

前面讲了，太阳羌活少柴胡，所以如果你后脑勺痛，一般要用羌活。

而骨节痛，也用羌活。

羌活跟独活，就像风水学上的捍门星一样，它们在这个表面一守，风邪别想钻进来，就像张飞关羽一守大门，百万雄师都进不来。

《药性论》讲，羌活可以治疗手足不遂，手脚不顺心，走路不顺畅，口面歪斜。

小儿麻痹的，中风偏瘫的，平时多服点羌活粉，如果能喝酒，就羌活粉加点酒，一次一小勺，吃三五个月都行。它就可以加速微循环，让你这个身体沟通得更紧密。

羌活是什么？上通天、下通地、中通人的一味药。它相当于我们的快递，东南西北，只要有了快递都可以贯通，随时可以将血气送到各个需要的地方去。

只要手一麻，手指它说，我已经向心脏下单了，怎么血还没有到？手麻了就是手要血，怎么办呢？羌活加桂枝汤，血就来了。

有的膝盖痛，脚麻，膝盖说向心脏下单，送点气血过来，下单了怎么还没到？好，养筋汤加羌活，膝盖立马就暖啦！你就感觉到有热浪下到膝盖。羌活就起到快递网的作用。像这个菜鸟网一样，全国各地联通的。

而中风就像地震，运输道路瘫痪，但是羌活可以过去，它走太阳经，像空运。既然陆运不行，那就空运。

它可以沟通经络之气，羌活像春风一样，可以复苏万物。人中风偏瘫了，有秋冬肃杀之意，百草都不长了！这个羌活一来，春风又绿江南岸。羌活就是人体的江南，就是说身体肌肉瘫痪了，没有行动力了，羌活就可以让他利索，羌活是让人迅猛的一味药。

记住，很少有药可以称为仙药，而《本经逢原》讲，羌活乃拨乱反正之主帅，非时感冒之仙药，这句话一定要背会。

老师跟师余老师的时候，碰到肚子绞痛的病人，病人说肚里像有搅拌机搅拌一样，非常不舒服。余老师说他清阳在下，羌活粉一味药，拿回去吃吧。吃一次肚子就不绞痛了，这就体现了拨乱反正之主帅。

你看一个地方打得很厉害了，秦琼、尉迟恭、关云长或者土张飞，捍将一进去以后这地方立马平乱了。地方乱七八糟不要紧，将军一去就平乱了。然后四君子再下去长治久安。将军有迅速平定之功，四君子有长治久安之效。

老师常碰到一些长期肚绞痛反复的，长期吃凉饮或者是思想纠结肚子痛的，就用四君子加羌活、独活。

羌活就是张飞、关云长，细辛以及藁本就是秦琼、尉迟恭，他们都是守门捍将。我们有了门神，邪气想进来，没门！

羌活是拨乱反正之主帅，非时感冒之仙药，午时茶之类的要用到羌活这些风药。为什么？

非时感冒之仙药，这种感冒是随时就要来的。有人说，曾老师，我老是容易感冒，吹一下空调也感冒，到外面旅游一下也感冒，老流鼻涕，在学校里头玩过度了，淋点水也感冒……

我说你用黄芪再加点羌活，黄芪水送服羌活粉，吃了就会有强大的抵抗力。黄芪主内，羌活主外；黄芪可以内圣，羌活可以外王。黄芪像屏风，主体虚百病，羌活可以将邪气赶出体外！

你看这个九味羌活汤，还有金黄败毒散，人参败毒散，它里面都有风药这些捍将。邪气再厉害，风药捍将也能抵御！

《药性赋》上讲，羌活明目祛风，除湿毒肿痛风能胜湿，风一吹这个湿就散掉了。

羌活它是大风，像吹风筒一样，吹过去还可以给人动力。

有些人胃口不好，火力不足，怎么我给他用附子干姜点火了还不行？用理中汤也不行？老师给你个秘诀，加点羌活，他胃口马上好起来。特别是中老年人虚累疲倦，走路气喘的，加点羌活到理中汤和四君子里头，助消化力量会很强。

为什么？一般人不知道的，这是我在龙山悟出来的。因为我发现火再大，柴再多，也不一定能够将菜煮的很熟，还要加什么？扇风或者鼓风，一鼓风那炒菜特别猛。所以有些大厨要加吹风机来炒菜的，他炒的菜非常棒，而且出手很快。

我当时没有吹风机，就把这个小风扇放在灶门口。本来烧火的时候那个柴经常烧不完全的，就像吃青菜拉出来还是青菜，消化不完全。加了风扇后怎么样？

风一吹，火就熊了，火一熊，烧得透，草木灰也漂亮，不会有一些硬疙瘩。

我们怎么用药，有党参、苍术、甘草，增加了柴力，耐烧嘛！干姜增加火力。那羌活呢，羌活、木香、砂仁增加风力。

四君子一变身成了异功散，都不一样呢。四君子：党参、茯苓、白术、甘草，是普通健脾胃的，用后还消化不良，加点陈皮叫异功散。陈皮是什么？小风药，就是说用扇子扇风的。

如果觉得还不够，那就用羌活，羌活是什么？大风药，那就是鼓风机。

木香、砂仁呢？是中风药，就是普通的风扇。所以用四君子搞不定的，你就用异功散，异功散搞不定的你就用香砂六君子！

以后碰到小孩子脾虚体弱的，怎么吃都不长肉，吃了又不消化，吃了四君子也就好一阵子，好不彻底，加点羌活、陈皮或者麦芽，送点风进去，燃烧就彻底了。

我一看有些人面如猪肝色，我就知道他身体消化不良，燃烧不干净。还有很多人无事常生烦恼，动不动就七窍冒烟，睚眦必报，眼神都带仇恨的，弄点羌活，肚腹里头气很足以后，待人都有笑意，面色红扑扑的，这就是羌活的用处。

## 方药集锦

厥阴吴茱用无错。

巅顶之痛人不同，藁本须用去川芎。

百会巅顶痛，吴茱萸再加川芎茶调散。

胁肋痛，吴茱萸加瓜蒌或者胸三药。

肚子冷的，吃了西瓜冰饮凉果，腹痛的，理中汤加点吴茱萸，速愈。

吴茱萸，花椒，冰片，这个就是蛀牙粉。

左金丸，吴茱萸配黄连，专门治肝郁，木克土引起的反酸，呕吐，口苦。

上下寒热的莫过于吴茱萸粉。

疏肝胃，黄连水炒吴茱萸，效果顶呱呱。

吴茱萸治高血压，怎么操作呢？吴茱萸研粉用醋调，敷两足涌泉穴，叫引气归足法，吴茱萸贴足底涌泉就是药物站桩。

天麻、三七、吴茱萸，藁本，还有丹参，以这五味药为变化，可做头痛散。

藁本乃药中百会，百会乃穴中藁本。

百会可以治疗疝气，藁本也可以治鞘膜积液、疝气。

在桂枝茯苓丸基础上加点藁本，可以治子宫肌瘤。

临床上，藁本还用于过敏性皮炎、神经性皮炎。

藁本、羌活加菖蒲之类，再配合丹参，为黑唇散。

苍藁粉，胃肠拘挛散。

苍术藁本两味药打粉，主一切消极负能量，心量狭小，爱跟人较劲，碰撞，无事常生烦恼之辈。

肢节之痛用羌活，去风去湿亦其功。

颈肩痛，桂枝汤加羌活、姜黄、威灵仙等。

羌活可以治疗手足不遂，手脚不顺心，走路不顺畅，口面歪斜。

小儿麻痹，中风偏瘫，平时多服点羌活粉，如果能喝酒，羌活粉加点酒，吃三五个月都行。

手麻，羌活加桂枝汤。

养筋汤加羌活，膝盖立马就暖和。

理中丸加点羌活，将军有迅速平定之功，四君子有长治久安之效。

长期肚绞痛反复的，长期吃凉饮或者是思想纠结肚子痛的，四君子加羌活、独活。

羌活乃拨乱反正之主帅，非时感冒之仙药。

黄芪再加点羌活，黄芪水送服羌活粉，吃了就会有强大的抵抗力。黄芪主内，羌活主外；黄芪可以内圣，羌活可以外王。

加点羌活到理中汤和四君子里头，助消化力量会很强。

四君子：党参、茯苓、白术、甘草，是普通健脾胃的，用后还消化不良，加点陈皮，叫异功散。

陈皮，小风药；羌活，大风药；木香、砂仁呢，中风药。

消化不良的吃什么进去拉出来还是原样的，用点香砂六君子。

小孩子脾虚体弱的，四君子加点羌活、陈皮或者麦芽。

# 第5讲 青皮、黄连、枳实

6月22日　星期六

轻松学歌赋，《治病主药诀》第5讲："小腹痛用青皮治。"

青皮取自橘子未成熟之时，它有强烈的辛窜味，好比年轻人，比较有干劲。你看它圆圆的，沉甸甸的，沉甸甸就是往下堕，所以它可以下气。有句话叫作青皮下气，它是一味下气汤。

你用青皮打成粉，专门下气顺气，治什么？治逆气撞食，什么叫撞食？无事仓皇失措，吃饭都紧张不安。

有心人能发现，凡是住在有撞心煞的房子里面的人（什么叫撞心煞？风水学上讲房子正朝向就是马路射过来，那个车天天都往这边冲），会觉得心慌心悸，吃饭不安，容易呛到或者吃撑，人的神志比较不安。一般气场比较弱，比较敏感的人，你叫他坐在车水马龙的地方，车流又朝他的方向冲过来，没坐几天他就气虚了，气逆了，收不住了。弄点青皮磨粉，这个气可以顺下来，不然老觉得有东西冲撞过来。

还有一种情况，你吃饭的时候突然间有人吓你，这个气撞了，在心胸很不舒服，中医叫"撞气饭"。那怎么办呢？

气逆者青皮主之，青皮能下气。弄点青皮煮水吃，会放很多屁的，那气就顺了。吃了青皮、厚朴、橘子核之类行气降气之品，最大特点就是放屁。它破气非常猛，它不是行气哦。

如果说陈皮叫顺气，柴胡叫行气，那青皮就叫破气。陈皮就是慢慢走；

柴胡就是把腿迈开了走；那青皮呢，就是跑起来。

年老的人受不了青皮，不可以让他们吃太多青皮。吃了老人会觉得气不够用。所以行气、破气之药对于气虚之体要慎用。

有一个乳腺增生的，摸着有硬结散不了。用青皮橘子叶煮水，喝了半个多月，那个结就散下去了。刚开始光用橘子叶散不掉，因为她比较壮实，我说你再加点青皮进去，青皮能破气，适合壮实的人。

橘叶茶对普通的气结火非常好，但是已经形成有形的硬结之后，就要加用青皮。如果说橘子叶像鸡毛掸子，那青皮就是钢刷。鸡毛掸子可以将厨桌表面的灰垢扫掉，可是深层积存的油垢就得用钢刷。

有形之血积用青皮，无形之气滞用橘叶。

《本草蒙筌》讲老弱虚羸，尤宜全戒。看到没有，给老弱的人用青皮要非常谨慎。

《本草图经》讲青皮能够破积结及膈气，就是你老打嗝，身体有积结，比如肝囊肿、子宫肌瘤。

长了子宫肌瘤，腹中癥瘕怎么办？桂枝茯苓丸加点青皮。

青皮像榔头，像锤橄榄核核桃一样，能够将这些结节锤烂。

青皮入肝经叫疏肝破气，最能消的肿是小腹疝气和乳肿，因为小腹疝气是肝所管，乳肿也是肝所管。柴胡只能称为疏肝理气，青皮就可以担上疏肝破气。

《珍珠囊》讲青皮可以破坚癥，即坚硬的包块。如果某一天你要开个药房赚点钱，但是卖的药又比较便宜，让老百姓都吃得起。那太简单了，青皮打成粉，炒莱菔子打成粉，两者配在一起大有用处，莱菔子可以去痰浊化食积，青皮可以破气。

比如脂肪瘤，脂肪囤积过度就用莱菔子去化，但是硬块莱菔子进不去。若非青皮，莱菔子是进不了脂肪瘤里面去的，青皮是先锋部队。

你看脂肪瘤边缘能摸到一些硬核，一个个的，以前讲过凡是一个个的硬核结节，都是什么原因引起的？气凝两个字。气凝是主因，痰血是诱因，也就是助源。

津液为血之余，凝聚则为痰，痰一般是饮食过度的产物，我们用莱菔子就可以化痰。气凝呢，一般脂肪瘤，有肝郁。所有长包块的体质，都有肝郁！这个术语得普及一下，叫肝气郁结。

你觉得今天不开心，喉咙好像有点东西吞不下，那是小郁结。

再不开心一点呢，觉得肋下胀闷，晚上都睡不着觉。

再不开心一点，胁胁紧绷的，好像要长东西一样，这叫肝气郁结。

青皮莱菔子粉就是疏肝和胃的药粉子。你只需要将青皮莱菔子两味药打成粉来吃，一天都不用五毛钱，打个50块钱的粉可以吃几个月，慢慢的就可以将这些瘤结化掉。一天只吃一两小勺粉，就能明显看到通过大便排出很多暗黑色的浊垢。

除了脂肪瘤，像富贵包、双下巴、肥胖，都可以用青皮莱菔子粉。

这个方子对三高也管用，为什么呢？

比如血压高，就是气往头上冲，青皮下气，莱菔子也下气，两个一起，把气下了，血压、血脂、血糖都往下走。

所以这个其实就是三高丸！

《本草衍义》讲到，人多怒，必滞气，胁下有瘀积就要找青皮。就是说此人多怒，急躁易怒，我们给他用点青皮粉配甘草，就可以平和地行气。

《验方新编》这本书记载了很多精彩的内容，是民间偏验方的集成。四处找人探秘方，就像找灯烛；而埋首书中却能找到太阳，灯烛萤火之光怎可与日月争辉？向他人祈求秘方，怎能比得上深入经典获益？

你看经典讲，如果一个人生气后胃痛，青皮、香附、郁金、木香，颠倒木金丸，迅速化解。

如果跟丈夫吵架，乳房起肿块，很硬，就用青皮配海藻、丝瓜络。

如果疝气疼痛，用青皮、小茴香、吴茱萸。

如果痛经，青皮配合当归芍药散，那就是特效药。

如果食积呢，你看小孩子食积，舌苔垢腻。舌根部厚腻，说明小腹有积；舌两边有垢腻，说明肝胆有积，那么就用焦三仙配青皮，消积化食。

如果肝囊肿用醋制青皮效果比较好。

好，第9句，"心痞黄连枳实从。"

痞是什么？痞满难耐，就是有团气堵在那里，上不能吐出来，下不能泻下去，窝在中间，叫天地不交泰。有一个词语叫否极泰来。如何否极泰来？你看这个心下痞闷，很多郁结在这里，我们用黄连、枳实两味药。

为何用这两味药？心痞的，痞肯定在心，痞久了烦热，急躁烦黄连主之。急躁烦都是心火，黄连清心火。所以一个人长口腔溃疡，弄点黄连冰片水喝下去就好了。牙龈肿痛啊，黄连配点芒硝水，含在那里就好了。

傅青主的经验，口舌烂疮这些，黄连、菖蒲这两味药是最有效的，黄连菖蒲各10克煎水。

心痞为什么要用枳实？痞满就像一团气，枳实号称破胸锤，一下去就锤散。枳实也是破气的，只不过枳实破的气偏于胸部。青皮破的气偏于胁肋跟腹部。你们要记住啊，有人说，我好闷啊，好胀啊。你要先问清楚究竟是心胸闷胀还是胁肋、小肚子胀？

如果是心口很闷，那就用枳实。两边胁肋很胀，那就用青皮。小肚子闷胀用青皮小茴香，两肋闷胀用青皮、柴胡，心胸闷胀就用枳实、黄连。这是不同部位的配药思路。

黄连这味药叫川连，四川的，鸡爪黄连还是比较厉害的，道地、品种好。

本身是黄连中的极品，又在四川这个地方生长，那就是一级棒的，就是说一点点就可以起到泻火解毒的效果。

有个老阿婆，她养鸡太厉害了，周围人看了都羡慕，怎么养得这么漂亮？很会吃，很能打，很会跑，动不动还飞起来！这里有什么秘诀呢？

老阿婆说我舍得花钱，舍得花什么钱呢？买这个黄连素片，为什么呢？她说鸡呢，一雄起来就会打架，就会鲜血淋漓，而且一般比较贪吃，肯定有时会食积，就会化热，化热了它就吃不了东西，黄连正好能够燥湿清热降火。

只要看到鸡吃食不够猛，她就弄一两颗黄连素片给它吃下去，第二天那些肠道的积滞一排出来，鸡就轻松了，又生龙活虎啦。

而且这个黄连素片比较安全，按正常剂量吃没有明显副作用。它就苦苦的，吃着就像喝点苦茶一样，苦降浊阴，那清阳一上升，那鸡就很轻盈，看起来毛发很润泽。

你看天气与湿热变化，端午前后，既湿又热，你看别的鸡发瘟了，养没有多久就死了，她的鸡就不发瘟。因为她懂得看到鸡昏沉了，给它吃黄连素片，肠道一拉干净，鸡又活灵活现。

为什么小孩子要适当吃点黄连水？你看以前，孩子一从娘胎出来，就要用点黄连水沾他的嘴巴，那些胎毒就会降下去，可见它降浊的功能非常强大。

老师从这里就体会到人应该适当吃点苦的，苦茶、苦刺心或者苦味的黄连，就是说你一旦觉得人像发瘟一样，饭后瘟，热热的，烦烦的，睡觉又翻来覆去的，就可以弄点黄连水喝。

黄连治眼发红发热效果很好，红赤为心，所以可用黄连水洗脸洗眼，黄连桑叶水洗眼可以治疗心胃火旺。

《药性论》讲，眼赤痛昏痛用黄连，能去热毒。我们中医可以自制眼药水，有些人眼里老是布满血丝，很红，黄连跟冰片一起炼成水做眼药水，点下去清清凉凉的，慢慢的就收住了这些血丝。

但黄连是大寒之物，可暂用，不可久用，用太多了它苦寒伤肠胃，用多了会让人觉得没有食欲。但是一个人食欲太旺盛了，就可以适当地吃一点。

不论一个人食欲多么旺盛，用点黄连跟石膏煮水给他吃，吃完就回归正常了。像那些消渴的见到食物巴不得往嘴里塞的，用黄连跟石膏煮水就可以解除嘴馋。嘴馋也是病，管不住嘴，身体健康就没有保障。

　　如果一个人上焦心胸有火怎么办？你看中医的炮炙学非常高明，根据火的位置选择不同的炮炙法。用酒炒黄连，专门治疗胸膈以上的火。脑子静不下来，发热，口舌生疮，鼻疮，眼红热，就不要开普通黄连，最好要开酒炒黄连。没有酒炒黄连，你自己买一瓶酒回来，把锅烧热以后把黄连放在锅里炒，撒点酒下去，出锅。用这个黄连来煮水喝，上焦的热就清了，因为酒能载药上行。黄连在酒的带领下，就会时时刻刻停留在胸膈上，清胸膈的火。

　　有些人胃炎，是中焦火，怎么办？姜炒黄连，老师最喜欢用干姜配黄连。嫌姜炒黄连太麻烦的，不要紧，你就用黄连加几片干姜一煮就好了。干姜非常辛辣，可以抑制幽门螺杆菌生长。黄连是苦的，苦主降，它就往下走。只要善用黄连跟干姜两味药，就可以治大量的胃病。

　　有些胃病，是吃凉的不舒服，干姜 10 克，黄连 5 克。

　　胃炎，口臭，那反过来，黄连 10 克，干姜 5 克，剂量的调整可以使搭配更对症。

　　如果是下焦火，小便好热，涩痛。用黄连车前子，直接用黄连或者水炒黄连，走下焦的。

　　这是《本草分经》上面记载的，黄连泻火，通过不同的炮炙法可以泻不同部位的火。

　　有些患者有事转头即忘，记忆力下降，饭后瘟，吃完饭以后头脑昏沉，怎么办？这时要用点黄连，黄连令人不忘，为什么？心家无火则清，清则灵，故不忘。朱砂安神丸、黄连上清丸里都有黄连。

　　黄连上清丸或者黄连上清片真的是非常老的药。

　　你如果是经常做脑力劳动，用心用脑多的，适当吃点黄连上清片，非常有好处。

　　有一个用大脑过度的，大便不通，口舌生疮，尿黄赤，吃两次黄连上清片就好了。

　　海藏祖方，要想终身不生疮，那么煎黄连水一口，小孩子出生以后你灌之，然后哭出声后你再灌之，这样就可以防止将来长斑疮。

黄连是治痢神药。木香跟黄连做成丸，叫香连丸，黄连可以燥湿，木香可以行气。

你看痢疾的时候，大便有些黏腻，排不干净，木香行气，黄连降逆降浊，两个像扫把一样可以将痢疾扫出体外。

《妇人大全良方》讲到，有一个姓邓的人，夏天浑身关节疼痛难忍，关节炎好不了，难倒众医生，此时有一个医生出现了，他就用酒蒸黄连丸。大家都笑了，关节痛不是要用祛风湿的、止痛的药吗？黄连既不止痛又不祛风湿，拿它来治什么？

结果一用，只服一贴就好啦。你看大家都嘲笑他，他照样坚持己见，为何呢？因为黄连酒蒸为丸，黄连本身可以消炎，酒蒸以后就带有行气作用，而关节痛呢，诸痒痛疮皆属于心，他将心火清一清，痛就下去了。

碰到一些疼痛老好不了的，记得要用一些酒蒸黄连，再加痛痒三药——丹参、菖蒲、威灵仙，对炎症疼痛效果非常好。

尿道炎，小便赤涩疼痛，黄连就要配淡竹叶。有一个尿道炎患者，痛如刀割，小便时痛得都要哭出来啦，淡竹叶、车前子、黄连各用10克就行啦！

黄连乃四大苦药之一。它跟龙胆草、黄柏、苦参，是四大苦药，极苦的。

当然穿心莲也超级苦，我们农场去年种过。如果没有黄连，我们农场里的穿心莲可以代替黄连。因为我们这边不是四川，道地药材不是黄连反而是穿心莲。只要三片穿心莲叶子，就可以治口腔溃疡。

"心痞黄连枳实从。"枳实，宽中下气，枳壳缓而枳实速也。枳壳性比较轻，所以它走得比较缓慢。枳实比较重，所以走得比较快。

《汤液本草》讲到，枳实加到理中汤里头，可以使理中汤的补气作用更强。一般人吃理中汤容易上火，因为上火一般叫气火，一次生气就上火了，两次生气就发炎啦，加点枳实就没事。理中汤可以治胃下垂，有些人胃下垂还上火，那么理中汤加枳实，这是一个经验。现在研究发现无论是脱肛，子宫脱垂，还是胃下垂，用补中益气汤加枳实30克，非常有效。

但是你发现用补中益气汤也很有效果，那究竟加不加枳实呢？

老师跟你讲，如果一个人脱肛、胃下垂、大气下陷、子宫脱垂，她属于"气包子"，就要加枳实。就是"受气包"，无事常生烦恼，从她的嘴里出很多抱怨的，你跟她一见面就知道啦，那就一定要加枳实。

如果她不是"受气包"，平时心态比较平和，就是因为年老，子宫下垂，脱肛的，那就不用加枳实。但是世间人又有哪个不受气、不生气呢？所以枳实还是用得比较多的，它叫下气神药。

《本草衍义》记载，枳实有冲墙倒壁之功，就是说它非常厉害，这些痰浊壅塞的，它都可以冲开来，有助于排便。

大便秘结的，我们用大黄、芒硝配什么？枳实、厚朴，胸满用枳实，腹满用厚朴。

大便堵塞的人没有心不烦的。枳实从胸开始往下破，厚朴从腹开始往下破，它们叫行气先锋。再配大黄跟芒硝，芒硝可以软化大便，大黄涤荡六腑，推陈出新，像大扫把一样将它扫出去，四味药叫承气汤，太厉害了！

皮肤作痒怎么办？不要紧，痒为泄风，可以用枳实煮水来洗。

茶饭不思者病，茶水不进者死。茶饭不思的，大都是脾郁结不能运化，用枳实配白术。

张仲景善用枳术汤。枳实跟白术，白术是健脾圣药，枳实是降胃神药，把圣药跟神药搭在一起，脾宜升则健，胃宜降则和。苍术、白术可以升脾，让你吃的东西能消化。枳实、枳壳可以降胃，让胃腾出空间来，可以装东西。

一个人能食而不能化，要重用苍术、白术；能化而不能食，要重用枳实、枳壳。

有些人思虑过度，感觉也是吃撑的，这种伤脾，不能运化，用苍术、白术。真的吃撑了伤胃，胃撑住了，就要用枳实、枳壳，增加这个胃的容量跟空间。

张仲景讲到，生着气吃东西，胸胃胀，胃里好像长有硬结，要将苍术、白术、枳实、枳壳打成粉炼蜜为丸，吃几天就好啦。这叫脾胃太极丸。

这个汤方大有用武之地。减肥靠它，助消化靠它，开胃也靠它。

反正家里有孩子的，常备脾胃太极丸，那就是消食丸，开胃丸。现在好多孩子胃不好，长不高，个子小，容易积食，就用枳实配苍术，枳术丸。

《千金方》讲一个人拉肚子居然拉到脱肛，用枳实一枚磨化，然后蜜炙，炙暖就拿来烫肛周，然后不断地去换这个药，就可以让肛门重新回缩进去。

《金匮要略》讲，产后腹痛，就是恶露在小腹里，烦满不得卧，枳实配芍药等份做成散，用米汤水服用，一天吃三次就好了。枳实跟芍药，治产后腹痛，翻来覆去不能卧。

据《延年方》记载，荨麻疹、风疹，手抓过一条一条痕的，用枳实泡醋，火炙令热，然后拿来热敷上去就会好。

近代研究发现枳实可以增加冠状动脉的流量，对心肌缺血缺氧者有好处。当然你要配丹参效果更好，有引药嘛!

有一个老中医，他擅长治疗阴道脱垂。有些中老年妇女，不敢走远路，为什么? 走远路这个阴道会脱垂，固不住。像这个菜老了，它的叶子会掉下来，半掉不掉说明它行将入木，这时怎么办?

这位老中医用枳实500克，炒后研成细粉，每次用开水服6克，连吃两次，一般半个月左右，这个阴道就收上来了。如果你能配合用补中益气丸更好。

可以自制枳实粉，只要碰到胃下垂、子宫脱垂、脱肛，就让吃枳实粉，一次吃6克，一天吃三次或者两次，然后平时再吃点补中益气丸，同时抗衰老。补足中气，人虽年迈，犹有壮容。枳实可以将胃、肛门、子宫等部位收回来。

**方药集锦**

小腹痛用青皮治。

气逆者青皮主之，青皮能下气。

陈皮叫顺气，柴胡叫行气，那青皮就叫破气。对于气虚之体要慎用行气之药。

腹中癥瘕桂枝茯苓丸加青皮。

疏肝和胃的药粉子：青皮菜菔子两味药打成粉。

《本草衍义》讲到，青皮配甘草可以行气，并且效果平和，比较缓。

如果一个人生气后胃痛，用青皮、香附、郁金、木香，颠倒木金丸，迅速化解。

乳房肿块硬块，青皮配海藻、丝瓜络。

疝气疼痛，青皮、小茴香、吴茱萸。

痛经，青皮配合当归芍药散。

痛经散就是当归芍药散加青皮或者加小茴香。

焦三仙配青皮，可以让小孩子消积化食。

肝囊肿，醋制青皮效果比较好。

心痞黄连、枳实从。

心下痞闷很多郁结，用黄连、枳实。

牙龈肿痛，黄连配点芒硝水，含在那里就好。

口舌烂疮，黄连、菖蒲各10克煎水。

心口很闷用枳实。

小肚子闷胀用青皮、小茴香。

两边的胁肋闷胀就青皮、柴胡。

心闷胀就用枳实、黄连。

黄连桑叶水洗眼可以治疗心胃火旺。

黄连跟冰片一起炼成这个水做眼药水。

食欲太过旺盛，用点黄连跟石膏煮水，吃完就回归正常了。

酒炒黄连，专门治疗胸膈以上的火，脑子静不下来发热，口舌生疮，鼻疮，眼红热。

吃凉的胃不舒服，干姜10克，黄连5克。

胃炎，口臭，黄连10克，干姜5克。

下焦火，黄连车前子，直接用黄连或者水炒黄连。

黄连是治痢神药，木香跟黄连做成香连丸，黄连燥湿，木香行气。

酒蒸黄连加痛痒三药——丹参、菖蒲、威灵仙，对于炎症疼痛效果非常好。

尿道炎，淡竹叶、车前子、黄连各用10克。

黄连，龙胆草，黄柏，苦参，四大苦药。

道地穿心莲只要有三片叶子，就可以治口腔溃疡。

《汤液本草》讲到，胃下垂还上火，用理中汤加枳实。

脱肛、子宫脱垂、胃下垂，用补中益气汤加枳实30克，非常有效。

大便秘结，枳实，厚朴，大黄，芒硝，四味药叫承气汤。

皮肤作痒，用枳实煮水来洗。

茶饭不思，用枳实配白术。

一个人能食而不能化，重用苍术，白术；能化而不能食，重用枳实，枳壳。

苍术、白术、枳实、枳壳打成粉炼蜜为丸，叫脾胃太极丸。

消食丸，开胃丸——枳术丸。

《金匮要略》讲，枳实跟芍药，治产后腹痛，翻来覆去不能卧。

《延年方》记载，荨麻疹、风疹，用枳实泡醋，火炙令热，然后热敷。

自制枳实粉，胃下垂、子宫脱垂、脱肛的，吃枳实粉，一次吃6克，一天吃三次或者两次，然后平时再吃点补中益气丸，还可以抗衰老。

# 白芍药、桂枝、黄柏

6月23日　星期日

轻松学歌赋，《治病主药诀》第6讲："腹痛需用白芍药。"

白芍是非常重要的药，最大的功效在于缓急止痛四个字。缓哪里的急？止哪里的痛？缓肚腹的急，止肚腹的痛。白芍药并不局限于缓肚腹急痛，通身的疼痛它都可以用。

有一组药对是缓急止痛的，几乎所有的痛症你都可以想到它——芍药甘草汤。芍药20～30克，甘草10克。

老师有一本书《芍药先生》，就是讲专门用芍药甘草治疗通身上下疼痛疾苦。

比如说头痛，头痛不离川芎，芍药、甘草加川芎，就是头痛汤。

颈椎痛，颈椎痛不离葛根，芍药、甘草加葛根三味药。比如颈僵硬，落枕，就这三味药。

臂痛不离桂枝，芍药、甘草加桂枝，三味药，叫臂痛汤。

胸痛，一味丹参饮，功同四物汤。芍药甘草缓急止痛，让拘挛的胸膜松缓开来，然后再加丹参活血化瘀。

背痛用姜黄，因挑担子压坏了背的，芍药、甘草加姜黄10克，缓急止痛。

腰痛不离杜仲，芍药、甘草加杜仲就是腰痛神方。

肚痛，先辨是胀痛还是刺痛，胀痛就用芍药、甘草加厚朴，刺痛就用芍药、甘草加小茴香。

胃痛呢，痛到寻死觅活，速觅元胡索。有个卖水果的老阿姨，她痛得水果摊都要丢掉了，我说你赶快去买元胡止痛片，用热水服下去。元胡止痛片治疗胃拘挛疼痛效果好，然后再加芍药、甘草，标本兼治。

鼻子痛，引药辛夷花，再加芍药、甘草，这个塞鼻痛就缓解了。

眼睛痛，可以用白蒺藜，再加芍药、甘草。眼睛痛到都睁不开了，电焊伤眼了，熬夜熬到睁不开眼睛，畏光羞明，用芍药、甘草，加白蒺藜。

睾丸痛，芍药、甘草加橘核。凡植物种仁种核入人体睾丸者居多。

膝痛，芍药、甘草必须加牛膝。老人膝关节退行性病变的，用芍药、甘草加牛膝效果好。

脚跟痛，芍药、甘草加骨碎补、地骨皮。

抽筋，用芍药、甘草加小伸筋草，舒筋伸筋，是治抽筋的非常好的方子。

虽然是讲芍药，但你们相当于学会了中医的缓急止痛疗法，急则治其标。病人不痛是不会来找你的。

牙痛，芍药、甘草加白芷。

有一个磨牙的患者，磨牙声大到隔壁都听得见。但他并不知道自己磨牙，后来牙齿都磨下去了，拼命用下虫药也没有治好，为何？因为他是神经紧张拘挛。

有些孩子喜欢打游戏，看电影，甚至看恐怖片，晚上睡觉就磨牙，看进去的这些信息会在大脑里头重播，重播的时候就引起神经的紧张拘挛。不要紧，芍药、甘草各50克，再加白芷10克，一用下去就能缓解。所以这也是磨牙神方，重用芍药、甘草。

讲到这里我们要做一个总结，任何地方只要有紧张拘挛、扭曲，芍药甘草汤就可以为它松绑，缓和，安柔。芍药甘草汤就是安柔汤，柔和汤，松绑汤。

耳痛，就用芍药、甘草配柴胡；肩痛，芍药、甘草配威灵仙，宣风通气嘛；咽喉痛，芍药、甘草配桔梗，开肺盖；胁下痛，芍药甘草配丝瓜络。

小便痛，芍药、甘草配车前子。小便时涩痛，那种尿道炎的感受，尿黄赤，尿不尽，芍药、甘草放松尿道平滑肌，一放松了尿就好出来了，然后车前子再去利水。

任何地方的狭窄也用芍药、甘草。

有一次碰到一个结石的患者，大家都说金钱草非常好，用100克下去，还是绞痛。余老师说加芍药、甘草各50克，一剂下去就不绞痛了。

芍药甘草是"放松"能力非常强的一个方子。结石疼痛乃人世间极其痛的一种，那个胆管或者尿管痉挛了，芍药甘草能把它放松。

老师研究过《伤寒论》，里面治兼症的内容非常多，有一个四逆散，或咳或悸，或腹中痛，或泻痢下重，就是说有各种兼症，其中咳嗽了居然用四逆散（柴胡、芍药、枳实、甘草）。老是咳，气急嘛，芍药甘草"松掉"它。

心慌心悸，也用芍药甘草，心肌紧张扭曲了，加点人参进去，补五脏，安精神，定魂魄，人参、芍药、甘草就是缓和心脏"惊慌失措"的。一个人无事仓皇失措，芍药、甘草再配人参，那么这种紧张之相就会得到松缓解除。

口腔溃疡痛得不得了，火辣辣的痛，像火山爆发一样，芍药、甘草加黄连菖蒲。口腔溃疡啊，局部肌肉烂了，能不紧张吗？芍药、甘草就把嘴巴的肌肉放松啦，黄连、菖蒲清心火。

身上长疮痈，那就太容易治了。芍药、甘草配七叶一枝花。七叶一枝花又叫蚤休，就是你这些疮痈早早的给我休下来吧，变成休眠火山。七叶一枝花，深山是我家。痈疽如遇者，一似手拈拿。

芍药、甘草，在穴位里头相当于哪两个穴位？芍药相当于阳陵泉，阳陵泉是筋会，筋会能够缓急。筋拘挛就选阳陵泉，用药就用白芍。甘草相当于足三里或者中脘，因为足三里能调饱满之气逆；中脘腑会，六腑堵塞，浊阴不降就选它，它还可以生化六腑，能够缓急。所以中脘和足三里都可以缓急，可以补中益气。中脘、足三里再加阳陵泉，这三个穴适用范围非常广。晚上睡前按这三个穴，促进精力恢复，这是非常重要的！

痛风的，脚趾头痛得都没法走路的，芍药、甘草各30克，加土茯苓100克，痛风神药对，可以说是现服现效的。

癌症的痛怎么办？照样有办法，芍药甘草配三七。普通的瘀血我们用丹参，严重的瘀血我们就用三七或者扣子七。癌症是占位性病变，在身体占一个地盘，像强盗一样占山为王，不服从五脏六腑的领导管理，然后还会在那里抢占气血。正气过去，就跟邪气打架，芍药甘草一过去能放倒它们，让它们全部软掉。

为什么腹痛需用白芍？肚子痛如绞，阑尾炎痛的，芍药甘草加红藤、败酱草，红藤败酱草肠痈不可少。你看阑尾炎多可怕，但是早治，就不要紧，芍药甘草加红藤败酱草。

乳腺增生者，都觉得乳房胀胀的。为什么胀呢？

生气，紧张嘛，激动，不安，较劲嘛，为什么较劲呢？因为放松不了，那怎么办呢？芍药甘草放松汤，这还不够，它不知道要到哪里放松，所以要跟一味引药。

乳房的引药是什么呢？橘子叶，橘子叶一下去，乳房就宽松了。还有王不留行、路路通啊，妇人服了乳常流。

有人说我又不是要哺乳，能用王不留行吗？既然哺乳的能让你乳常流，那平时严重的乳腺增生，照样用王不留行。

如果把这两味药加到补中益气汤里头，可以丰乳。补中益气汤补阳明，阳明强壮过后容易堵，因此加一点王不留行、路路通，就把它疏通了，既通又补那多舒服。

妇人痛经，痛经不就是腹痛吗？腹痛须用白芍药，那用芍药甘草再配一个治痛经的药，比如配姜枣茶，没有不立即见效的。也可以加当归，当归令气有所归，血有所聚。

懂得芍药甘草汤，你在乡村治病就会很受欢迎。懂得芍药甘草，到处都有人找，就是说你到哪里了，别人都要找你的。

芍药甘草就是中医的止痛片。不管头痛脚痛，止痛片一用，疼痛暂时减轻了，解决燃眉之急了，这也有功劳啊！后期再靠运动锻炼，靠早睡早起，靠休息等方式来养生保健。

讲一个小故事，华佗的故事，就是"芍药传说"。这个华佗神医的药圃里头有一棵芍药，芍药有很多功效，可以救人，但是一直都没有用到这棵芍药。有一次一个妇人血崩腹痛，百药乏效，然后挖起这个芍药根煎水给她喝，不到半天腹痛渐止，后来才知道芍药对于崩漏效果这么好。

你们以后看到体虚又崩漏的，用归脾汤加芍药30～50克，有效。

老师上次就这样用了，从海陆丰这么远过来的病人，崩漏，我说艾灸隐白，归脾汤加芍药、甘草各30克，一剂下去血就止了。这是我从《名老中医经验》岳美中老先生那里看来的，就是说归脾汤里重用白芍药30克，对于妇人体虚崩漏效果非常好，为什么呢？脾能统血，脾主九窍，子宫也是窍，所以用归脾汤就把血统住了。再加芍药呢，血崩多么着急呀，芍药就缓急了，它酸带敛，酸敛，它还有这种功效。看来不多读点书，就不知道芍药还有如此多的奇效。

《医学衷中参西录》是必读必背的。

《医学衷中参西录》讲：一妇人年三十许，小便不利，积久成水肿，甚重，大便已多日不通，一老医投八正散不效，有人请余出方……

就是说有人请我给他出方子，我用生白芍六两，古代一两约30克，六两即180克，煎水两大碗，再用生阿胶二两融化其中，使病人尽量饮之，一剂小便小通，两剂小便大通，这个肿胀就消下去了。所以在古籍里芍药有利小便的说法。

《安徽中医临床杂志》刊载的一篇文章讲到白芍有通便之效：吴某，40岁，个体经营户，因为腰部外伤入院，多日不能下床，大便也通不了，肚腹胀得很严重。医生开方：生白芍60克，莱菔子10克，再加点枳实、厚朴，服一剂药，大便通畅，腹痛胀病除，直到病人出院，便秘再未出现过。可见对于外伤引起的气机阻滞，大便秘结，白芍可以松通肠管，使大便通顺。对于习惯性便秘，白芍配莱菔子疗效神奇。

珍仔围村有一个老人七天不排大便，我就开芍药80克，莱菔子30克，生甘草 10 克，火麻仁也用到 50 克，煮水，一剂药全下，大便就通了。从此以后就是一两天一次大便。

他是典型的长期纠结的人，我们客家人称这种为愁肠屎肚。用一个成语来形容叫什么？愁肠百结。他担心他儿子在外面的生意失败，然后就忧愁，忧愁了那个肠子就会打结扭曲，越忧愁，肠子就越纠结，纠心结肠叫纠结。好多问题常常就是纠结引起的，那怎么办？纠结用白芍。所以你今天学会用白芍了，那就可以避祸于无形，消恶于隐微。

天气热的时候人就非常紧张，我们可以弄一点生脉饮加 10 ~ 20 克白芍，吃了就会比较放松。

老师总结：急躁烦芍药甘草汤。

你碰到打人弃物，登高而歌，不要紧，芍药甘草加大黄，一剂下去他就软了，所以它是软化汤。

众生刚强难调，芍药甘草汤主之。硬弩弦先断，钢刀口易伤。性格像钢筋一样，就是五行里头庚金特旺的，阳亢的，怎么办？芍药甘草汤，阴柔汤。

如果不是庚金过旺，而是庚金不足的，那就用桂枝汤，这个治木气不足的。桂枝甘草汤叫自强汤、担当汤，心慌心悸害怕的，如人将捕之，像在野外有野兽要捕捉你一样，一点自强担当都没有，用桂枝甘草汤，或再加点黄芪也好。

但是光掌握芍药甘草汤还称不得高手，你还要掌握寒热。掌握缓急止痛，只治好五分病，你还要辨寒热，明虚实。

怎么辨寒热？尿清白的一般为寒，尿黄赤的为热，舌尖红的一般为热，舌淡胖的一般为寒。

老师治病非常快速，有的病人一来，我说芍药甘草汤。他说，医生，我还没看，你药怎么来啦？然后他讲话非常馁，我就知道他有寒气。因寒加桂，桂枝肉桂，我说好了，你可以走啦。

他就说，哎，我还没有坐下来，你怎么就给我开药？

气势汹汹，这个是热，加什么？热黄柏，加黄柏。好，你可以回去啦。

有时候治病就是这么快，看上去好像很草率，其实这一点都不草率，就像计算机 Windows 操作系统一样，你只要一输入就反应出来，你说计算机草率吗？你说手机怎么不弄个半天反应一下，认真一点好不好，上个微信你要半天才弹出框来，好不好，不要那么草率，其实不然。

芍药甘草，如果学会了，用起来真的像微信弹框那么快。

所以你只要真的掌握了口诀，用起来就很快。因寒加桂热黄柏，就是说身体有寒气要加桂枝或者肉桂，它是辛甘大热的，只要加了，芍药甘草缓急止痛就带有阳火，就有阳春布德泽的味道，所以桂枝汤叫阳春布德泽方。

芍药甘草加桂枝，酸甘化阴，辛甘化阳，是非常好的方子。

有一次老师碰到一个晚上老咳嗽的，一咳嗽这个肺好像拘挛扭曲一样，后背心也凉，不要紧，芍药甘草再加肉桂 15 克，一吃下去后背心凉解决了，拘急咳嗽也解除了。拘急之象，用芍药甘草，后背凉属于夜咳，夜咳肺间寒就用肉桂。肉桂可以暖心，心火可以暖肺金，肺金得到心火的温暖则不寒矣。

一般能买到的上等肉桂叫什么？官桂，玉桂。官桂善能调冷气，这又是一句口诀。所以冷气病就找官桂，只要带有一盒官桂粉，再有芍药甘草汤，你就非常厉害了。

如果是热的绞痛，脉象很快，就芍药甘草，什么都别加。

如果是吃凉饮的，喝冰冷的，又懒洋洋的，芍药甘草加点肉桂，就暖肚腹了。冷漠的，脸上没笑容的，舌体淡白的，尿清澈的，爱吃凉饮又吹空调的，总之冷言冷语冷风冷食冷水，五冷夹击，你就用肉桂。

服官桂粉时间要长一点，一次不要太多，不然容易上火。实在怕上火，土能伏火，可以加点炙甘草，或者加点砂仁，缩砂仁可以引火到丹田去，命门去。

肉桂入哪里？入两肾俞之间的命门。药里头加点肉桂可治命门痛，为什么呢？肉桂引火归元，温补命门。摸命门腰背处，好冰啊，好凉啊！要用六味地黄丸加肉桂跟附子。

你看到一个人绑腰了，六味地黄丸加肉桂跟附子，就是肾气丸，暖命门。他如果系这个围巾的，一看系围巾要桂枝汤加葛根。

如果一个人有寒气，流清口水，眼唇无华，用官桂肉桂，记住，官桂肉桂红的，红红火火。

你看一个人不够热情，不够激情，肉桂是什么？肉桂就是激情汤，芍药甘草就是冷静汤。你们要记住啊，不够冷静，用芍药甘草；不够热情用肉桂。

《日华子本草》讲治九种心痛，冷气的，心痛彻背，心胸痛连着后背都很痛，用肉桂。

《日华子本草》还提到，肉桂治一切风气，补五劳七伤，通九窍，利关节，续筋骨，暖腰膝，破癥瘕积聚，消瘀血气滞，治风痹骨节挛缩，生肌肉！

以后老师就开一个肉桂粥店，卖肉桂粥就行了。

病人一过来，哪方面不调和，我们就给他剂量去控制。粥熬得非常好，用砂锅柴火熬出上等的粥，用一点官桂粉。这个在以前是王侯喝的，是太医煮的肉桂粥。因为他们条件非常好，夏天经常会吃冰，把身体吃凉了，这时就要吃肉桂粥，一吃了人就暖起来了。

老师一看脸色惨白的，吃当归补血都补不回来，但吃肉桂粥就补得回来。因为当归滋阴血，包括熟地，龙眼肉，大枣，都是滋阴血的。阳生阴长，阴非阳不能生，就是说没有阳气，这个阴血没法生长。

比如局部长了烂疮，老是不生新肉，黄芪加肉桂一吃，它就长新肉了。

有人得过小儿麻痹，腿瘦弱，大小腿不一般，粗细不一样，黄芪、牛大力再加肉桂，就是助长肉的长肉方。阳生阴长，再加点大枣，若要身体好，煮粥加大枣。若要人不老，粥里加大枣。加点大枣肉桂，就是红红火火汤，红红乃大枣，火火是肉桂。

最近很郁闷，老提不起劲，就喝红红火火汤！

这个歌诀太厉害啦，因寒加桂四个字做指导。像低血糖，贫血，就用肉桂粉加点人参黄芪一吃就缓解了。

有个低血压的，他说他的高压都没有人家低压高，他很担心哪天血泵不上，人就会死掉啦。我说，不要紧！赶紧用点人参、肉桂，加大枣和生姜煮粥，他喝了半个月血压就上百了。

老师治低血压非常有心得，低血压的，心慌心悸，没劲啦，用四味药就把血压升起来。就是用肉桂、生姜、大枣、人参打成粉煮粥，一吃血压就上去了，手本来冷的就暖了，脸本来白的就红了。

前面讲了因寒加桂，那热呢，热就要加黄柏。黄柏治热，黄柏消炎退热从顶至踵，就是热从头一直热到脚的，用黄柏。

有一个患者很奇怪，大冬天的，他的脚绝对不能盖被子，一盖被子就睡不着觉，为什么呢？脚滚烫。

我说：四妙散（苍术、黄柏、牛膝、薏苡仁），治下焦湿热嘛。他湿化热了，所以脚滚烫滚烫，用黄柏。黄柏清火，从顶至踵，这话是在古籍里头的，你读了古籍才知道这句话，它清火是从头到脚的。

黄柏疗毒疮最速。满面长痤疮的，搞点黄柏来一喝下去这些疮就瘪下去了。从头到脚的疮都离不开黄柏，口疮黄柏加菖蒲，面疮黄柏加白芷。

妇科炎症疮，黄柏加红藤、败酱草或者艾叶、苦参。

皮肤疮，黄柏加地肤子、白鲜皮。有人通身长恶疮，看了都可怕，用黄柏加白鲜皮、地肤子。

有一个妇人带下非常浑浊、臭，有湿热嘛，就用黄柏30克煮水吃，很快就好了。所以你看妇炎洁、洁尔阴里头就放有苦参、黄柏之类的。

你懂了，就根本不需要买妇炎洁。你到药店里头抓苦参、黄柏，一熬水那就是妇炎洁，就可以洗这些疮痈，湿毒。你还可以请大夫配点内服的从里面清，里清外洗，效果更好。

李东垣认为，苍术黄柏为治痿要药，叫二妙散。在南方，有些人湿热蕴蒸严重的，走路都颤颤巍巍，迈不动，你只要看他的舌头黄腻黄腻的，湿热重，苍术黄柏一起下去，舌头一清理干净，人就像开心的马驹一样能跑起来，这是二妙散，非常妙的两味药。

《肘后备急方》记载的，黄柏治食自死六畜肉中毒，就是说瘟鸡、瘟猪，被你吃到了，你吃了之后开始肚子疼。不要紧，用方寸匕黄柏粉末冲水，方寸匕就是说指甲片大小的，一吃下去就好了。

黄柏可以解食物中毒。吃了乱七八糟的食物，隔夜的，冰箱里头放久了的，病死牲畜肉，或者这种肉做成的罐头、香肠等，一吃了肚子痛的，黄柏粉调下去，吃了就排走，它有这个效果。

《肘后备急方》的方子没有一个不厉害，没有一个你可以小看，没有一个是浪得虚名。

《兰室秘藏》记载，口疮久不愈，黄柏煮水，加点蜜，涂在上面，或者用干粉加蜜糖调在疮上，这个疮立马就收口，这叫口疮膏，但是要忌辛辣烧烤。

掌握一个口疮膏，十里八乡的人都找他去治口疮。其中有两味药，已经可以做到口疮十来七治了。就是黄柏打粉加点冰片再调点蜜，敷在口疮上面。

十愈其六是下医，十愈其七是中医，十愈八九就是上医了。所以说这已经有中医水平，可以出去讨吃了。

《药品化义》讲，黄柏味苦入骨，能降火自顶至踵。能够彻骨透髓，无处不到，专解肾盂膀胱之火，就是说火深在肾跟膀胱它都可以解，何况是表面的和肌肉的。

黄芩、黄连只能解上焦肌肉火或者肠胃火为主，而黄柏可以解深入骨里的火。得了骨髓炎，骨里头都发热，用黄柏。

有位患者每天遗精，常做春梦，就是说淫念过多。真人之心，若珠在渊；常人之心，若瓢在水。我们就找珍珠粉，再加黄柏两味药，叫珍珠黄柏丸，在这个古籍中有记载。凡是遗精梦遗，心思狂越不止，炒黄柏和珍珠粉各1斤打成粉末，然后制成丸，空腹服下，就可以明显起到心肾交泰，遗精消失之效。觉得珍珠粉贵了，可以用海蛤粉，蛤壳就有合的作用，牡蛎壳也可以。

有的妇女，尿沉底的有白色的沉淀，你就用牡蛎壳粉加点黄柏，喝一两次就好啦。

## 方 药 集 锦

腹痛须用白芍药，因寒加桂热黄柏。

缓急止痛药对——芍药甘草汤，芍药20～30克，甘草10克。

头痛不离川芎，芍药、甘草加川芎，就是头痛汤。

颈椎痛不离葛根，芍药、甘草加葛根。

臂痛不离桂枝，芍药、甘草加桂枝，叫臂痛汤。

胸痛，一味丹参饮，功同四物汤。芍药甘草缓急止痛，让拘挛的胸膜松缓开来，然后再加丹参活血化瘀。

背痛用姜黄，芍药、甘草加姜黄各10克，缓急止痛。

腰痛不离杜仲，芍药、甘草加杜仲就是腰痛神方。

肚痛，胀痛芍药、甘草加厚朴，刺痛芍药、甘草加小茴香。

元胡止痛片治疗胃拘挛疼痛效果好，再加芍药、甘草，标本兼治。

鼻子痛，鼻子引药辛夷花，辛夷花加芍药、甘草。

眼睛痛，眼睛痛可以用白蒺藜，白蒺藜加芍药、甘草。

睾丸痛，芍药、甘草加橘核，凡植物种仁种核入人体睾丸者居多。

膝痛，芍药、甘草加牛膝；脚跟痛，芍药、甘草加骨碎补、地骨皮。

抽筋，芍药、甘草加小伸筋草，舒筋伸筋，是治抽筋的非常好的方子。

牙痛，芍药、甘草加白芷。

任何部位只要紧张拘挛，扭曲，芍药甘草汤就可以为它松绑，缓和，安柔。

芍药甘草汤就是安柔汤，柔和汤，松绑汤，松绑方，轻松方，柔和方。

耳痛，芍药、甘草配柴胡；肩痛，芍药、甘草配威灵仙；咽喉痛，芍药、甘草配桔梗；胁下痛，芍药、甘草配丝瓜络；小便痛，芍药、甘草配车前子。

局部狭窄就用芍药、甘草。

结石痛，金钱草100克，加芍药、甘草各50克。

心慌心悸，芍药、甘草、人参。

口腔溃疡痛得不得了，芍药、甘草加黄连、菖蒲。

身上长疮痈，芍药、甘草配七叶一枝花。

七叶一枝花，深山是我家。痈疽如遇者，一似手拈拿。

芍药、甘草，相当于阳陵泉、足三里或者中脘。

痛风，脚趾头痛，芍药、甘草各30克，加土茯苓100克，痛风神药对。

癌症的痛，芍药、甘草配三七，普通的瘀血用丹参，严重的瘀血用三七或者扣子七。

阑尾炎痛的，芍药、甘草加红藤、败酱草，红藤、败酱草肠痈不可少。

补中益气汤加王不留行、路路通，可以丰乳。

乳房胀痛，甚至拘挛痛，王不留行、路路通加芍药、甘草。

妇人严重痛经，腹痛须用白芍药，芍药、甘草再加一个痛经的神药——当归，配到姜枣茶里头。

芍药、甘草就是中医的止痛片。

崩漏，艾灸隐白，归脾汤加芍药、甘草各30克，一剂止血。

生白芍60克，莱菔子10克，加枳实、厚朴，可让大便通顺，小腹胀痛病除。

对于习惯性便秘，白芍配莱菔子疗效神奇。芍药80克，莱菔子30克，生甘草10克，火麻仁50克，煮水，一剂药全下，通了。

天气热时，生脉饮加10~20克白芍，吃了就会比较放松，不然一热人就非常紧张。

急躁烦芍药甘草汤。

众生刚强难调，芍药甘草汤主之。

过弱不扶，过强不治。

桂枝甘草汤叫自强汤，阳春布德泽方。

晚上老咳嗽的，肺好像拘挛扭曲，芍药、甘草再加肉桂各15克。

官桂善能调冷气。

《日华子本草》讲肉桂治九种心痛，肉桂治一切风气，补五劳七伤，通九窍，利关节，续筋骨，暖腰膝，破癥瘕积聚，消瘀血气滞，治风痹骨节挛缩，生肌肉。

脸色惨白的，吃肉桂粥就补得回来。

黄芪加肉桂，长肌肉。

黄芪、牛大力再加肉桂，就是长肉方。

低血糖，贫血，就用肉桂粉加点人参黄芪一吃就缓解。

低血压，用肉桂、生姜、大枣、人参打成粉煮粥。

口疮黄柏加苍术，面疮黄柏加白芷。

妇科炎症疮，黄柏加红藤、败酱草或者艾叶、苦参。

皮肤疮，黄柏加白鲜皮、地肤子。

苦参、黄柏，那就是妇炎洁。

李东垣认为，苍术、黄柏是治痿要药，叫二妙散。

黄柏治食自死六畜肉中毒。

口疮久不愈，黄柏煮水再加点蜜，涂在上面，或者用干粉加蜜糖调在疮上，这个疮立马收口，这叫口疮膏，但是要忌辛辣烧烤。

《药品化义》讲，黄柏味苦入骨，能降火自顶至踵。

珍珠粉、黄柏两味药，叫珍珠黄柏丸，治遗精梦遗。

# 苍术、厚朴姜制、大黄、芒硝

6 月 24 日　星期一

上堂课讲到第 11 句，"因寒加桂热黄柏，"就是告诉我们因寒以热药，疗热以寒药。

如果你想治疗寒气就加肉桂，难道就一定要用肉桂吗？不！这只是一个举例表法，干姜、细辛、缩砂仁都可以，不局限用肉桂。

热黄柏，难道尿黄赤只能加黄柏吗？不，黄芩、黄连、栀子、茵陈，通通都可以用，就是说如果身体有热象，我们就用以黄柏为代表的系列清热药。

如果有寒象的，我们就用桂枝、肉桂、细辛、五味子、干姜、花椒、附子、砂仁、高良姜，这一系列的药。

好，第 12 句，"腹中窄狭苍术宜。"苍术这味药可以治疗肚腹窄狭，怎么知道肚腹窄狭？拉大便细得像小手指，肠蠕动功能变差了。苍术气味浓烈，一进肚子就能拓宽肠管。

那么哪种类型的人最适合用苍术？四个字——小肚鸡肠，总抱怨的。

老师碰到过一个特别爱抱怨的，出门看到天气阴沉沉的，不合他意，他就会骂鬼天气，跟天都过不去，非常多牢骚。他的肠胃炎呢，叫胃肠神经官能症，汕头、广州哪里都去，治了五六年都没治好。

后来我给他找到原因了，就好过来了。我说你这个是抱怨太多啦！你问我能不能有把握治好你的病，我问你能不能有把握牢骚不出于你的嘴，如果能，这个胃肠的炎症就不会发生在你的身上。

随后就用香砂六君子丸，调了半个多月，将老打屁、肚子鼓胀不爱吃饭这些症状，这个胃肠神经官能症，给调过来了。

苍术、白术是健脾圣药，可以加强胃肠动力。

苍术燥脾，专用于脾虚不运，大腹便便最适合用苍术。你看一个人舌苔水滑白腻，大腹便便，给他弄点苍术粉吃了，他会觉得肚子好舒服，不会绷那么紧，可以减肚腹的赘肉。

有一次，余老师碰到一个白领，说想减肥，老师开出苍术、鸡矢藤打成粉，叫他拿回去泡茶喝。吃一段日子，排很多恶气臭屁，本来绷紧的肚子就松下去了，整个人精神了，也苗条下来了。

中药里头，苍术配鸡矢藤就是上好的减肥茶，它不是泄你的肚子，它是增加脾主运化能力，让水湿蒸腾。

鸡矢藤令胃降则和，苍术令脾升则健。吃完这个药粉子人会觉得比较有劲。一般的减肥药或者泄药，人吃下去会觉得没劲。但是这个不一样，鸡矢藤消积，苍术健脾，脾健则有力，积消则轻盈，走路都大步啦！

想知道服用的药草对不对，就看服药后的感觉。如果声音比以前亮，走路比以前大步轻盈，这样就对了。

我们证药效有 28 种方法，就是说证明药在身体里有没有发挥理想的作用效果。你声音亮吗？走路有没有大步流星？胸有没有往上挺？睡眠质量有没有提高？吃东西有没有更香？喝水有没有更甜？大便有没有更通？反应有没有更灵敏……这些都是证药效的方法。掌握了这些方法，你就知道这个药下去是得效还是不得效。

苍术除了治湿困脾，还治伤寒感冒。所以有人感冒过后胃口不好，可用苍术！内可以健运脾，外可以发散风寒，这是比较厉害的九味羌活汤。

天气有雾露，起床又很早，出来老打喷嚏，觉得浑身关节困重，什么事都不想干，饭也不想吃，用九味羌活汤。里面有羌活、苍术，往外发散风寒湿，向内健运脾胃。一吃完，胃口来了，呼吸通畅了，说明有药效。

《得配本草》上面记载，苍术可以治疗腹石怪症，就是说肚腹里头长像石头一样的东西，甚至肚脐里都出脓水，叫肚脐疮，奇痒难耐，打扫不尽。就是说你想扫除它，但扫不干净，这是湿气凝结。用苍术煎汤来外洗，另外用苍术的粉末加少许开窍的药，以前可以找到麝香，用水调服，就可以助收口。

《本草分经》记载，苍术气味雄烈，发散除湿，可以解六郁。很少有药可以解六种郁，苍术、香附可以。

老师有一方叫苍香丸，治气血痰火湿食六种病理产物郁闷在一起。苍术配香附打成粉，用温热水或者温酒送服。扫郁莫缺，就是说扫除这个郁闷别缺少这两味药。

气郁的，苍术香附可以治疗胸闷。血郁的，可以治疗血管堵塞，嘴唇乌暗。痰郁的，体内多痰，老咳嗽痰多，用苍术、香附，行气则痰湿自化。火郁的，久会化火，解郁了火就会退，大气一转，病邪乃散。苍术跟香附可以转肝肠大气。湿郁的，苍术就是治湿的圣药。食郁的，苍术配香附有助于消磨胃里的积滞。六种郁闷都不要怕，就用苍术香附去解它。

一个人擅长治郁病，在现在这个时代已经行得通啦。

苍术配香附叫郁症散，对于哪种类型的人最合适呢？最近老郁闷，老唉声叹气，唱《最近比较烦》，抱怨非常多，在单位里受老板的气，回到家又跟家人有矛盾，反正就是沮丧，郁闷，烦……

不要紧，自备上等的苍术，跟香附打成粉，用蜜调成丸，即苍香丸，无论经历多少沧桑，多么郁闷，这个吃下去人生会过的更加充实有味道，幸福飘香。平时碰到周围的同事说好郁闷啊，送这个药丸给他。

《杨氏家验方》讲到，妇人吃到生冷的东西，像日本人喜欢吃生食，生鱼片吃久了以后，他会滞，肚子里头生虫，然后人就喜欢吃一些生米、煤炭之类的异常东西，终日闷闷不乐，乃至憔悴萎黄，饮食不思，这时怎么办？

用苍术一味打粉，然后炼蜜成丸，专门治疗这个吃生鱼片，还有各类生食导致肚腹里头生虫，搞得面黄肌瘦的，就这一位味药。

为什么我们中国人端午节前后喜欢用苍术菖蒲艾叶？这三味药是辟浊三兄弟，气味非常雄烈，那些浊物、浊恶一闻到这个粉就跑掉。这三味药可以做香囊，苍术、菖蒲、艾叶三味药打成粉就是中医里的驱湿虫方。

有一个妇女叫花翠，人家叫她翠花，老是要吃生米，都不知道她为什么有这个怪异的习惯，她也觉得不受控制。原来是她肚子里的虫在控制她的行为，让她吃进生米，她才会舒服。然后就用一味苍术打粉制成丸，吃了两旬而愈。两旬是多久？20天，一个月有30天，有三旬，一旬10天，吃了两旬就好啦。

如果看到孩子平时爱抓地上的泥巴或者灶炉前的木柴来吃，还有到米缸里拿生米来嚼，立马就觉悟了：肚子里头有积，苍术打成粉，用蜜炼成丸，然后一吃下去就好啦。

《类编》记载到，有个高姓的妻，经常讲胡话，胡言乱语好像不出自她的嘴巴，人家说她这个是"鬼附体"，怎么办呢？家里用苍术烧成烟熏，这种胡言乱语的现象就没有了。苍术可以治疗民间所谓的"附体病"，就是讲话身不由己，苍术气味雄烈，乃纯阳之气，就是这些阴邪所畏惧的，制阳光，可以消阴翳。

有人问，曾老师，晚上梦鬼怎么办？

不要紧，苍术可以治梦鬼。苍术、细辛、人参都可以。它们走的路子不一样，人参是强大了精神以后鬼怪不敢来犯；苍术是健运脾胃燥湿，气味雄烈，让那些鬼怪退避三舍；而这个细辛是让你胆大，号称大胆药，那乱七八糟令人害怕的梦相就消解啦！

《宜坚志》记载，岭南地带的人，在湿热的地方待久了，经常会暴泄，晚上梦到妖女，所谓妖鬼缠身。在老师看来他其实应该是有寒湿在肚腹里头，反映到梦中就是梦到鬼从水里出来，湿漉漉的，这是身体是什么体质就会做什么梦。

怎么办？用平胃散，重用苍术，吃几次，梦到妖女的现象就没有了。

在古籍中记载，苍术可以治疗飱泄。什么叫飱泄？像鸭拉的大便一样不成形，水样便。用苍术二两、花椒一两打成细粉，用醋制成丸，温开水送服。你们又学会了一个治大便稀溏的方子——苍椒丸，苍术配合花椒，专门治疗大便溏烂不成形。假如你周围有人老是排稀便，那就用苍术花椒打成粉，做成丸，温开水送服，吃一段日子大便就干爽成形了。

朱震亨（朱丹溪）最擅长用苍术，他认为治湿，不分上中下皆可用苍术。上面湿，头重如裹，苍术配藁本；中间湿，胸闷难耐，苍术配藿香；下面湿，腹肠不运，没有胃口，苍术配焦三仙或陈皮；四肢湿，手、胳膊抬不起，苍术配合威灵仙、桂枝。

腿难以移步，行步难，苍术配牛膝、黄柏、薏苡仁，即四妙散，治疗湿热在脚，行步难移。

如果腿肿怎么办？《珍珠囊》讲，诸湿肿满皆属于脾，苍术可以健脾除湿。有些人象皮腿，腿上赘肉多，可以用苍术瘦腿。

你们以后学美容的，一味苍术加点牛膝就是瘦腿散。非牛膝不到膝，苍术配牛膝就是可以让你的腿脚变得灵活利索的。

夜盲，就是说晚上看东西花，眼花。脾气不升，则五官七窍不能灵利敏捷。所以老师有一个方子，治夜盲一治一个准，老师见过的案例就有十余例。

病人说，曾老师，我晚上看东西不行了，眼花了。

我问，你是不是胃口不大好？他点头。

我问，你大便是不是不够干爽？他说对。再一看，舌头水滑的偏多。

好，他是脾胃中气不足，就用益气聪明汤，它里面就有苍术。

脾主九窍，益气聪明汤，健脾气，补脾气，然后就可以耳聪目明。各脏腑开窍：心开窍于舌，肝开窍于目，肺开窍于鼻，肾开窍于耳，而脾呢，可以开九窍，九窍不利，脾胃所生。

用升阳益味汤也好，益气聪明汤也好，都要重用苍术。眼睛似云蒙的现象就会如拨云见日一样消散，所以老师把这个叫拨云散。

苍术走而不守，肥湿重坠的病效果比较好，苍术通天彻地无处不到，所以各处的都可以治。

尿频的苍术配点金樱子。

有些人手容易长水疱，破后流水，治这个苍术最在行了，苍术配点车前子，多余的水就往下面利，剩下的水就从上面蒸发！

盆腔积液，苍术配小茴香，各 10 克，磨成粉一天吃完，积液就化掉啦。

脚丫长湿疹，脚丫是至低之处，这叫湿热下注。苍术能够升九地之水气上达九天，我们用苍术配点黄柏，就可以去掉脚丫子的水湿！

白带异常，有臭味，湿郁化热，湿毒跟热毒夹在一起，又黄又臭的，苍术配什么？苍术配苦参。为什么呢？苦参能够去下焦热毒，苍术可以去下焦湿毒。黄肯定是有热，臭说明已经化毒了，它又是往下流湿水，苍术配苦参就是黄带散。

好，下一味药，这味药它也很厉害，它是苍术的兄弟，苍术常常少不了它，它跟苍术联手，几乎通治一切肠胃湿气，它叫什么药？

它叫厚朴！平胃散里头，它们两个联手可以扫平胃肠中的一切湿气。苍术、厚朴、陈皮、甘草四味药，打成粉，就是胃药散，所以叫"胀膨厚朴姜制法。"

肚子胀，肚子堵，就用姜制厚朴。肚腹饱满难耐，用厚朴行气除湿，宽肠燥湿。

厚朴名字非常好，朴实厚道。"厚朴待人使君子长存远志。"厚朴对腹中积滞效果非常好，它能够降气归腑。

《医学衷中参西录》里面的案例非常精彩，厚朴温中下气要药。有一次，张锡纯觉得最近读书治病非常疲劳，这个气老是下不到肚子，觉得肚子里头有东西堵着。嚼几个厚朴，放几个屁下来，就感觉呼吸气下去了，所以他总结厚朴可以纳气归田。

有些人呼吸气喘吁吁的，加点厚朴小茴香，这个气就下去了。

还有个患者老感觉有痰冲到咽喉，化不了，怎么办？就给他在常规的方里头加少量厚朴，这个痰就下去了，原来它可以治痰涎上逆。

所以我们有个方子针对这种老是觉得有痰堵在那里吞不下，吐不出，就是半夏厚朴汤。半夏降气于胸膈以上，降到胃，厚朴进一步将胃里的气降到大肠。半夏厚朴痰气舒，茯苓生姜共紫苏，专门疏通痰气。茯苓、生姜、紫苏这些是佐药，真正的主药就是半夏厚朴两味，所以叫半夏厚朴汤。

厚朴可以为肠道开路。姜制厚朴可以治肚腹膨胀，如积食，便秘，肚腹堵得的像石头一样硬，大黄配点厚朴，就可以通便。

《药类法象》记载，厚朴是除腹胀神药。对于寒胀、虚胀效果尤其好。

张仲景有一个朴姜半夏甘草人参汤，治肚子长期发胀。短期的肚子胀怎么办？大黄厚朴一剂就好了。

胀了三年的呢？不能吃大黄厚朴了，要吃厚朴人参。

都是胀，为什么用的药不一样？突然胀的，就是说偶尔吃伤东西了，叫暴胀多实。肚胀长久，久胀多虚，就要朴姜半夏人参汤：厚朴，半夏，生姜，甘草，人参。生姜、半夏能够降气到胃，厚朴可以降气到肠、到肛门。为什么要加人参、甘草？甘甜益力生肌肉，甘甜味能够益气。

另外，要补虚，它们有比例的，甘草人参只能下到三成，厚朴生姜半夏下到七成。

你不要喧宾夺主，甘草人参下多了，反而为害。甘草人参下个 3 ~ 5 克就好了，这个厚朴生姜半夏可以搞到 10 ~ 15 克，对于虚中夹实的这种胀膨效果就非常好，所以厚朴乃散肚腹纠结神药也。

有些人肚子里头有一粒粒的脂肪瘤，纠结嘛，结块，苍术、厚朴、莱菔子打成粉，还可加白芥子之类的，就可以化掉肚腹里的结块。

只要我有上等姜制厚朴，就不怕你大腹如鼓。

所以我们说大腹便便用厚朴，小肚鸡肠用苍术。你看我们学医有的时候很有味道啊，学多了真的得心应手了。

《名医别录》记载，厚朴可以厚肠胃。肠胃炎久治不愈，用厚朴。呕逆泄痢，就是上吐下泄的，用厚朴。

藿香正气散里面就有苍术、厚朴，藿香正气大腹苏，大腹皮加进去，苏就是苏叶，人就可以苏醒了。我们农场多种些苏叶，跟厚朴配成散剂，治水土不服非常管用。所以要去出差的，舟车劳顿，怕到当地吃了东西不消化，就提前吃点厚朴粉，或者吃完饭以后吃一小勺厚朴粉，肠胃就充实了，不怕不消化。

厚朴乃温中散滞之神药。有一种人他喜欢吃补药，家里也有钱，人参黄芪呀，吃了之后胸满肚胀，怎么办？嚼点厚朴就好啦，它就可以化解补药的滞胀感。

厚朴，结者散之。治疗疝气名方里一般都有厚朴，为什么呢？肚腹里的结块厚朴都可以治，疝气就在肚腹里头。

《本草衍义》讲到，厚朴辛温，能够走下，对于下焦实堵、久坐郁闷的人群非常管用。

形不动则精不流，精不流则气郁。就是说久坐不动者肚腹里头不爱运化。你不动了，它也不动。所以久坐不动的人要用点厚朴，运化中土，然后思维也能灵活，厚朴是让肠胃动起来的一味药。

看《医学衷中参西录》中张锡纯如何试效。他40多岁的时候，每到申酉时（申时是下午三到五点；酉时是下午五点到七点），太阳要下山的时候，腹中就胀。他就想，腹胀不是用厚朴吗？就在太阳下山前嚼服厚朴六七分，一小截，如此肚子就不胀啦，连续两天从此居然都不胀了。

为什么呢？因为申酉时属于金时，肺金的金，这时应收降，就是说收降这个气。如果这个气降不下去，气滞不疏，所以就胀。厚朴可以温通辛散下行，以助肺金收降。

如果碰到一些老爷子，老是有痰，呼噜呼噜往上滚到咽喉，你就弄点厚朴粉，让他用姜枣茶送服，可缓解症状。本来整夜都要咳，吐痰，吃了药，那个痰好像神龙归渊一样就下去了。

这是因为痰随气升降，气降则痰降。本来就是亢龙有悔往上走的，现在潜龙在渊了。

痰随气升降无处不到，降气机就是降痰。识得厚朴粉，不怕痰冲喉。

《神农本草经》记载，厚朴可以治疗死肌血痹。血痹就是肌肉局部僵硬，觉得肌肉麻麻的，老是喜欢去捶它。用厚朴，温中下气就行气啦。如果在四肢的就桂枝汤加厚朴，如果在脏腑就直接用平胃散。

《鲍氏方》记载，中寒洞泄，就是说稍微吃饱点就拉肚子，用厚朴干姜等分制成蜜丸。

患者说，只要多吃一点，立马上厕所。不是不想吃，是不敢吃。每次都是这样，盛饭的碗七成满就好了，再多加两勺，胃就好像撑不住了，立马上厕所，拉了。

其实这个好治，厚朴、干姜两味药打成粉，用蜜调成丸以后米汤送服，那个肠胃容量就会变大。干姜可以把这些食积消化掉，厚朴可以温中行气，何患肚肠胀满，洞泄不去？

《金匮要略》记载，厚朴可以治疗七情六欲结在喉中，中满痞胀。

四逆散、半夏厚朴汤，专门治疗七情郁结，痰饮留胸。有气病，用四逆散；有痰病，用半夏厚朴汤；两个配在一起专门治疗中上焦痰气交阻。

一个人生气过度叫气有余；贪吃过度，痰生百病食生灾。痰气交阻，半夏厚朴。半夏是治痰的，止咳化痰；厚朴是调气的，辛温降气。所以病人既贪嘴又脾气大，就用四逆散加半夏厚朴汤。

所以老师治病有时候要结合看人性：这个人非常贪吃，有吃的就想独吞了，不会让人，而且脾气还非常暴躁，既有气滞又有湿阻，用半夏厚朴。

现代研究，厚朴有助于肛门排气。一动完手术以后，医生非常关心你放不放屁，术后 24 小时之内放屁了，通气了，说明脾胃能运化啦，就比较好。老是不放屁的，医生就要流冷汗了，哪个地方不对劲了？

怎么办呢？用点厚朴粉，这个肠胃就开始恢复运转了，就开始打屁了。

再看一句，"腹中湿热何所施，大黄芒硝功有力。"就是说大黄、芒硝专门攻痞满燥湿。你大便一拉，羊屎一样的，大黄芒硝，非它不去。芒硝可以让大便变碎，大黄就可以将它清扫出去。

大黄又叫将军、黄良，就是说它推陈出新非常优秀。黄属土，土堵为黄。黄家所得，从湿得之，无湿不化黄。有湿毒就用黄良，对付黄浊大黄最良。

身体只要发黄都可以用大黄，黄良嘛！眼睛发黄的可以用点大黄。手掌发黄的，大黄加点当归或者桃仁，就好过来了。

老师碰到打架打到胸肋部，身体发黄的，怎么办？大黄加三七粉，大便通，血管通，脸上的黄色立马退掉。有一个跌倒神方，开手必用大黄。从高空坠落后，身体发黄者，就用大黄配合桃仁，专门治疗血管筋脉筋膜里头有恶血排不出体外。腹中实热，已经堵得不得了，大黄芒硝可以推陈出新。

大黄治一切气，就是说假如用苍术、厚朴、香附、陈皮治不了的气，就要用大黄。小气就用点陈皮；中气就用点麦芽、木香、郁金；大气呢，那就一定要用大黄。所以一个人一生大气，丧失理智，像狂人一样，就要用大黄了。

《日华子本草》讲，大黄治一切疮痈肿毒。大黄打成粉，用蜜调下去，那疮痈大的变小，小的变没。疮痈散，就一味大黄，为什么呢？因为大黄走而不守，泄肠胃热、肌肤热。

《主治秘诀》讲到，大黄功用有四。

去湿热，一也。湿热在下腹，小便黄赤臭的，大黄加四妙散。

除下焦湿，二也。下半身老是长湿疮，大黄配完带汤可以将这些湿毒湿疮排掉。

推陈出新，三也。大剂量的大黄可以健胃。有个老先生他健胃不用焦三仙，而用大黄。我去跟他抄方的时候，他说3～5克的大黄可以健胃。平时觉得胃口不好，就用3～5克大黄来吃一吃，吃了不会拉肚子，胃很舒服，能降嘛！

3～5克推陈出新，10～20克就荡涤六腑，可以泄下。所以要拿捏好剂量，一味药可以兼有补泄的效果，小剂量的大黄为补，大剂量的大黄为泄。

消化宿食，四也。就是说它可以消除宿食。保和丸里头加点大黄，起效更快。

《外科证治全真集》讲，肛门处的痈疮，肛瘘、痔疮之类的真的少不了大黄。俗话讲的老鼠在肛门打个洞偷大便，肛瘘的，怎么办呢？用大黄、甘草各三钱，酒煎后空心服用，一剂即愈，这是非常神效的方子！

有一个"医生"专门治痔疮跟肛周脓肿，为什么呢？他自己得了肛周脓肿，换七八个医生都没治好，最后找到第十个医生用药，帮他治好了。他就问用的什么药，医生告诉他，就是大黄跟甘草两味药！

《医学衷中参西录》讲到，癫狂者，六脉有力的，腹中湿热何所施，大黄芒硝功有力。

肚子里头有东西堵住，神是不安的。一切下去六脉弦硬有力，就是一搭指，那个脉好像要把你的手指弹开一样。这种人最适合用大黄。有力无力辨虚实，脉象很有力的，大黄一开下去，十有八九都是正中要害。

张锡纯讲治这个癫狂，脉象实者，用二两（60克）大黄，太猛啦！一旦泄大便了，人就清净了。

老师碰到一个牙痛的，肿得像梅核子一样。他说麻烦了，打吊瓶都消不掉，肚子里头一团热火在那里烧。

此时只有将肚子里的东西全部拉掉才行。20克大黄直接用热水泡，不可以久煮，久煮以后泄下的力量不够强大。泡完水之后喝一升水下去，排了大量大便，然后牙痛就瘪下去了。然后人舒服了，那个胃口也来了。

他问还要不要再吃。我说千万不要再吃第二次了，第一次就把你的积滞拉掉了，再吃就吃成胃下垂啦。

中医治病，重病急治，治好七成，身体另外恢复三成。不要急功近利，想第三天就好，要让他一周再恢复。这种恢复好了，将来身体更好。

疔疮走黄很凶险。有些人身上长疔疮，在四肢的，还好，不断地长，长到口这里来，就麻烦了。病人疔疮走黄，浑身炽热，眼目发红，会死人的，怎么办？张锡纯就用一两大黄吃一次，这个热就退下啦。

还有一例，妇女浑身奇痒难耐，身体发肿，要把衣服都脱掉，赤身在蚊帐里头，身体像火焰山一样，怎么办？这是极厉害的阳毒，用大黄十斤煎汤十碗，然后就一口一口地喝，那个尿就逐渐变清澈了，慢慢的衣服也可以穿了，没事了。

《得配本草》讲，如若怪病，破口大骂，登高而歌，弃衣而走，就用大黄、芒硝各五钱冲水喝，拉肚子后就好啦。所以有的时候不要怕拉肚子，拉肚子是给邪出路。

朱丹溪擅长治痰火，患者爱吃煎炸烧烤，经常头晕目眩，酒炒大黄打成粉，再用清茶调服，每次用两钱，吃几次就好了。

在家里少不了水火烫伤，怎么办？水火烫伤可以当作热毒来治。大黄打粉用醋来调敷局部，可以治疗一切热毒疮痈。

跌打损伤局部红肿了，大黄打成粉用醋调敷局部，红肿就软下去了。

对于瘀青发肿，还可以用大黄、桃仁、赤芍、红花各10克，煎煮之后喝下，瘀肿瘀青就会化掉，这是跌打药方。

黄疸，眼黄，身黄，小便黄，大黄、栀子、茵陈三味药煎水效果好。

如果你复习考试，熬夜，忘了喝水，神经又绷得很紧，口舌生疮，眼睛又充满血丝，不要紧，大黄、黄连、黄芩三味药各5克泡水喝，一次就好啦。

有一个患者吃了补药之后眼睛红赤，大黄、黄芩、黄连三味药各5克泡水，喝一次就好。

因此只要眼睛里露凶光，布满血丝，怒气冲冲，像牛眼睛一样，就用大黄、黄连、黄芩，三黄泻心汤。心属火，三黄泻心，就是三黄泻火，热毒疔疮、目赤肿痛，一吃就好。

疔疮还包括青春痘，长青春痘初期，这三味药泡水，一喝就见效。如果嫌抓药麻烦，可以买三黄片，它就有这三味药：大黄、黄连、黄芩。年轻人长痤疮，吃几次三黄片或者黄连上清片，都有大黄、黄连、黄芩，就退了。

芒硝也非常厉害。《神农本草经》讲到，芒硝逐六腑积滞，除寒热邪气。它可以化72种石，推陈出新，涤荡六腑。

孕妇千万不要轻易碰芒硝，容易导致流产。但是如果胎死腹中怎么办？比如牛马羊等要生小崽，生不出来，胎死腹中了，那兽医就用芒硝化水，灌给动物，可以促进死胎排出。

《医学衷中参西录》记载，有一个妇女想不开，情怀不畅，情感挫折，得了疯癫病。每次发疯了打人毁物，把头发弄得很乱，怎么办呢？你给她药，她不吃，端到她面前就被她扔了，然后张锡纯就给她出了一个主意，偷偷用芒硝炒到菜里头。用芒硝做盐加到菜蔬之中服之，病患不知，月余痊愈。病去如抽丝，就是用一个月治好了癫狂。

急性湿疹，芒硝200克，用500毫升的开水溶化后，浸湿毛巾后敷湿疹，每次敷30分钟，每天敷两次，就可以好。皮肤瘙痒也是这样治。

### 方药集锦

中药里头，苍术配鸡矢藤就是上好的减肥茶，它不是泄你的肚子，而是增加脾主运化能力，让水湿蒸腾。

鸡矢藤令胃降则和，苍术令脾升则健。

苍术除了治湿困脾，还治伤寒感冒。

《得配本草》记载，苍术可以治疗腹石怪症。

苍香丸，治气血痰火湿食六种病理产物郁闷在一起。苍术配香附打成粉，用温热水或者温酒送服。苍术配香附有助于消磨胃里的积滞。

苍术配香附叫郁症散。

苍术、菖蒲、艾叶，这三药打成粉就是中医里头的驱湿虫方。

用平胃散，重用苍术，吃几次了，梦到妖女的现象就没有了。

大便稀溏的方子——苍椒丸，苍术配合花椒。

上面湿，头重如裹，苍术配藁本；中间湿，胸闷难耐，苍术配藿香；下面湿，腹肠不运没有胃口，苍术配焦三仙、陈皮；四肢湿，胳膊抬不起，苍术配威灵仙、桂枝。

苍术配合牛膝、黄柏、薏仁，四妙散，治疗湿热在脚，行步困难，所以无论上中下表里有湿，苍术皆可去。

一味苍术就是瘦腿散，苍术配牛膝可以让你的腿脚变得灵活利索。

尿频，苍术配点金樱子。

手容易起水疱，破溃流水，苍术配点车前子。

苍术能够升九地之水气上达九天，苍术配点黄柏，可去除脚丫子出水。

苍术配苦参就是黄带散。

苍术、厚朴、陈皮、甘草四味药，胃药散。

腹满用厚朴。

厚朴待人使君子长存远志，苁蓉处世郁李仁敢不细辛。

厚朴对于腹中积滞效果非常好，能够降气归腑。

半夏厚朴痰气舒，茯苓生姜共紫苏，专门疏通痰气。

久胀多虚的用朴姜半夏人参汤，厚朴、半夏、生姜、人参。

厚朴乃散肚腹纠结神药也。

肚子里头一粒粒的脂肪瘤，结块，苍术、厚朴、莱菔子打粉可治。

大腹便便用厚朴，小肚鸡肠用苍术。

《名医别录》上面记载，厚朴可以厚肠胃。那些肠胃炎久治不愈的，呕逆泄痢，就是上吐下泄的，用厚朴。

厚朴乃温中散滞之神药。补而不滞用厚朴。

形不动者则精不流，精不流则气郁。

痰呼噜呼噜往上滚到咽喉，用姜枣茶送服厚朴粉。

识得厚朴粉，不怕痰冲喉。

《神农本草经》记载，厚朴可以治疗死肌血痹。

血痹在四肢的用桂枝汤厚朴，在脏腑的直接用平胃散。

四逆散配合半夏厚朴汤，专门治疗七情郁结，痰饮留胸。

痰气交阻，气滞湿阻，半夏厚朴。

厚朴有助于肛门排气。

大黄治一切气，用苍术、厚朴、香附、陈皮治不了的气，就要用大黄。小气就用点陈皮；中气就用点麦芽、木香、郁金；大气呢，用大黄。

疮痈散，一味大黄，泄肠胃热、肌肤热。

大黄配完带汤可以将湿毒湿疮排掉。

小剂量的大黄为补，大剂量的大黄为泄。

《外科证治全真集》讲，用大黄、甘草各三钱，酒煎后空心服用，可治痔疮、肛瘘。

牙痛肿如梅核子，用20克大黄泡水，直接用热水泡，不可以久煮，久煮以后泄下的力量不够强大。

张锡纯讲治癫狂，脉象实者，用二两大黄，60克，太猛啦！一旦泄大便了，人就清净了。

疗疮走黄败血症，浑身炽热，眼目发红，张锡纯就用一两大黄，吃一次，这个热就退下啦。

《得配本草》讲，如若怪病，破口大骂，登高而歌，弃衣而走，就用大黄芒硝各5钱冲水，喝完以后拉肚子就好啦。

朱丹溪治痰火，爱吃煎炸烧烤，经常头晕目眩，酒炒大黄。

打架，局部红肿了，大黄粉用醋调，敷局部，红肿就软下去了。

黄疸，眼黄，身黄，小便黄，大黄、栀子、茵陈三味药煎水效果好。

大黄、桃仁、赤芍、红花各10克，跌打药方。

大黄、黄连、黄芩，三黄泻心汤，疗热毒疔疮，目赤红肿。

芒硝，可以碎大便，化72种石。

孕妇千万不要轻易碰芒硝，否则易致流产。

芒硝做盐加到菜蔬之中服之月余，可治癫狂。

急性湿疹，芒硝200克用500毫升的开水融溶后，浸湿毛巾敷到湿疹上，就可以好。每次敷30分钟，每天两次。

第8讲　**黄　芪**

6 月 25 日　星期二

我们看《治病主药诀》第 15 句，"虚热虚汗用黄芪。"这句话分量很重！

有个妇女生完孩子之后汗出淋漓如水，黄芪重用 100 克，加大枣 50 克，喝了三天这个汗就收住了。腠理开，汗大泄。黄芪能够实腠理，止虚汗。虚汗自汗第一神药——黄芪。

如果天气不是很热，而你吃一碗饭后汗出如水，皮肤像筛子一样有很多漏孔，适合用黄芪，其可以实腠理，让毛孔收缩固密，汗水不漏。

有一个孩子，白天出汗很厉害，白天出汗叫自汗（晚上出汗厉害叫盗汗，盗贼都是偷偷来的，一般是阴虚），自汗大多是气虚。我说买玉屏风散，用姜水来送服。喝了一周左右，白天动不动就一身大汗的现象便消掉了。

还有一个上幼儿园的孩子，常年背上要背一条毛巾，而且隔一小时就要换另外一条干的。督脉处出汗特厉害，一不换毛巾立马就感冒了。因为汗出来凉了以后，它又被身体反吸回去，就感冒了。平时易感冒乃气虚体质，用桂枝汤加玉屏风散，吃了十多剂药，汗症就消掉了，现在走到哪都不用带毛巾了。

气虚则自汗，虚不恃物。比如说拿筷子老是掉，气虚了；走路老是踢到脚趾头，气虚了。就是说气虚则失控。

扛大米，扛起来好像很有力气，没走十步就倒下来了，气虚了。

有力无力辨虚实，虚则无力，气虚者选用黄芪，黄芪治气虚，黄芪固表止虚汗。

怎么知道他气虚？少气懒言，面色无华，手脚虚软，步伐沉重，都是气虚之相。

普通的气虚，白天上课打哈欠。气虚严重的，眼皮都抬不起来，重症肌无力是严重气虚。

黄芪是甘温的，甘甜益力生肌肉，所以黄芪乃生肌药。补中益气汤就能补中气长肌肉。因为脾胃属于中气所主，脾胃又主肌肉，补了脾胃等于补了肌肉，就等于长肌肉。

黄芪是抗疲劳药，最擅长治疗五劳虚损，劳伤，虚劳，疲劳。最近老觉得打不起精神，黄芪大枣煮水，煮浓一点，服用之后就打起精神了。

黄芪又是升阳举陷要药。张锡纯有一个升陷汤，治大气下陷。大气下陷什么意思？气提不起来，不管到哪里就看有没有地方坐，多站一分钟都不行。

为什么少年好跳，中年好步，老年好坐好卧？因为年老气堕，气虚，气不升举，所以就背驼腰弯。黄芪重用可以补督脉，治背驼腰弯。

老师重用补中益气汤加桂枝汤就能补督脉中气，桂枝汤加葛根就可以走膀胱经跟督脉，再加补中益气汤，从脾胃补到膀胱经。这个方子可以治驼背，治弯腰塌背，非常经典的方子。

我碰到一个少年，经常唉声叹气，弯腰塌背，人又瘦又高，背弯下来像沉甸甸的稻穗。

年轻人应该有年轻人的样子，我给他用补中益气汤加桂枝汤葛根，吃了十多剂，他老妈一看，怎么背挺起来了？中气足嘛。像皮球一样，足的时候它会瘪吗？瘪的时候，它能足吗？瘪则不足，足则不瘪。

故黄芪还有一个非常重要的作用，治疗脸上皱纹。有一个脸上长斑、皱纹的妇女，她说，曾医生，有什么好方子？我说，太简单了，桂枝四物汤再加黄芪。她吃了15剂，脸上皱纹没了，斑也变淡了，并且人也非常有精神有干劲。气足了什么都快，反应快，动作快，入睡快，吃饭快，排便快。

为什么用这个呢？心主血脉，其华在面，四物汤活血，面色就会转红；桂枝汤加黄芪能补气、补阳，气足则不瘪，阳足则不暗。

如果一个人有暗斑又有皱纹，不是既暗又瘪吗？那么我就用黄芪给他充气，用桂枝汤给他扶阳。

为什么不用肾气丸？因为肾气丸走下焦，比如下肢静脉曲张或者腿部皱纹多、暗斑多，那就要用肾气丸。

肾气丸加黄芪，是阔步方；桂枝汤加黄芪，就是昂首方。

黄芪还治疗毒疮口不收。有一个患者小腿长疮，烂到骨头去了，一直收不了。医生说我们来最后一招，黄芪重用加鹿茸。

鹿茸是鹿的阳气过余冒出的顶角，是沿督背膀胱经长出来的精华，阳气极其充足，可以托毒外出。加黄芪补中气，吃半个月疮口就收了，吃三个月肉便长回了，最后行动如常。

如果医生说这个腿黑了不行了，要锯掉，那重用黄芪就是最后一招，如果用黄芪救不过来，疮毒收不了，那也没办法。

疮疡科的，一般来说，疮疡初期用药清热解毒排毒，疮疡中期的药活血化瘀，疮疡后期一定是补中益气。

这个烂疮一个月都没好，甚至有些拖了三年五载的，黄芪要重用，100克、200克，甚至300克，那个疮口才会收。

《神农本草经》上讲，黄芪主小儿体虚百病。其实无论是小儿还是大人，只要体虚生百病，都要用一个黄芪。体虚是病机，百病是枝叶，千叶一枝干，满架葡萄一根藤，就是说这么多病象病症，只要抓住气虚这条线，就可以用黄芪，所以叫虚热虚汗用黄芪。

又有一个老人，老是脱肛，夜尿多，我编了几个口诀，我说黄芪牛大力吃了手不麻痹，黄芪牛大力吃了像牛一样大力，吃了黄芪牛大力肛门就能收回去。

黄芪牛大力我尝过，甘甜的。他用上等的甘肃黄芪，再加我们五经富的十大名药之一牛大力，煮浓汤，吃了一个多月，这些下陷气虚象全部消失，肛门回缩，夜尿变少。

只要老人夜尿十次八次的，黄芪、牛大力各用50克、100克都好，再抓一把大枣下去煮汤给他喝，喝了当天夜尿减半。如果你想要更精彩，可以加一点金樱子、益智仁、芡实，固精缩尿。

古人有个托里透脓散。对于长青春痘的，有脓头在里面又脱不出来，挤又很痛苦，特别是那种青春痘已经变成黑头的，就不要再清热解毒了，越清越黑的。阴寒为黑嘛，本来就已经凉了寒了，再清整个脸都黑了。我不管他是青春痘还是脱肛，总之脸色一望下去灰黑灰黑的，不够红透的，就用黄芪加四物汤。四物汤活血，血活了黑就变红，黄芪补气，气足疮就外脱，气血一旦流通，脸色就容光焕发。所以黄芪加四物汤就是容光焕发方，四物汤使心其华在面，黄芪使脾胃气血上灌于头。

《神农本草经》讲，黄芪主痈疽久败疮。记住，不要刚长疮你就给他用黄芪，一定是治好久都治不了才用。

可以这样治无名肿毒，十天以内的用清热解毒。超过十天的，用补中益力气，将这个疮毒排出体外。

《名医别录》上面讲到，黄芪可以止烦渴，就是治糖尿病。

虎山脚下有一个大叔干渴，干渴用葛根天花粉，葛根天花粉是治标的，它可以滋阴润燥，生津舒筋。可是你后面没有气化，阴非阳不化，那水进来还老会往下掉。你看消渴的人，渴的同时尿很多，因为蒸不上来。所以我用黄芪、葛根、天花粉三味药煮水。天花粉20克，葛根50克，黄芪100克，一剂药下去就不干渴了。

黄芪又可以主五脏恶血，什么意思？有些开长途的货车司机，他们只要一回到家，老人就给他熬什么？熬黄芪粥。这样开车不易疲劳，而且稍微有点累，休息一下就恢复。

交通事故向来三种情况，就是说人一般会死于这三种情况。

第一，酒驾，现在国家已经快要把它拿下了。第二着急，爱着急用四逆散。第三疲劳，有没有酒驾很好测，但是有没有疲劳驾驶非常难测，也很难把握。那怎么办？四逆散加黄芪，既可以疏肝解郁缓解着急，又可以补中益气化解疲劳。

老师有个对联：四逆散调尽天下超车驾驶，玉屏风散（就是说黄芪的）补尽世间疲劳开车。

逢年过节给老人送什么？黄芪。你去人家里做客，左手带大枣，右手带黄芪，比你买水果强多了。

若要身体好，煮粥加大枣；若要气不虚，煮粥加黄芪。气又不虚，身体又好，老人应该多开心舒服。

中药里头两大增加抵抗力的药就是黄芪跟大枣。

有个老阿婆老容易打喷嚏，她说要去打白蛋白，打一次要几百块。我说你先吃这个黄芪大枣粥吧，说不定你喷嚏能吃好。然后她买了100块钱左右的，吃了半个月以后总打喷嚏的情况就改善了。

黄芪大枣可以提高抵抗力，就是人体的城墙。因为它们都是甘温的，甘属土，能厚肠胃，培土，就是在筑高墙，筑起这个防火墙防风墙。

《名医别录》讲，黄芪可以逐五脏间恶血。老师以前看到嘴唇乌暗的，我都是用丹参三七，发现十个里头有六七个可以治好，但是有两三个就是好不过来。后来我才知道是因为没有下桂枝汤加黄芪，我是读了张仲景的《伤寒论》后悟出来的。

虚劳血痹病脉证并治里讲到，人虚劳了，血才会死在那里；血死在那里也会加重人的虚劳。

像人中了一拳之后，局部就瘀青，你会觉得没力，干什么事情都没劲，这叫血痹后导致身体虚劳。

老是熬夜，嘴唇会发乌发青，这是疲劳以后血堵住了，因劳而致瘀。光治劳不祛瘀或者光祛瘀不治劳都不行，那怎么办？张仲景讲的，用黄芪桂枝五物汤，用桂枝汤去逐恶血，用黄芪补中气。黄芪桂枝五物汤加点丹参、三七，几乎是所有虚劳夹瘀的保健方。就是说无论是小儿麻痹、重症肌无力，还是中风偏瘫后遗症，走路颤颤巍巍，或者跌打损伤，局部刺痛，刮风下雨就痛，都用黄芪桂枝五物汤。

桂枝汤每味药用个10克就够了，黄芪用到100克。因为人家不是虚劳很重，不会来找你，你用个3克、20克如隔靴挠痒，用到三两百克重剂起沉疴。

一个家庭里头有个懂点中药保健的，可把这个汤方用起来。要高考的，在外面做事业的，总开车的，弄点黄芪大枣粥来喝喝，特别起劲。

《本草备要》讲，黄芪能温分肉，实腠理。温分肉就是说肉凉了，比如，好多中老年人的肉是凉的，宜用黄芪。黄芪桂枝汤，四肢暖洋洋，记住这个口诀，老师独创。

实腠理，就是说腠理开，汗大泄。比如你到农场里头动一下，就汗大泄，出大汗不要紧，出大汗后觉得没劲，就要吃黄芪了。

有些人天生爱出汗，他的毛孔比常人要粗大，所以他干活汗多，水也喝得进去，能够运化，这种没事。但是如果一多汗，锄头都举不起，那就适合服用黄芪。

你不要到一个工地里说，你们每个人都要服用黄芪。他们虽然每个都搞得汗出淋漓，但是他照样中气很足，没事的。

黄芪是疮痈圣药，有托里透脓散之类的，它不是去把疮给清掉，而是通过补新肉去取代旧肉。

《医林改错》有个黄芪防风汤，对十年八年脱肛的都有奇效，黄芪四两（120克），防风一钱（5～10克），水煎服，小孩子减半。

假如小孩子一拉大便就脱肛，买黄芪口服液给他喝，喝个五盒十盒就好了。如果想要效果更好，自己买黄芪100克，加一点点防风或者生姜，煮汤水，一吃了这个，小孩子脱肛就收回来，还有疝气掉下来也能收。

《耕耘医话》讲到，子宫脱垂用补中益气汤加何首乌，但是黄芪必须重用。

上好的黄芪起码用到 50 克左右，如果不是甘肃的道地的特别好的，估计得用 150 克才能起到理想的疗效。

瘦人胃下垂，四君子加黄芪 50 克，再加枳壳 3 克。这是治胃下垂的神方，将胃的容量拓宽升举，每用必有效！

《主治秘诀》讲到，黄芪作用有五。第一，黄芪可升可降，可补诸虚不足，是疲劳药；第二，益元气，元气可以生肌肉，所以它是生肌药；第三，去肌肤浮热，固表，实腠理；第四，疮痈排毒要药，是疮痈圣药；第五，壮脾胃。

对于第四点，假如你不知道这个疮痈需要用补还是泄，那老师教你一招，黄芪 80 克，金银花 20 克，立于不败之地，为什么呢？金银花轻盈，把它丢到水里会浮起来，所以它可以治疮痈表面的壅堵。黄芪呢，将里面的肌肉托出来。不想熬药的，金银花露跟黄芪口服液吃下去，平时身体老容易长疮的就好了。

实在弄不清虚实，或者是虚中夹实，实中夹虚，你就补中跟解毒同时用，叫补气解毒法。

王清任非常重视这一招。现代人不单单是有毒，也不单单是气虚。他气虚，身体代谢产物排不出去了，体内有毒，长期熬夜玩手机又体虚，怎么办？黄芪配金银花，专治疲劳有毒素。

第五，壮脾胃。脾胃亏虚的，怎么知道脾胃亏虚？下巴肉往下掉的，还有富贵包。老师治疗双下巴还有富贵包的，要用黄芪 100 克，加焦三仙、保和丸就可以消除了。

中医讲卫气跟营气这两股气支撑着身体。我们用的桂枝汤里头，桂枝、生姜壮卫气，让你的后山高耸，就是说气焰可以更高。用大枣、甘草、白芍酸甘化阴，可以补营血，让你有源源不断的水来补充。

有道是，气是续命芝，精乃延年药。气就是卫气，精就是营精（营血之精，水谷精微）。我们用四物汤四君子，可以养营精，用桂枝汤加黄芪可以固卫气。

妇女生完孩子后落下的病，用四物四君子再加桂枝黄芪。这就是十全大补汤，为什么呢？黄芪补中益力气；肉桂呢，可以温命门，温心脏。黄芪、桂枝都有了，四物汤里面有芍药，四君子汤里面有甘草，那再加点生姜、大枣去调和也是正常的事。

一个人虚到极处了，就用黄芪肉桂四物四君子补，若补不回来，那已经不是药物范围了，那就是医得了病医不了命，真的是元气不足了。

老师还会在这汤方里面加一些金樱子或者五味子，为什么？酸甘辛咸苦，五味子最补。金樱子泡酒可以固精止遗。加一些收敛的药到补药里，一是吃补药不会上火；二是吃了它可以补到骨头里去，而且不会漏掉，所以加这个引药很重要！

张锡纯有个经验，奉天张某年三十，肚脐以下溃烂发肿，睾丸都快烂出来了，少腹有五个地方穿孔，小便的时候周围经常流出水来，这叫下腹疽。张锡纯给他开了黄芪重用一两，加活血的乳香、没药，加清热解毒的金银花、天花粉，再加甘草去调和，就行啦！

只用六味药，黄芪、甘草长新肉，金银花、天花粉就把旧毒清理掉，乳香、没药，活血让局部的死肉对流。结果连服20余剂，溃烂之处愈合，生出肌肉，长出肉芽组织，然后脓疱就像吐掉脏东西一样吐出来，最后结疤。始终都未用任何外敷生肌药。

所以不是说内科医生就不可以治外科的脓疱。只要方向对了，补充中气，让气血活跃，然后将疱毒往外托就可以好。

如果这个疱头饱满、红赤，你也用这个汤方，只不过金银花、天花粉要用50克。

如果这个疱瘪下去，周围阴暗，乳香、没药要重用20克。

它低陷下去，已经烂肉了，还流白色脓水，黄芪要用100克，甘草要用20克。

所以治疱的思路不外乎初期清热解毒，中期活血化瘀，晚期补中益气。

一个人只要会治疮痈，癌症他就几乎会治了，癌症跟疮痈的治法一样。因为疮痈是早期的癌症，癌症是晚期的疮痈。

这六味药，我就解出三大法来。黄芪配甘草补中益气，可以长新肉；金银花、天花粉清热解毒，可以去死肉；乳香、没药活血化瘀，可以将血气源源不断送到疮口去。

打个比方，有灾情的时候，黄芪甘草就是物资；乳香没药就是各种运输渠道，将物资送到灾区。出火灾啦，金银花跟甘草，就像甘露水，局部冷却。

老师用六味药就通治多种青春痘，绝对通治的，因为我用的是三大法。

懂法则可以产生无穷的药物配对。学药要懂得背后的法，学法可以统摄诸药，这叫方从法出，以法统方。

邓铁涛邓老，国医大师，给我们经方班的学生寄语：要以四大经典为根，各家学说为本，临床乃中医的生命线，仁心仁术乃中医之魂。

学医就是这四句话，不临床就没有生命，没有仁心就没有仁术，就没有灵魂，像行尸走肉。不读经典就没有根，而不读各家学说就没有本。邓老寄语青年中医学子，就是讲发心的，仁心仁术是中医之魂。

邓老讲到，有一次医院里一产妇难产，已经胎死腹中，怎么办？大家想到要开腹，把死胎取出来。

邓老说，先别，我们先用这个方法，平胃散加芒硝。据说芒硝可以下死胎，平胃散可以宽肠，面口合谷收，合谷可以将子宫口打开，死胎就下去了，病人稍微舒服一点。可是死胎还是出不来怎么办？

他想到王清任《医林改错》里有一个治难产的叫加味开骨散，可以让骨头打开。重用黄芪120克，再加针灸三阴交之类的，一剂下去，死胎就落下来了。这个妇人得平安，免了刀割之苦。

现代医学表明黄芪有强心作用，可以减少心肌梗死的面积，还可以缓解肾衰。我们治疗肾虚肾衰腿脚肿的，用黄芪、益母草、川芎非常好；缓解心衰的就用黄芪桂枝汤。

心脏跳得慢的，心动过缓，心率只在 50 次 / 分，用黄芪桂枝汤。桂枝汤平均用 10 克，黄芪用到 80 克，服后心率会逐渐提升至正常水平。这样人就非常舒服有精神，不会做什么事情都懒洋洋、疲倦。黄芪可以加强心脏的活动力量，桂枝汤就是引到心脏去。

老师有一个穷人的"人参"。比如说有的老人家里穷，老人感觉很疲累，卧床，又没有劲，买不起人参来吃，不要紧，穷人的人参——黄芪、杜仲、大枣，黄芪 50 克，杜仲 10 克，大枣 100 克，大枣多一点少一点都无妨，煮水给他天天代茶饮。

吃一段时间本来卧床的就可以坐了，本来坐的就可以走了，本来走的就可以大步走，本来大步走的居然可以跳绳。

黄芪、大枣、牛大力、巴戟天、杜仲都可以用，巴戟天、牛大力是五经富的道地药材，加进去效果更好。如果没有，就用黄芪、杜仲，再加大枣，就是穷人的人参。调和百药数大枣，要打架了，大枣一进去就不打架了。

## 方药集锦

虚热虚汗用黄芪。

妇人产后汗出淋漓如水，黄芪重用 100 克，加大枣 50 克，喝了三天这个汗就收住了。

自汗，玉屏风散，用姜水送服。

虚则无力，有力无力辨虚实，无力了就叫气虚，气虚就选黄芪，黄芪治气虚，黄芪固表止虚汗。

黄芪重用可以补督脉，治背驼腰弯。

桂枝汤加葛根，再加补中益气汤，可以治驼背，治弯腰塌背，治垂头丧气。

美容的神奇药——桂枝四物汤再加黄芪。

肾气丸加黄芪，阔步方；桂枝汤加黄芪，昂首方。

桂枝汤加玉屏风散，昂首挺胸方，升阳举陷方，补气壮督方，气宇轩昂方。

葛根汤加黄芪是补督第一方。

黄芪治疗毒疮口不收，黄芪重用加鹿茸。

疮疡科的，一般在疮疡初期用清热解毒排毒，疮疡中期用活血化瘀，疮疡后期一定是补中益气。

黄芪主小儿体虚百病。

吃了黄芪牛大力手不麻痹，吃了黄芪牛大力像牛一样大力，吃了黄芪牛大力脱肛就能收进去。

老人晚上夜尿频多，黄芪、牛大力各用 50 克或 100 克，再抓一把大枣下去煮汤给他喝，当天喝当天夜尿减半。可加一点金樱子、益智仁、芡实固精缩尿。

黄芪加四物汤就是容光焕发方，四物汤使心其华在面，黄芪使脾胃气血上灌于头。

《神农本草经》讲，黄芪主痈疽久败疮。

天花粉 20 克，葛根 50 克，黄芪 100 克，一剂药下去就不干渴了。消渴烦渴的，黄芪葛根天花粉真是非常好的药方。

四逆散加黄芪，既可以疏肝解郁缓解着急，又可以补中益气化解疲劳。

四逆散调尽天下超速驾驶，玉屏风散（有黄芪）补尽世间疲劳开车。

若要身体好，煮粥加大枣；若要气不虚，煮粥加黄芪。

中药世界里头两大增强人体抵抗力的药，就是黄芪跟大枣。

张仲景讲，用桂枝汤去逐恶血，用黄芪补中气。黄芪桂枝五物汤加点丹参、三七，几乎是所有虚劳又夹瘀的保健方。桂枝汤平均每味药用10克就够了，黄芪用到100克。

黄芪桂枝汤，四肢暖洋洋。

《医林改错》讲，黄芪防风汤对经年的脱肛都有奇效，黄芪四两（120克），防风一钱（5～10克），水煎服，小孩子减半。

小孩子脱肛，买黄芪口服液给他喝，喝个五盒十盒就好了。如果想要效果更好，自己买黄芪100克，加一点点防风或者生姜都好，煮汤水，治小孩脱肛和疝气。

《耕耘医话》讲到，子宫脱垂用补中益气汤加何首乌，但是黄芪必须重用。

瘦人胃下垂，四君子加黄芪50克，再加枳壳3克，这是治胃下垂的神方，每用必有效！

金银花露跟黄芪口服液联用，平时身体老容易长疮的就好了。

黄芪配金银花，专治疲劳有毒素。

温分肉，肥腠理，司开阖，此卫气之功也。

酸甘辛咸苦，五味子最补。

脐疮，黄芪重用一两，加活血的乳香、没药，加清热解毒的金银花、天花粉，再加甘草去调和，就行啦！

治疮的思路不外乎就是初期清热解毒，中期活血化瘀，后期补中益气。

疮痈是早期的癌症，癌症是晚期的疮痈。

肾虚肾衰腿脚肿的，黄芪、益母草、川芎非常好，缓解心衰就用黄芪桂枝汤。

穷人的人参——黄芪、杜仲、大枣，黄芪50克，杜仲10克，大枣100克（多一点少一点都无妨），煮水天天代茶饮。

<table>
<tr><td>第 9 讲</td><td>黄 芩</td></tr>
</table>

# 黄 芩

6 月 26 日　星期三

我们来看《治病主药诀》第 16 句，"肌肤浮热黄芩宜。"

黄芩可以治疗体肤热，更年期的妇女或者吃煎炸烧烤了，感觉身体蒸蒸发热，生气以后气滞而热，用小柴胡可以解决，因为小柴胡有柴胡解郁，黄芩清热。

肝郁化热，肝郁化火，热为火之渐，火乃热之极。肝郁它不是一下子化火的，它先化热。肝郁化火了，就要用龙胆草。肝郁化热呢，就要用黄芩，黄芩好吃一点，没那么苦，口感不错！

如果你上火的话，吃黄芩是比较舒服的。如果上大火，你就要用龙胆泻肝，上微火用小柴胡。肌肤浮热就是说微微有一点，微细的热，黄芩宜。

黄芩有一个美名叫"腐肠"，《药物别名学》留下来的。每一味药物的别名都不是随便取的。名不虚设，设必有意。

比如说盲肠草，是哪味药？学医的人十有八九都不知道，盲肠草就是鬼针草。老师以前讲过，盲肠发炎就可以用它。

《药典》里治疗盲肠炎的，鬼针草、败酱草、红藤三味药各 50 克。红藤以通为主，败酱草以降浊为主，而鬼针草它带针，能开破，盲肠炎周围积水积液，如果没有通开来，其下不了。三者配合，就像刘关张三英战吕布，就会把这个盲肠炎带走了

黄芩又名腐肠，为什么？有两层意思。黄芩，分为枯芩跟紫芩。枯芩生

长时间比较长，是老根，中空，干枯的。它的效果非常好，能够将大小肠的那些腐浊吃掉。

肠道里有腐败物，我们用黄芩。黄芩配黄连再加点木香，就是一流的治痢疾的。你看痢疾病人拉出来的都是腐败物，腐败臭浊，怎么办？黄芩呀！黄芩一出马，痢疾就跪下，腐败物就会往下走。

第二层意思，那些腐烂的臭浊发热的用黄芩。分泌物腐浊的，比如那些带下臭浊，妇人黄带，你就用苦参、黄柏、黄芩。还有什么？口臭，也是肠道里头有腐浊之味往上冲。

还有体味重的，也吃点黄芩，可以清肺，肺主皮毛，皮毛就有一股香气，我们可以用黄芩配藿香除体味，这些腐浊之味会归到大肠去。

腐浊归肠胃之腑肠，黄芩可以降肺入肠，清肺热，使所有的热都归到大肠，就是说将脏东西归到垃圾堆里头，不要在街上臭气熏天，谓之腐肠。

中药别名学太重要了，药物的别名一般是这味药物某方面的性能功效非常淋漓尽致的体现，你只要解到位了，这味药就活过来了。

醉酒的怎么办？黄芩配葛根，就是解酒毒腐浊。因为喝酒就免不了吃肉，吃肉下去东西在肠道里面腐烂，人就会呕吐会泄泻，会闷，吃不下东西，搞点黄芩，葛根，或者葛花，葛花能解酒，黄芩就让腐败物归肠。

腐肠能让腑畅。解中药别名的时候，要擅长用同音有同意的原理和同形有同理的原理。同样的形体，肠子的肠，跟畅通的畅，都有半边"昜"（yáng），它们有共同的道理，能够让东西飞扬出去。

腐肠上入大小肠，可以使浊阴出胱肠，清肺，清胸膈，质重，主下降，可以降浊。

《药性赋》讲黄芩是寒凉的，清肺火，有四方面作用。

第一，枯芩是干枯的，中间有孔，能清胸膈肺火，胸膈就是中空的。

第二，它细实而坚硬，可以泄大肠火，便秘也可以用它。三黄片治便秘，里头就有黄芩。大便积两三天不就变臭味了吗？腐肠就可治便秘。

第三，除风湿于肌表。为何呢？风湿关节发热，它能够清肺，肺主治节，肢节表皮出现这些热，关节局部发炎，黄芪配路路通，每一路通开来，就边通边消炎。像什么？路路通就是消防车。黄芩就是专门喷凉水的。它降肺热嘛，肺为水之上源，不断的降水。

治网球肘，黄芩、路路通，再加点威灵仙。脚腕上的肿胀，路路通、黄芩，再加牛膝，脚部的肿胀就会消解。肩受伤了，局部发炎，黄芩配肩痹汤。

第四，黄芩可以滋阴退热利小便，比如说咳吐黄痰黏痰，小便是黄赤，弄点黄芩吃下去，小便就会通利，变清澈，为何呢？两个原理，一个呢，大肠跟膀胱挨在一起，大肠不热了，膀胱就不会沸腾。黄芩就是泄大肠，能够冷却膀胱。另一个，黄芩能清肺热，肺为水之上源，肺与膀胱相别通，肺气下降，则诸金之水莫不服从顺行，所以通过降肺热可以让小便清澈。

关于肺热，我只要切脉一切到右手寸脉上越，脉象偏数，一般断他尿黄赤十有八九。肺火旺到一定程度，再断他长痔疮、有尿道炎，也十有八九。怎么办？黄芩，就可以治尿道炎、膀胱炎。

《神农本草经》讲，黄芩可以治疗肠澼，泄利，逐水，可以将水道逐通开来。

黄芩还可以治恶疮，比如青春痘。老师有一个奇效方，丹参当归乳香没药。乳香没药号称海浮散，为什么叫海浮散？海外，通过坐船过来的，浮过来的。像番石榴，番茄，番薯，还有胡椒，西红花，这类带西的，带番的，带胡的，带海的，好多是从异域传进来的。海浮散就是乳香没药，它活血化瘀，能将气血护送到伤口去，修复疮口。

丹参当归乳香没药，就是张锡纯的灵效活络丹，又叫活络效灵汤，其活动经络非常有效，可以让经络的能量一起聚过去修复疮口。

为什么要加金银花跟黄芩呢？清肺热。青春痘没有长在骨头里的，都是长在皮肤上，皮肤上那是不是局部皮肤蒸蒸发热？肌肤浮热黄芩宜，就已经告诉你黄芩可以治青春痘的热。

有一种严重的青春痘叫猫儿抓破脸，鲜血淋漓。不要紧，灵效活络丹再加黄芩二三十克，这个痘热就降到大肠去了。为什么？阳明主头面，黄芩能够降肺火下大肠，能降肌肤浮热到肛门，使浊阴出下窍。

黄芩擅长治黄疸。带黄的一般都能治黄疸，有什么黄？黄连，黄疸又口苦的，或者睡不着的就用黄连。黄柏，小便黄赤，就用黄柏。

还有大黄，牛黄解毒片，也可以退黄的。就是说舌苔黄黄的，吃点牛黄解毒片下去舌苔就变薄了，变轻了。记住要舌尖红的才吃。舌尖不是很红的，就不要吃那么多，而且使用凉药，要中病即止。

《药性论》上面讲黄芩可以治热毒骨蒸，寒热往来。

更年期的热，骨头里头蒸蒸发热，太简单了，只要到五经富，买个清补凉，到药店里就会抓给你。每家药店抓的清补凉有所不同，有的用沙参玉竹，有的用党参麦冬，有的会用大枣桂花陈皮，有的会适当用一些滋阴润燥的生地百合知母，但总的都是养阴育阴为主。有些条件好一点，会抓贵一点的，放一些太子参百合之类的。在清补凉基础上，再放一点点黄芩进去，就可以啦。

更年期骨头发热，觉得骨头里头好像被人点火烧了一样，晚上在床上翻来覆去睡不着觉，好像烤鱼一样，所以很快变"黄脸婆"，焦枯焦枯的。清补凉，清可以清热，补可以补虚，凉，让人心清凉不烦。

只要清补凉文化做得好，在当地就可以小有名气。为什么呢？清补凉真的很适合广东人的体质，广东人好多靓汤都是按照清补凉思路来配的。因为广东天气比较热，广东人熬夜很猛，天气热就要清，熬夜就要补。而且广东人的火属于南方火，容易燥。

比如说：烦，恼，怨，恨，怒，这些带火的，怎么办？那就凉，清补凉既可以补充不足，又可以清掉火热，还可以凉降心神，稳定心态。

而黄芩就有降金生水，清补凉的效果，一味黄芩就是清补凉，为什么呢？黄芩清肺热，肺热下降，降金则生什么？生水，它不就补了嘛！

把皮肤肌肤的热降到骨头去，骨头就不燃烧了，骨头就有生机。

大黄以通为补，而黄芩是以清为补，它清的同时补充阴液，只要不消耗就补。黄芩清心肺之火，让心肺不炽盛，不消耗，不着急，不较劲，所以骨髓里头的油就消耗得少，慢慢就能补上。

黄芩代表补法，降金生水，谓补。

黄芩代表凉法，黄芩吃到嘴里凉凉的，非常清凉。凉膈散里头就有黄芩，治胸膈里头热得想要打架。

拳击运动员，非常容易嗔怒的行业，多给他泡点黄芩薄荷水，或者买点凉膈散，凉膈散可以将胸膈里头的火降下来。

学好清补凉的配方，夏天大热，三伏天，搞点清补凉，适当加点乌梅之类的，酸甘化阴非常舒服。

《名医别录》里讲，夫善观书者必先求其理，毋徒泥于文字。有人嗜酒，小腹肠绞痛，痛起来像被别人拧一样，小便淋涩要拉又拉不出，众药不效。用三味药，黄芩、木通、甘草三味药煎水，一服遂止，这是为什么呢？

喝酒多以后湿热熏蒸，黄芩可以治热，木通可以去除湿、通利小便。小便去则水湿去，治湿不利其小便，非其治也。就是说治湿时，你不擅长去利小便，根本你就治不好。

像下雨过后，田里沟满渠满，要第一时间赶紧挖沟渠，不擅长挖沟排水，庄稼就会被淹的死翘翘。所以用黄芩清热，木通去湿，甘草解毒。

还有一个李时珍的案例，他20岁左右读书的时候，急功近利，结果急火攻心了，导致心热肺热，然后就咳吐脓痰，长期吐脓痰，身体骨头还发热。

然后李时珍的爸爸就翻阅医籍，发现李东垣有一种记载，治肺热如火燎，烦渴引饮，骨里头都会冒出热的，此乃热之极，用一味黄芩解肺之火，肺主皮毛之故。按方抓药，一剂下去，当时估计用到50～80克，一服下去当天就觉得从头凉到脚，倒下去就睡着了。

第二天醒来如常，次日身热尽退，咳痰皆愈，效如桴鼓，没有用第二剂。

你们以后读书读到心烦气恼，面红耳赤，骨头都觉得发热，抓个二三十克黄芩，或者买三黄片，那里面也有黄芩，都可以。

比如说炒股票的，老是炒不赢，结果头就开始痛了。《兰室秘藏》讲，治头痛不论偏正，只要是急火攻头的，用酒黄芩为末，就是说黄芩用酒制过以后打成粉，放在罐子里头，每次用一钱，用清茶调服下。清茶可以清利头目，黄芩可以降头顶之火往下走。

所以，遇到那种暴跳如雷的头痛病人，你们就可以大胆地说：我有头痛神方。

肝郁化火头痛，脉象弦硬绷紧，这人平时又爱喝酒，爱骂人，性格刚硬的，动不动就气火上头，跟别人一骂面红耳赤脖子粗，一味酒黄芩治疗头痛效最行，偏正头痛不用问，一旦用它效如神。

《医学衷中参西录》记载，无论何脏何腑，只要有气郁而发热，不论是皮热、肉热、脉热、筋热，还是骨热，但见热出于经络，散漫于皮肤者，一味黄芩皆可消之。为什么？

《黄帝内经》讲，肺朝百脉，诸气膹郁皆属于肺，只要郁了就有热。

比如说常坐办公室的，一坐三五个小时，就没有好脸色看了，说话就有点不客气了，其实并不是没修养，而是身体有郁热了。吃点黄芩，一清凉，对谁都是满脸笑容。所以有的时候不是一个人没修养，是因为久坐生郁。

《黄帝内经》讲，形不动则精不流，精不流则气郁。所以你久坐之后，前列腺会发热，久坐了白带都会异常，久坐了尿会变黄赤，这就是因为久坐化热，郁久化热。

像储存食物一样，挂在通风口的留三天都还是好的，放在角落里让不通风，第二天就烂了。以前晾晒腊肠什么的，都是在高空晾晒，通风就能保鲜。

人身体只要不郁就不会有热，而黄芩就是治肺发热的，治肺郁的。只要有血脉到的地方发热，黄芩就可以清。那人身哪有那处血脉不到的？反正你拿针去扎，扎哪个地方都会冒血的，所以说哪个地方发热了都可以用黄芩。

无论何脏何腑，何经何络，但见气郁化热，黄芩皆可用。所以治病需要掌握几个要领，热的就加黄芩。

《千金方》讲到，有一个太守，太守是什么？相当于现在的市长，就是说可以镇守一方了，叫太守。他居然有一个方子，在巴郡这个地方，见到男子五劳七伤，消渴糖尿病，长期发热不长肉（瘦人多阴虚火旺），照方服用下去，可以走如奔马，反应灵活，肌肤长肉。用的是什么呢？就是用加减三黄丸，黄芩，黄连，黄柏。我们现在讲的三黄片治百病，穿心莲治百病，百病是什么？不是说所有病，是指为心肝火旺引起的百种病可以用它。

很多人讲中医不科学，其实是误会了中医，我们是中医的普及者，我们有资格、有责任、有使命、要发心让中医入千家万户，发挥它应有的功效跟作用。

黄芩加减三黄丸治百病，肺朝百脉，肺热百脉热，百种病皆由热火引起的。

有人考试老考不好，身体就开始消瘦，吃什么都补不了，加减三黄丸一下去，把他追求功名利禄的心一降下来，立马就长肉了，叫心宽体胖嘛。还有人单相思，吃不香睡不好，所愿不遂嘛，他身体会有欲火，就开始消瘦，形销骨立，脾气又不好，用上黄芩，把他心中的念想消掉以后，顿时就开始满壮了。

所愿不遂的，还得吃点苦药，比如穿心莲、黄芩，叫良药苦口利于病，忠言逆耳利于行。

我们再看现代研究，1958 年，朱某得了肺热咳嗽，痰中带血，口中烦渴，用一味黄芩 60 克水煎顿服，随即口中清凉，身热尽退，次日咳嗽痰满全消。

可见古人讲的道理真是可施可法，重剂起沉疴，一味黄芩，60 克就够了，单行，一下子穿到肺的筋膜深处，把所有的热都给赶走，一味黄芩治肺热如神。

我怎么知道他肺热？一切脉，右手寸脉博大，非常洪大，波涛汹涌，代表肺跟大肠热，就可以下黄芩啦。

右手脉象显示肺热太厉害了，患者还说，曾老师，我现在好烦热。

我说你是不是痔疮又发作了，冒血了？他说，对。

你是不是昨天又去喝酒啦？他说对。酒辛走肺，肺热一炽盛，借肛门大肠痔疮来泄火。

黄芩 30 克，大黄 10 克，加点升麻、柴胡升提一下，再加点甘草跟当归，当归入血分，这六味药就是乙字汤，专治痔疮的。

掌握了这六味药，只要痔疮出血的，一剂药下去，第二天就不出血了，就这么神奇，对血热妄行有特效。

为什么叫乙字汤？

大家要充分发挥想象力，肠子是不是像一个"乙"字，乙状结肠。

老师将来要发明一个甲字汤，那是治什么病的？哪个地方像"甲"？头加脊柱。嗔恚上头的，一下子暴怒上头了，我们就用甲字汤。我们要如何设计这个方？降头中的热从顶降到踵是哪味药？黄柏。

一个人嗔恚坏了，牙齿爆火，鼻子痛，眼睛红赤，肯定用黄柏。黄柏降热比黄芩更厉害，黄芩是将肺里的热降到膀胱，黄柏可以从头一直降到脚，它的范围更大。

美国印第安人用黄芩治疗毒蛇毒虫咬伤或者狂犬病，后来黄芩作为狂犬病药被介绍到欧洲，称为狂犬的香草，可以有效缓解人们的紧张不安，精神过敏，神经衰弱。

只要有情志问题，神经衰弱，遇小事情就勃然大怒，反应太剧烈了，无事仓皇失措的，就吃点黄芩，松缓松缓神经。

## 方 药 集 锦

肌肤浮热黄芩宜。

肌肤大热，龙胆草石膏。

黄芩一出马，痢疾就跪下。

黄芩配藿香可以除体味。

网球肘，黄芩、路路通再加点威灵仙；脚腕上的炎症，牛膝、路路通再加黄芩。肩部损伤，局部发炎，黄芩配肩痹汤。

黄芩，可以治尿道炎、膀胱炎。

乳香、没药号称海浮散。

严重的青春痘，鲜血淋漓，灵效活络丹再加黄芩二三十克。

黄芩以清代补，大黄以通为补。

容易嗔怒的行业，泡黄芩薄荷水，或者凉膈散，凉膈散可以将胸膈里头的火降下来。

嗜酒后小腹肠绞痛，黄芩、木通、甘草三味药煎水，一服遂止。

《兰室秘藏》讲，治头痛不论偏正，用酒黄芩为末，就是说黄芪用酒制过以后打成粉，放在罐子里头，每次用一钱，用清茶调服。清茶可以清利头目，黄芩可以降头顶之火往下走。

肝郁化火头痛，一味酒黄芩治疗头痛最有效，偏正头痛不用问，一旦用它效如神。

无论何脏何腑，何经何络，但见气郁作热，黄芩皆可用。

黄芩加减三黄丸治百病(加减三黄丸：黄芩、黄连、黄柏)，肺朝百脉，肺热百脉热，百种病皆由热火引起的。

一味黄芩治肺热如神。

黄芩30克，大黄10克，加点升麻柴胡升提一下，再加点甘草跟当归，当归入血分，这六味药就是乙字汤，专治痔疮的。

用黄芩治疗毒蛇毒虫咬伤或者狂犬病，后来黄芩作为狂犬病药被介绍到欧洲，称为狂犬的香草，可以有效缓解人们的紧张不安，精神过敏，神经衰弱。

# 柴 胡

6月27日　星期四

今天我们看第17句，"胁下疼痛往来热，日晡潮热柴胡宜。"

有患者说胁肋痛。太好治了，柴胡、香附、川芎，叫通气散、气滞散。无论是打伤，气伤，怒伤，还是忧伤，愁伤，就这三味药。柴胡是气中血药，走少阳偏旁；川芎是血中气药，走到头；香附走胸胁。

肝气郁结最容易在胁下，所以你某天觉得胁下胀胀的，闷闷的，柴胡香附川芎，为何呢？胁下疼痛柴胡宜，这个柴胡就应该用。

往来寒热呢？有的孩子，一天中大多数时间不发烧，一到下午四点钟就烧，烧半小时就好了，像潮涨潮落一样。这种潮起热，就用柴胡，小柴胡汤最擅长治潮起热。

妇女每次来月经前身体都滚烫滚烫的，月经一退就好，给她吃柴胡四物汤，为什么？往来寒热，每个月经周期中，月经来的时候热，往的时候就不热了，热来的时候非常烦躁，脾气大，热一退恢复如常，情志波动的时候就像魔鬼，心平气和的时候就像神仙，这种不稳定的就用小柴胡汤。小柴胡汤是稳态方。

老师以前碰到一个学子，她老是晚上莫名其妙一阵热，热完以后才可以睡着。如果这个热没过去就没法睡。我说你买点小柴胡汤来喝吧，因为她是女的，我说要用柴胡四物汤，一喝下去，晚上热的现象就消解啦。柴胡四物汤，专调女人月经期间或者晚上发热，屡用屡效。

还有一个妇人，五经富的，50岁左右，就是更年期，身体莫名其妙一阵热，一热的时候面就红赤，她问怎么办。

我说小柴胡汤再加四物汤，一吃就好了。

大家记住啊，更年期综合征，往来寒热，胁下疼痛，胸胁苦满，心烦喜呕，这些现象一出现，闭着眼睛用小柴胡汤都可以将它治好。

柴胡有三大功用。第一，解表退热，一般要用30克。解表退热就是治发烧发热的，柴胡15克、二三十克都好。

第二，疏肝理气。如果是郁闷的，不开心的，用到10克，疏肝解郁。30克就解表退热，一下子把气喷到皮肤来；10克就疏肝理气，把气盘旋在胸胁。

第三，升阳举陷。如果一个人肛门下陷，胃下垂，觉得没劲，那柴胡要用到3克或者5克，不要超过5克，取它升阳举陷的作用，可以升气。

补中益气汤，柴胡、升麻不会超过5克。小剂量可以升阳，中剂量就可以疏肝解郁，大剂量就是发汗解表。

中药之秘就是剂量，传说日本人过来偷这个小柴胡方，回去治不好病。原来是他们不懂剂量，瞎折腾，怎么能治好病？

所以大家以后背药物还要背剂量，我建议大家读《重剂起沉疴》，有哪些药物单行重剂量就有奇效，有哪些药物轻舟速行，就很巧妙。

《重剂起沉疴》是一个非常出色的中医家写的，将现代研究跟古代的一些精彩的案例，就是用大剂量、超剂量的药治好的案例，记录为一本书，让读者知道原来这味药还有如此登峰造极的使用方法。可是从来就没有人整理"轻舟速行"这样的资料。

什么叫轻舟速行？就是这味药用一两克就治好病。最近渭南的孙曼之老先生仙逝了，孙老师的医案无不是轻舟速行的。虽然他人个子小，用的药物剂量也小，但是他常常就是拨对了机关。就像开灯，有时候不需要按很大力，只要轻轻按开关就行了。没按到开关，把墙锤破都没有用。

还有李玉宾老师，他的书里有很多轻舟速行的案例，就是说他用的药量，经常是五包药才抵得上老师的一包药。

下面，我们看《药类法象》这个古籍，柴胡乃心下痞，胸膈痛之神药也。

有妇人心下痞满，月经期头疼或者胸膈疼痛，非小柴胡汤不治。

有些人早晨潮热，早晨起来不断的发热，早晨属于少阳，早晨的阳光就像青少年，小柴胡汤就是属少阳的。柴胡能解肌热，晨起潮热就用小柴胡汤。

《名医别录》记载，湿痹拘挛，用小柴胡汤煮水熏蒸效果非常好。就是说手常泡在冷水里头，手关节就僵硬。像好多洗碗洗筷子的阿姨、服务员、工人，以及保姆，每天要洗洗刷刷好多东西，洗刷就是他的工作内容。身体壮的时候，没事，身体一虚，水湿一进去，这个手动不了。

我们五经富有一个人，她到深圳当保姆，她做得非常称职，工资高，还包吃住，她觉得很好。但是有一条，她去了两年，这个手就伸不直了，怎么办呢？

简单，用我们五经富的月子汤。山苍树，艾叶，香樟枝，还有枫树叶，这些都是上乘的月子树；还有老人根，就是南方的鸡血藤，藤类药能够通经络，除痹症；再加一些柴胡进去熬水，熏蒸患手，至出汗，这个手慢慢的弯曲就得力了，这叫药物熏蒸疗法，对风寒湿痹效果比较好。

《本草纲目》记载，小柴胡汤可以治疗目赤翳障。老年人白内障，用枸杞子、菊花时，不妨加点柴胡，柴胡可以引药到眼，清阳上达于双目。

有些人感觉比较疲劳，又老是跟人生气，视力都下降了，搞几包小柴胡吃吃，再加点枸杞、菊花进去泡，这个视力就恢复啦。清阳上升，眼睛就有光亮。清阳不上升，人就会黯淡。

《药鉴》上面记载，柴胡可以治疗胁下刺痛。刚才讲了胁下胀痛，用柴胡配香附。胁下刺痛，柴胡要配丹参。

有人说我胁下痛，先问是胀痛还是刺痛。

胀痛用柴胡、香附、陈皮、麦芽。

刺痛呢，用柴胡、丹参、川芎、郁金。

为什么呢？胀痛乃气，刺痛乃血。胀痛是气滞，只需要柴胡配香附、陈皮、麦芽。刺痛就是有血瘀在那里了，柴胡就要配活血的，像丹参、川芎是活血的。

小柴胡汤配陈皮麦芽就是胁下胀痛方。这个行气药，吃下去会放屁，放屁后胀痛就会消解。

小柴胡配丹参川芎就是胁下刺痛方。

《得配本草》讲，一个人得了怪症，肚腹肠胃奇痒难忍，恨不得用刀剖开肚腹，这是什么问题呢？是气机严重郁结在里面，不通则痒则痛嘛。怎么办？用柴胡通肝胆气，白芍缓急。

人一痒起来，严重的一痒就特别着急，那我们就用芍药缓急。一痒心头就烦，烦就有热，那就用栀子天花粉。所以用柴胡解郁，白芍缓急，栀子天花粉清热，重剂投之速愈。柴胡、白芍、栀子、天花粉，这叫奇痒难耐方。

《医学传灯》讲，伤食用柴胡，升清阳则浊阴降。食积了，怎么焦三仙消它不下，保和丸也消它不下？试着焦三仙或保和丸里加一撮柴胡，清阳升则浊阴降，大便就排得很轻快。人精神足的时候，排便就特别快，你没精神了就便秘了。

小孩子精神足，大便论秒计；中年人精神不济，大便就按分计；老人精神不足的时候，排便就按小时来记，有时在厕所蹲半小时还不出来，干什么？大便拉不出。

小柴胡可以升清阳，让你有精神，有助于排浊阴。

夫为医者，专论精神。就是说善医者要专论精神。一个擅长治病的人，实在觉得病无证可辨，检查报告也发现不了任何蛛丝马迹，那就治他的精神。

小柴胡汤加腰三药，治精神，精神一起来，也不知道什么病，反正人就舒服了。这就是中药里头"糊里糊涂"将病治好，其实不是糊里糊涂，会看的看门道，这就是提升了精神，病就减轻啦。

关于柴胡，还有很多现代研究，用柴胡做成的制剂，可以治疗什么？

治扁平疣效果非常好。凡扁平疣都是肝气郁结，结节，身体多形红斑，一片一片的，是气机郁结。

用柴胡注射液滴鼻子，可以明显地通鼻窍，柴胡配菖蒲就更好。

还有一种口苦的，老师介绍口苦神方。无论是十年八年口苦的，一剂见效，病去大半，老师已经实证了几十例啦。凡是脉象弦硬，舌尖红，舌苔黄腻的，三味药，柴胡20克，龙胆草10克，牡蛎30克。柴胆牡蛎汤是余国俊老先生从《中医师承实录》里头实证来的。

## 方 药 集 锦

胁下疼痛往来热，日晡潮热柴胡宜。

柴胡走少阳偏旁，柴胡是气中血药，走胁下，川芎是血中气药，川芎到头，香附走胸胁，三味药就是气滞散。

小柴胡汤是稳态方。

柴胡四物汤，专调女人月经期间或者晚上发热。

更年期综合征，往来寒热、胁下疼痛、胸胁苦满、心烦喜呕，用小柴胡汤。

补中益气汤，柴胡升麻不会超过5克。小剂量可以升阳，中剂量可以疏肝解郁，大剂量发汗解表。

《药类法象》讲，柴胡乃心下痞，胸膈痛之神药也。

柴胡能解肌热，晨起潮热就用小柴胡汤。

五经富的上乘月子汤，山苍树，艾叶，香樟枝，还有枫树叶，老人根(南方鸡血藤)。

《本草纲目》记载，小柴胡汤可以治疗目赤翳障。

《药鉴》记载，柴胡可以治疗胁下刺痛。刚才讲了胁下胀痛，用柴胡配香附；胁下刺痛，柴胡要配丹参。

小柴胡汤配陈皮麦芽就是胁下胀痛方。

小柴胡配丹参川芎就是胁下刺痛方。

柴胡、白芍、栀子跟天花粉，叫奇痒难耐方。

《医学传灯》讲，伤食用柴胡，升清阳则浊阴降。

小柴胡汤加腰三药，可以治精神。

口苦，脉象弦硬，舌尖红，舌苔黄腻，三味药，柴胡20克，龙胆草10克，牡蛎30克。柴胆牡蛎汤是余国俊老先生从《中医师承实录》里头实证来的。

# 白 术

6 月 28 日　星期五

轻松学歌赋，《治病主药诀》第 18 句，"脾胃受湿身无力，倦怠嗜卧用白术。"

夏季无病常带三分虚，为什么呢？湿重，湿气容易困阻阳气。阳气虚，人易疲。

有些人常打哈欠，用几片白术泡水喝，能振奋精神，前提是脾胃受湿，脾胃受湿的表现是什么？

大便溏烂，舌苔水滑，脉相濡缓。从舌苔、脉象、大便，都可以验证是不是湿。一旦诊断出是水湿，白术药到病除。

脾胃受湿身无力，湿怕什么？燥，对了，我们要找能克制它的。

白术就是燥湿的，能燥湿健脾，专门对治水湿。

脾胃受湿的表现就是口流清水，尿频急，你只需要用炒白术再配一点干姜粉，吃一次就好。

湿除了怕燥还怕什么？怕温，病痰饮者，当以温药和之。白术苦温！温能够温化，你看天气阴湿还带点冷，太阳出来带点温暖，蒸蒸日上，立马就干爽了。湿衣服，只要在温热的阳光下就干得快。

我们选择温燥的药就可以治疗湿气，利用干姜的温，白术的燥，就是温燥二法。别小看我只用两味药，其实我用的是两个法。只要懂得温燥，那基本上治疗寒湿就有把握。

有哪些现象属于寒湿？诸病水液，澄澈清冷，皆属于寒。

有一次一个病人耳朵流清水，中耳炎拖了大半年，好好停停，间断地流水。我一看流的水是清的，就要苦温燥湿。苦温就用白术，能去掉湿气湿水，菖蒲通九窍嘛，补中益气丸中用菖蒲，吃了七剂药耳朵流水全部好。

以后碰到耳朵流清水的，这个方子用下去十拿九稳。流黄水的不要用，一般流黄水的是有热，要用升阳一味汤或者益气聪明汤加点黄柏。

你不要说看他流黄水就不会治了，补中益气汤加点黄柏下去，就可以治疗流黄水。黄柏其实就是"黄白"，没有人这样解，只有老师这样解释，柏草木，白字加一个木。这种东西是苦的，苦能清热。人热了一般是咽干口燥，尿黄，舌头红黄。黄柏，能让热的黄浊转为白色，一喝黄柏，尿就清澈了，消炎降火从顶至踵，黄柏一味药而已。

老师为什么那么喜欢用白术配黄柏？因为这是二妙配。

古代苍白术不分，开苍术白术都是一样的。所以可以苍术、白术各10克，再加黄柏10克，治疗既湿又热的。用苍白术来治湿，用黄柏来清热，两个一配清热除湿，对治舌苔厚腻、黄黄的。厚腻的就是湿，黄黄的就是热，这个叫退舌苔二味药，专退黄腻舌苔。

我传这个方子给医院的骨科医生，他只要看到舌苔厚腻的，先用苍术黄柏把舌苔弄干净了，再开接筋续骨的药，效果比一开始就开接筋续骨药要好。因为舌苔厚腻，没胃口，无胃气则无以运药力。二妙散将湿浊扫干净，等于扫干净了屋子再请客，推陈后再生新。

文献记载，白术，甘温无毒，能消痰水。比如心脏病的患者，痰水非常多，一口一口吐出来，胸膈中有停痰留饮，什么汤主之？苓桂术甘汤，超级好的方子。谁最善用这个方子？刘渡舟老前辈，刘老简直就是用苓桂术甘汤的高手。因为人身体不过就是阴阳，病邪不过就是水火。苓桂术甘汤就是治水的，再找一个治火的三黄泻心汤，将两个方子运用到炉火纯青的，几乎立于不败之地。

上等的中医调阴阳，调阴阳要在水火上调，因为水火就是阴阳的征兆。

水湿盛的，吐出的痰饮多，尿又清澈，用苓桂术甘汤。吐出黄痰，尿又黄浊，那就用三黄泻心汤。

中医治病就这么快。无论什么样的病，只要查推陈出新代谢物，排泄物，我就可以分清寒热。寒热分清了，我就可以下药。

为辨寒热，先问代谢物稀稠，不论是鼻涕还是大便如果都是清稀的，散乱的，用苓桂术甘汤，一下子就让它浓缩了。

如果是浓稠的黏腻的，冲不干净，好，三黄泻心汤。浓稠为热，你看，煮粥，越热那个粥就越稠越黏，这叫炼液成痰。

如果体热厉害，喝水又少，它就有热，热加黄柏，加黄芩也行。

黄柏、黄芩究竟该怎么加？热在胸的，一般用黄芩；在膀胱的，在尿的，一般用黄柏。黄柏能够清下焦相火，黄芩清上焦肺火。它们也可以通用，下面清了上面会平，上面清了下面会凉。人体是一个整体，所以我们有的时候即使用错了方向，但只要用对了药性，居然也可以治好病。

《日华子本草》讲，白术主一切五劳七伤，冷气腹胀，还能够利小便。

有一个非常厉害的方子，治疗盆腔积液的，张仲景的奇方，什么方？五苓散！里面就有桂枝、白术、茯苓、猪苓、泽泻。茯苓、猪苓利水，白术燥湿，桂枝温化，同使就是三招治水。像我们刘屋桥的路潮湿啦，怎么办？首先最重要的一招，填土。第二，旁边挖沟，防止它潮湿。第三，想要彻底干爽，就一定要出太阳。

张仲景聪明，用五味药就体现了三大法：茯苓、猪苓、泽泻开了三条沟，水就分流走。白术呢，像草木灰，可以填土，健脾，可以长肌肉。《日华子本草》讲白术长肌肉。那桂枝呢？桂枝如离照当空，阴霾自散。善用五苓散可以治一身上下的湿。

比如脑里有积液，五苓散配川芎，再加菖蒲开九窍，还要加土茯苓，土茯苓又叫硬饭团，最硬的地方它都可以破进去。所以脑部动手术以后有积液的就用这个方子，五苓散加川芎、菖蒲、土茯苓。

胸腔积液老要抽水，五苓散配什么？膈上不宽加枳桔，枳壳、桔梗并用，一升一降，大气一转，其病乃散。

胃里的积液，走路胃里头有震水声，哐当哐当，反正喝水就不化，五苓散加什么？胃脘痛用草豆蔻。草豆蔻专门去胃里头的胀湿。只要去外面吃东西胃胀，喝啤酒以后堵在那里化不了的，草豆蔻粉，搞一小勺下去立化。

治胃中有震水声，五苓散以白术为主，我们可以用苍术，苍术治胃中震水声，苍术配草豆蔻也可以。

盆腔积液，五苓散配小茴香，特效。

《药性赋》讲到，白术可升可降，其用有四。

一，利水道，所以五苓散用它。

二，除湿，强脾胃。

三，可以强脾胃，治便秘。胃下垂，就是胃无力，垂下去了，白术一进去它立马就强了，就起来了。所以古人有一招强脾胃，对于顽固严重的大便不通，重用生白术80克，加火麻仁30克，立竿见影。

就是说便秘十年的，炒白术生白术可以联用，也可以专用生白术80克，火麻仁30克煮水，第一剂就可以见到效果。重用白术治便秘，强脾胃，脾胃功能强大以后蠕动功能强了，大便就可以排出去。

四，白术有进食之效，茶饭不思的人用它。哪个角色经常茶饭不思的？最典型的就是林黛玉。白术守而不走，苍术走而不守。所以如果同样是倦怠嗜卧，林黛玉类型的我们就用白术，如果是肥仔聪《少林足球》的那种类型的，我们就用苍术。

林黛玉为什么身体会差？思伤脾，她不能进食，饭量非常小，茶饭不思。她思什么？风花雪月，思到唉声叹气。白术就可以把她的思虑调到茶饭上面来。我们如果要治疗林黛玉类型的，就要她天天捆青草，捆个十捆，然后就吃白术粉，炒白术。

有一本书叫《品读名医》的，你们如果想做名医，一定要看这本书。白术佐黄芩有安胎之能，君枳实有消痞之妙。枳实配合白术可以消痞，只要胸中有一团痞结痞气散不了，白术配枳实。

胎动不安，白术走而不守嘛，配黄芩。为什么不安呢？因为燥了，用点黄芩。动了就有土虚，土不牢，白术就可以培土。

《名医别录》上面讲到一个案例，有一个大家闺秀，不够大气，经常在家里忧愁，吃不了饭掉肉，然后请医生去，一个接一个医生都治不好。后来请一个医生，他说能治好，不过需要她每天亲自去割三把草，再从田里搬到院子里来，割够一个月才可以用药。她为了治病，医生的话当然听。她就去割草，然后亲自背回来。这样来来回回割草，刚开始割半把都不行，后来割两把三把五把七把，都可以背回来。一个月以后，医生问她，你现在胃口怎么样了？她说胃口可以呀！脸上啊，手脚都热了。既然手脚都热了还用治吗，不就好了吗？豁然开朗，这也是不药而愈的案例。

一个人老是关在房子里头，思虑过度了很伤脾胃，像老看手机，就破坏你的胃气。

《神农本草经》讲，白术乃脾之重药，是风寒湿的克星。为什么风寒湿的克星是白术？白术是补脾圣药。

脾主四肢，痹痛一般都是从四肢开始的，十有八九都是四肢，关节痛，肩周，腰脚，膝盖，手腕，所以一健脾，四肢就安定了。为什么叫脾主四肢？脾是四肢的主子，主子行，四肢没有说不行的；主子不行，四肢很难真正行的。

这是老师的心得，就是说几乎风湿痹症的人脾胃都不好，脾胃强大的，一般风湿痹症很快就好。这就是四季脾旺不受邪，风寒湿气根本侵犯不进脾胃旺盛的人。

刘伯温曾给朱元璋出了一个计谋：高筑墙，广积粮，缓称王。这就是健脾策略。高筑墙，防火墙一起来脾胃力量强了；广积粮就是仓廪积厚了；缓称王就是不要着急，缓下来，厚养脾胃，厚肠胃。

老师研究出，风湿关节病的几乎都有胃痛，脾胃消化不好。脾胃消化不好的，上了年纪几乎都有风湿痹痛。所以我除了用治风湿药，比如海风藤、鸡矢藤、络石藤、鸡血藤这些藤类药，我还要加白术。

另外，凡治风湿药都伤胃，很少不伤胃的，因为什么呢？藤类药能撬能通，发挥这个作用之后，气血不够胃就痛，所以要多用一点白术护胃。

假如说要用这个藤类药，用清风藤治风湿，最好加点白术、黄芪。老师治疗腰椎间盘突出疼痛的，用清风藤30克，如果不加点黄芪、白术跟黑豆，吃下去胃就痛。黄芪、黑豆一加就好舒服，腰肌劳损也解除啦！腰里的积水积液也借助黑豆被利出去，被黄芪用气挤出去，再用清风藤疏通经络，这就是腰椎间盘突出三药。

《神农本草经》讲黄芪可以治死肌，什么叫死肌？是肌肉硬化，像风寒湿痹以后肌肉硬化，要常用白术了。

《傅青主男科》讲到，腰痛，凡痛而不直者，肾经之病也，肾经之病乃脾精流失，故用白术四两，薏仁三两，芡实一两，水六碗煎水饮，此方治梦遗之病，极效。

傅青主是妇科圣手，他敢讲极效的，绝对不虚此言，名实相符。所以大家记住这三味药，可以大胆用，因为都可以作食品。没有人说吃白术薏仁死掉的，也没有人说吃芡实死掉了。芡实、薏仁都是粮食，白术也是药食同源的。

好多人为什么治不好病啊？白术四钱，薏仁三钱，芡实两钱，都是10克左右，能治病吗？敌方一个师，你派一个团去，还不被打得鼻青脸肿？你必须派一个师去跟他干，必须用两来计的。

湿气弥漫的话，就是有一个团的湿气在身体里弥漫，那我就派将军白术，副将薏仁跟芡实。白术燥脾，芡实健脾收敛，然后薏苡仁利湿利水，把湿气搞走。

凡是这种腰痛伸不直的，腰肌劳损的，觉得沉沉引脊梁的，反正就是沉甸甸的翻个身都难受的，睡了凉席以后早上起来晨僵的，就这三味药。

若想要效果更厉害，看舌头，如果舌苔红黄，黄腻，就用生白术。如果舌苔水滑，就要炒，把这三味药炒了。

遗精水湿失重的，下午或晚上一喝凉水吃水果，水精就遗出来了，精关不固，也是用这三味药。

民间奇书《串雅》记载一个分水神丹，专治水泻。民间老中医得到这个方子用来养家糊口了，就是说以前乡村没有现在这么物质丰富，一碰到好吃的孩子就拼命吃，一吃就水泻拉肚子。白术一两，车前子五钱，煎汤服用立效，只服一次就会好。一个健脾，一个利湿，健脾治其本，利湿治其标，标本兼治，其效必速。

《三因良方》记载，老是下雨天，湿气重，或者淋雨，关节痛，用白术一两，酒三盅，水煎服，速愈。最近去外面干活，回来觉得肩骨痛，几天都好不了，白术一两加酒三盅，再加点水，水酒各半煮，吃一次就好。

《医学衷中参西录》记载，白术温燥，香，能健脾，治泄痢，以及脾虚作胀。

有一个人22岁就得了喘逆病，脉跳得非常快，用各种降气纳气药都没效果，后来加了白术数钱，服一剂喘即减轻，连服数剂，喘全愈。

后来张锡纯遇到喘的严重，降服不了的，每在治喘方里头加点白术，多有效验。

为何呢？白术甘，甘能缓急，所以哮喘严重的，白术甘草缓急。

《中医杂志》上有一个魏龙骧的医案，太精彩。大便干结一般用滋阴润燥，或者泄下的药。可是你发现滋阴润燥泄下对这个脾没力的、不运化的效果不佳，为什么？脾不能为胃行其津液。这时重用白术80克，运化脾胃就可以治便秘。

我治疗便秘，轻则用白术一二两，一两30克，二两60克，重则四五两，就是150克，便干结者（就是像羊屎球那样干燥）可以加生地黄润之。

老师大三的时候就试效过，有一个庵背村的老人，他的大便硬结像羊屎，七天一次大便，严重不出来的时候还要用手去抠，不然堵得受不了。我说白术100克，生地50克，火麻仁30克，还加莱菔子20克，这个莱菔子加进去也是从《余国俊的中医师承实录》上面学来的。

用药后，他排便间隔由七天变成三天，虽然最后没办法天天都通，但是三天一排也已经舒服了。

张锡纯还有一个经验，有一个妇人三十多岁，大便泄泻半年，百药乏效，脉象濡弱。张锡纯说濡脉，肯定脾胃虚，虚软无力谓之濡，用生白术碾细焙熟，再用大枣肉六两，一起炼成饼，当作点心服用，平时拿一点放在嘴里嚼。

白术是健脾圣药，大枣乃脾之果。结果这药饼还没有吃完就全好了。

有的时候治病真的不要急，搞一个药饼慢慢调理。现在脾虚的人真的太多了，为什么？第一是常吹空调，脾受寒，湿气不运化。第二是常食凉饮。第三是熬夜。第四是饮食过度，不知节制。第五是不爱运动。第六是思虑过度。

张锡纯这个验方就厉害了，做白术饼，只要不长肉的，小孩子不长肉，不长个，没胃口，给他吃饼，绝对长肉。

如果想要效果更好，就再放一点点山楂。山楂配大枣既酸又甜，再加点白术，既开胃又长肉，所以这叫长肉丸。

你可以以各种形式去讲它，起各种名称。来个拉肚子的，你可以说我给你拉肚子丸。又来一个长不胖的，你就说拿一个大力水手长胖丸。又有一个过来，尖下巴的胃不好，你就拿出个保胃丸。

百种病都用一种药，但是别人不知道，可以取百种名字。像一个方子有100个名字，能治好各种病，叫道；用各种方子手忙脚乱治好一个病的叫术。

大家今天又学到了治病的招，原来就是天天在那里做白术饼，做到卖都不够卖。你可以先发出去，治不好不要钱，治好了再送钱过来，要有这种魄力。因为你对疗效非常有自信，一个中医对自己的用药疗效极度自信的，根本不担心客人跑掉。

这就是白术饼，白术配大枣，非常厉害。这个还很平和，没有人吃大枣会吃坏，也没有记载吃白术吃死人的，也没有说吃山楂把人吃坏了，非常安全。

你看山楂、大枣、白术，多厉害，这个技术真的不需要杂乱。非常广博、深奥的，那是研究生去做的。你只要学一技半术傍身，学明白一两个偏方就行了。用这一两个偏方赚钱，其他的就布施帮人。老师建议大家去赚钱养家糊口，同时要行功德做公益。

《阅微草堂笔记》记载，有一少年心气不凝，稍微劳作就头晕，用枣仁、远志去安神，并没有实际效果。后来发现此少年非常贪食，一看到好吃的就多吃，而且非常思春，想要对象又不可得。

忧思伤脾，土虚则子盗母气，为什么呢？心脏是脾胃的母亲，火生土，思虑不断伤脾，土虚了，儿子就会盗取母亲的气，让这个心觉得好难受。这时候用炒白术，脾土旺则心神不宁得愈。

所以单用白术治病，兴许也可以立于不败之地。因为现在社会上有哪个不是思多气血伤？

想要寡欲精神爽是治心肾，黄连肉桂，心肾交泰。白术呢，就是少思，治思多气血伤。

思多气血伤用哪个穴位？脾主意，跟意有关的穴位是意舍，思虑过度，心意识停不下来都可以舍掉，叫意舍。

刘力红老师真的是医中人杰。我一上大学，就深深地被他的书《思考中医》吸引住了。刘老师讲到一个人脚跟长骨刺，痛到都没办法落地走路，只得踮起脚来走，太辛苦了，常规的补肾活血除湿去痹都没法见疗效。

后来他一想，骨刺嘛，为什么长在脚跟？钢铁放在水边会生锈，脚跟长期在湿地，就长骨刺骨垢。从表面上看骨刺是骨头的问题，其实是湿邪为患。无湿不长青苔，不长铁锈，无湿也不长骨刺的，那湿性重浊，肯定要治湿了。

潮湿是骨刺的环境，我们只要将环境去掉，它就会萎缩，没有潮湿就绝对不会有青苔。

一用白术煎汤泡脚，每日两三次，每次20分钟而已，出乎意料，数日足跟痛大减，能落地行走；再过数日痊愈，从此不再发作。

**方药集锦**

脾胃受湿身无力，倦怠嗜卧用白术。

炒白术配一点干姜粉，治疗口流清水，尿频急。

安胎妙药，白术加黄芩。

诸病水液，澄澈清冷，皆属于寒。

耳朵流清水，补中益气丸中用菖蒲。

耳朵流黄水的，升阳一味汤或者益气聪明汤加点黄柏。

白术配黄柏，二妙配。用苍白术来治湿，用黄柏来清热，两个一配清热除湿。

胸膈中有停痰留饮，苓桂术甘汤。

水湿盛的，吐出的痰饮多，尿又清澈，苓桂术甘汤。

吐出黄痰，尿又黄浊，三黄泻心汤。

热在胸的，一般用黄芩；热在膀胱的，在尿的，一般用黄柏。

黄柏能够清下焦相火，黄芩清上焦肺火，二者可以通用。

脑里有积液，五苓散加川芎、菖蒲、土茯苓。

胸腔积液，五苓散配枳壳、枳实。

胃里有积液，五苓散加草豆蔻，胃脘痛用草豆蔻。

盆腔积液，五苓散配小茴香。

顽固严重的大便不通，重用生白术80克，加火麻仁30克。

白术守而不走，苍术走而不守。

白术佐黄芩有安胎之能，

白术君枳实有消痞之妙。

健脾圣药是苍术，补脾圣药是白术。

高筑墙，广积粮，缓称王，这也是健脾策略。

《傅青主男科》讲到，腰痛，凡痛而不直者，用白术四两，薏仁三两，芡实一两，水六碗煎水饮，极效。

白术一两，车前子五钱，煎汤服用，治疗拉稀水。

肩骨痛，白术一两加酒三盅，水酒各半共煮，服用。

顽固便秘，白术100克，生地50克，火麻仁30克，加莱菔子20克。

健脾养胃长肉增高白术饼：山楂，大枣，白术。

骨刺用白术煎汤泡脚，每日两三次，每次20分钟，数日足跟痛大减，能落地行走，再过数日痊愈。

# 知母、防己、龙胆草、酒黄柏

6月29日　星期六

轻松学歌赋，《治病主药诀》第19句，"下焦湿热兼火邪，知母防龙并酒柏。"

下焦湿热兼火邪，脚肿，膝盖肿，鹤膝风，尿黄赤。怎么知道有火邪？尿黄浊，严重的涩痛，各种水液浑浊的，一般都属于有火热。

夏天溪水浑浊，秋冬天则清澈见底，因为秋冬天寒，夏天热，热了这些东西就会滚起来。那湿热怎么办？知母防龙并酒柏。

我们用龙胆草跟黄柏来清热，用防己来利水除湿。清热除湿药有一个特点，容易伤阴，所以我们加点知母去育阴。你看龙胆泻肝汤，龙胆泻肝丸，怎么有生地呢？知柏地黄丸怎么有知母呢？原来利水恐伤阴，所以加点知母进去。

知母这味药比较厉害，知母知母，百病之母，它能够降润肺经，降金生水，滋肺肾，它最重要的特点是治骨蒸劳热。

有一个朋友的父亲经常觉得骨头都在发热，不知道换了多少医生都不行，问我能不能治。

我问他是白天厉害还是晚上，结果是晚上厉害，一般是阴虚火旺，骨蒸劳热。

我说家里条件如果好一点，钱多一点就买太子参配知母。如果家里条件普通的，钱不是很多，就买百合配知母。百合配知母，从肺滋到肾，降金生水。太子参知母，那就是从心肺里头滋润到肝肾里去了，这个可以平时拿来泡茶煎水。

《神农本草经》讲，知母主治消渴，也就是说它是糖尿病阴虚火旺的药。有患者说晚上彻夜干渴难耐，用点知母枸杞子泡水喝，主消渴。

知母主治有三。第一，泻肾经之火。下焦湿热的时候，有火气，尿涩痛。知母配黄柏最泻下焦生火，只要出现尿黄赤了，知母黄柏一剂见效。就像口苦，那就是柴胡龙胆草。

大家要学这个特效药对，像老师昨天讲的苦药对，口苦的——柴胡龙胆草；尿黄赤药对——知母黄柏，这是特效的。然后一碰到病人反映这些症状的时候，你就随证治之，就用特效药对。

单味药有的时候力量不足，单拳难敌四手。用两味药，兄弟同心，其利断金。夫妻同心，门前黄土也变金。药它是相须相使的，要么互为夫妻，要么互为兄弟，要么相反相击，要么它们是队友，要么它们是很好的君臣。

如何利用其泻肾经之火？比如用肉桂熟地补一下，有人一吃补药，尿就黄，小便就涩痛，这种情况加点知母就没事啦。

第二，知母可以做利小便之佐使。它不是直接利小便，它可以成为利小便的先锋部队。

比如说，这个人小便拉不出来，有结石卡在那里。车前草、滑石都可以治结石，但是它们治结石像推力一样直接放水将它推走，缺点滋阴的。知母放下去，像推石头要用很大的力，但给石头的下面放两条木棍，当"润滑油"，推起来就好轻松啊！

知母就是滋阴的润滑油。有时候你想排出大便用火麻仁，你想排小便用知母，而用车前子、泽泻可以排得更多。

有些人小便涩痛，量又少，怎么办？我们就可以用泽泻滑石，让尿变多，再用知母让他排得顺畅一点。所以它是利小便药的佐使，君臣佐使，就是说可以辅助的。

第三，治痢疾奇效。治里急后重，拉肚子，肚脐以下痛得人翻来覆去。

老师要讲一个案例，让你们能够急时不会慌了手脚。

上车村的胡香姨，80多岁，经常过这边来。我经常到她家去喝擂茶。她采擂茶是按照时令季节采的。有时候看到旱莲草采点打进去，有时候看到紫苏就采一点打进去，有时候看到薄荷就采一点打进去，口感非常好。

有一次她在村里碰到一户人家，这个小孩子五六岁，边哭边从家里出来，发生了什么事情？

跑进家里看，家里倒下一个老人，捂着肚子，翻来覆去，好像吃到农药一样。小孩子哭着出去了，大人回来看到这种现象慌了手脚，不知道怎么办。

当时胡香姨年轻比较壮，一下子把她抱到床上去，看见墙壁缝隙里有一团头发，以前人对头发很恭敬，不是说搞断了就随便丢掉，而是会塞到墙的缝隙里。然后她就拿出头发点火烧灰，用她家里的，水油灯的水油（番油），这是佛前点灯的那个油，倒在手上，和那个灰一起按到肚脐那里。三分钟后就放了几个屁出来，不绞痛了，安静了，半个小时后起来像正常人一样，没事了。她以前也发作过这种绞肠痧，但是没有好的这么快。家里立马准备大餐，把仅有的这个蜂蜜，送给救命恩人。

刚才讲到知母善治痢疾脐下痛，脐下绞痛的，绞肠痧，所以想起这个案例。

《兰室秘藏》里头有一首正气汤，正气存内，邪不可干。专门治这个"偷盗"的病，就是偷偷来的，比如盗汗。

我们知道藿香正气散，藿香正气散是除热的。这个《兰室秘藏》的正气汤不一样，它治盗汗用炒过的黄柏跟知母，各一钱五分，炙甘草五分，打为粗末，一次温服，就可以消除晚上盗汗。

夏天晚上咽干口燥，一睡下去就汗湿脊背，知母黄柏炒过之后打粉，吃几次就好了，可以让心肺肾都交泰。

有一患者想不开，诸气膹郁，这个痰就积在肺，用解郁的药能稍微缓解，但是好不彻底，像六一汤之类的。痰堵在胸这里，就是不下滑到肺里，怎么咳都没有用，已经有好几十天了，然后医生就断他病在肺，诸气膹郁，肺阻塞了。

在原方解郁药里头加一味药——知母，第一剂服下去，好像肺里头的阴影噗通一下就掉到肠里头去了，走下去了，可见知母这味药可以润痰浊。

好，再看防己，防己有汉防己跟木防己之分。木防己一般用来治风，汉防己用来治水。厥阴风木，木嘛，就是治风。汉有三点水，汉防己是治水的。

比如说尿排不出来了，就用汉防己；头痛、关节痛就用木防己为主。防己这两大功用，上能祛风湿，下可利小便，非常厉害！

有些人关节肿痛，肿不就是有风湿吗？要利小便，治湿不利小便非其治也。痛的话，诸风为病痹痛，那怎么办？就要祛风并利小便，就用防己，它是利水消肿祛风止痛要药。

《名医别录》记载，可以用防己治疗虫疮癣毒，所以地肤子、白鲜皮配防己是可以除湿癣的。

《药类法象》讲防己味大苦，所以可以除腰以下湿热，如脚气。善走窜，通行十二经。

一般祛湿热的药很难通经络，通经络的药很难祛湿热。但是经络不开，湿热跑不掉；湿热不利，经络也不通。有两味药既能通经络，又能祛湿热，哪两味药？防己和土茯苓。诸湿肿满，皆属于脾，非堵塞就不痛，非湿则不肿，既肿又痛，说明既有湿热又有经络不通。就拿痛风来说，脚肿的厉害的，脚下肯定有邪气，有湿邪，无湿邪就不会鼓一个包，用土茯苓、防己，这两味药就是治痛风的极效药。

土茯苓、防己再配威灵仙，既可以祛风湿止痛，通经络，又可以利水渗湿走小便。土茯苓跟防己都是既可以归类于祛风湿药，也可以归类于利水渗湿药。

老师用这个思路治疗丰顺的大叔，他的痛风三年没好，我只让他服三十剂药全好了。我在丰顺那边名气一下子打开来了，他们一来就来十人八人。如果我不说息诊，病人还要源源不断地过来。

好，我们看这个防己它是通利药，可以通九窍，通腠理利九窍，通行十二经络，利是利水湿。一味药既能通又能利的真的比较少，大家要好好学这味药。

有些患者很奇怪，他吃一些下利的药，比如枳实、厚朴、大黄、芒硝，大便还不下，放一点点祛风湿的威灵仙就通下来了。

有人吃了五苓散尿还出不来，放一点木防己、土茯苓，尿就出来了，为什么呢？湿在那里，力量不够通不开，再放点通经络的药就通开了。好像炸药的导火线一样，通经络就是那条导火线，没有导火线炸不了。

《神农本草经》讲，大腹水肿，四肢浮肿，骨节有水气都可以用防己，防己可以通到骨节里头将水气调出来。

李东垣的《本草食记》讲到，通可去滞，通草、防己之类药引，专门去小便黄水滞塞，它可以泄利二便，十二经络有湿热壅塞不通，非此药不能除，真行经利水之仙药也，无可替代者。这个赞誉太高了！

讲到要药、妙药都好厉害，想不到还有仙药，这类药是品级非常高的，就是说在泄利小便药之中，几乎很难找到跟它媲美的，它在这个领域就是状元。

防己配黄芪就是治疗虚胖的绝配。倪海厦倪师在国外用这个专门治老外虚胖。因为老外中虚胖的多，用此方可以保证一个月减一二十斤下来，而且是安全减肥，不是滥用泻药。

人虚胖无外乎就是虚加水湿，虚者黄芪补虚，水湿者防己可以利湿，防己配黄芪就是虚胖的极效药，特效药对。

张仲景用这两味药来命名，就能想象这两味药的作用有多大。它既然能够减虚胖，就可以治疗高血脂。

高血脂的，用黄芪 30 克，防己 12 克，白术 10 克，甘草 4 克，生姜 6 克，大枣 3 枚，可以加减，加点通便的都没所谓，就是防己黄芪汤，服药后高血脂就可以好转。

单方一味真的气死名医，怎么说呢？有一个老阿婆专在乡村叫卖，专治手脚痛，有神药。那些别的地方没治好的，就在她那里买药，吃了就好转，一时人群争相购买。

有一个医生就奇怪，在我这里治不好，老阿婆斗大的字不识几个，竟然能治好病，她究竟用什么方呢？

他就过去买药，回来试效四肢疼痛的，果然效果不错！然后请有经验的老药工来验药，发现此药就是防己一味。古籍中早有说明，防己治痹，祛风除湿，止痛利水，只是没想到有如此神效。常言道，单方一味气死名医，真不是虚言，自此以后每用治风寒湿痹症皆善用此药。

《本草切要》记载，膀胱水蓄胀满，像蓄水池一样蓄满了，怎么办？

用防己两钱，车前子、韭菜子、泽泻各三钱，水煎服。这四味药，叫导尿四药。

韭菜子温阳气化，车前子、泽泻能使膀胱发大水，防己直接将沟通开来。通沟发大水加气化，这个小便哗地就下来。中风久卧床，尿不出来的，就这四味药。抓成药不用两块钱，因为都是 10 克左右的，只有四味药而已。

《本草切要》记载，有一个脚气肿的，他爱吃鱼，爱去捕鱼，脚肿的不得了。脚肿必牛瓜，牛膝木瓜。倘然伤一腿，牛膝木瓜知。古人多厉害，腿伤了，只要用牛膝、木瓜跟防己各三钱，牛膝、木瓜可以引到脚，防己可以将水利出来，加点桂枝、枳壳，桂枝升，枳壳降，提高它的升降能力，各一钱水煎服，速愈，这个脚气肿的就会退掉。

还有遍身疥虫瘙痒，湿热熏蒸，这时就用黄芪、当归各二两，金银花一两，防己三两，煮酒饮之，水酒各半，驱虫痒非常有效，为什么？

治风先治血，血行风自灭。用黄芪、当归补气活血，血就通了，正气起来了。用防己、金银花败毒。金银花，花类药善走表。所以肌表瘙痒，无论哪种肌肤瘙痒，比如糖尿病足，伤口好不了，或者刮伤了，周围红肿瘙痒，只需到药店去买十块钱的金银花，分两三次煎水洗伤口，它就逐渐不痒了。

皮肤瘙痒的外洗方，金银花煎水非常好。如果你再配合防己、黄芪、当归内服，那就是治遍身瘙痒的奇方，有疥虫都可以治。

现在疥虫比较少了，因为睡稻草秆的很少啦！现在都铺棉褥子，竹席了，以前都是睡稻草秆，这是以前留下来的奇方。

到农村去，看还睡稻草秆的，浑身瘙痒，这个方开出去，莫不应手取效，已经流传了千百年了。

好，下一味药，龙胆草。一听这个名字就觉得不同凡响。龙是什么？龙就是肝，龙雷之火往上冲。

你看古人不叫它肝胆草，而叫龙胆草，其实龙胆草又名肝胆草，肝胆湿热就靠它了。

有一个龙胆泻肝汤，太厉害了。只要脾气暴躁，口干口苦，舌苔黄腻，尿黄尿赤，脉象弦硬洪数，一派湿热之象，龙胆泻肝汤一剂就可以去其大半，三剂下去都已经到八成了，不用服第四剂了。

比如最近为高考心急火燎，或者打官司，跟邻居争田地相互骂，气势汹汹，凶神恶煞，要用龙胆泻肝汤，为什么呢？肝在发怒了。还有什么特点？目赤肿痛，高热不退，身体的热象退不下来的，高血压这些都是肝热。高血压突然飚上头脑的，用龙胆泻肝，龙胆草就是最泻肝的。

《本草发挥》记载，两目赤肿，双睛胀突的，比如甲亢，病不可忍，已经忍受不了了，怎么办呢？以柴胡为主，龙胆草为使，治眼病必用。

从一个人的眼中能看到两团火的，直接用柴胡龙胆草，就不要用枸杞子、菊花了，力量不够。普通的眼睛花或者有点痒，用枸杞、菊花；眼中"起火"啦，柴胡龙胆草，这个分量是不一样的。

肝热枸杞子菊花；肝火柴胡龙胆草！为什么呢？热乃火之渐，火乃热之极，热到极处要打人了，牙齿咬得咔咔响，非常嗔恨，目肿胀。

《主治秘诀》这本书非常好，逻辑井然。它说龙胆草主治有四。除下半身风湿，一也。除周身湿热，二也。除脐以下到脚肿痛，三也。除寒湿脚气，四也。它的药性作用跟防己大同小异，如果想清上焦的热，龙胆草最好用酒炒，因为酒炮制过的药都有上行之效。

《得配本草》中记载，龙胆草配什么药就治什么病。如果龙胆草配苍耳子，就可以治疗耳病。不要以为苍耳子只治鼻子的病，它的名字叫苍耳子，肯定能治耳病，不要只知道苍耳子辛夷花薄荷白芷治疗鼻炎鼻痛。

有些人喝酒以后耳朵痛，用苍耳子配龙胆草。急痛大多都是火，慢痛一般属于虚跟湿。急痛的，龙胆草跟苍耳子各用 10 ~ 20 克，一剂下去耳朵就不痛了。

如果他喝酒又打架，眼目红肿，龙胆草配柴胡，治目疾肿痛。

龙胆草配防风，可以治小儿盗汗。龙胆草配麦芽可以治黄疸。龙胆草配鸡子清，就是鸡蛋清，可以治疗伤寒发狂。

有些人发狂了，就用蛋清，蛋清非常轻，可以安神定志，清稀的属于天部。蛋清引到天，蛋黄就引到肾，所以蛋黄是补肾的。蛋清是补肺的，老是肺咳的，就用蛋清来作药引子。

龙胆草配猪胆汁，可以治疗大病以后身体烦热，口苦盗汗。

济南名医吴老，有一个明朝传下来的方子，治疗两边头角额角间跳痛如针扎。

两额角那里抽痛，像被针扎一样，他说此乃肝胆郁热，非酒洗龙胆草不能除。记住，凡是治病说非此味药不能除的，说明这味药太重要了。两边额角属于胆经所管，所以用龙胆草。龙胆草是泻肝胆的上乘药，属于飞龙虎将，专门泻肝胆的。

酒洗龙胆草就是龙胆草放在酒里过一遍后再炒，炒过后，吃了就不会寒凉伤胃，又可以清额头的火气。

有些人额头暴青筋，不痛，龙胆草用 3 克，痛了就用 10 克。

鹤膝风，风湿性膝盖痛，老年人最多。有一个患者，风湿，膝关节肿痛，左膝严重，有积液，抽出好多黄色液体，但都没有好，怎么办？

三剂就让他诸症大减，再服三剂痊愈，什么样的好方子呢？原来就是龙胆草 24 克，桂枝 9 克，薏苡仁 12 克，川牛膝 9 克，陈皮 12 克，生姜 3 片，六味药而已。牛膝、薏苡仁可以引药到膝盖，桂枝配龙胆草可以让龙胆草降火气又不会伤胃，加点陈皮、生姜护胃。

《医学衷中参西录》记载，只要吐血衄血，眼中出血，大多血热妄行的，脉象数热搏指的，龙胆草泻肝胆湿热力量非常大。

小孩子流鼻血，就是一激动，一跑步一运动就流鼻血的，龙胆草 3～5 克泡水给他喝。为什么呢？因为肝气上攻，用龙胆草来泻气分热，血随气升降，气降则血降，所以可以起到止血效果。

## 方 药 集 锦

下焦湿肿兼火邪，知母防（己）龙（胆草）并酒（黄）柏。

《神农本草经》讲，知母主治消渴，也就是说它是糖尿病阴虚火旺的有效药。

口苦的——柴胡龙胆草；尿黄赤药对——知母黄柏，这是特效的。

知母善治里急后重，脐下绞痛，绞肠痧。

治盗汗用炒过的黄柏跟知母，都要炒过，各一钱五分灸甘草五分打为粗末，一次温服，就可以消除晚上盗汗。

防己有汉防己跟木防己之分。木防己一般用来治风，汉防己用来治水。

防己有两大功用，上能祛风湿，下可利小便。

治湿不利小便非其治也。

《名医别录》记载，治疗虫疮癣毒，地腹皮、蛇床子配防己可以除虫疮癣。

非堵塞不痛，非湿则不肿。

土茯苓防己再配威灵仙，既可以祛风湿止痛，通经络，又可以利水渗湿走小便。

《神农本草经》讲，大腹水肿，四肢浮肿，骨节有水气都可以用防己，防己可以通到骨节里头让水出来。

防己配黄芪是治疗虚胖的绝配。

高血脂的，用黄芪30克，防己12克，白术10克，甘草4克，生姜6克，大枣3枚，可以加减，加点通便的都没所谓，就是防己黄芪汤，服药后高血脂就可以好转。

《本草切要》记载，膀胱水蓄胀满，要导尿，用防己两钱，车前子、韭菜子、泽泻各三钱，水煎服。这四味药，叫导尿四药。

倘然伤一腿，牛膝木瓜知。

遍身疥虫瘙痒，湿热熏蒸，用黄芪、当归各二两，金银花一两，防己三两煮酒饮之，水酒各半，非常驱虫痒。

治风先治血，血行风自灭。

皮肤瘙痒的外洗方，金银花煎水非常好。如果再配合防己、黄芪、当归内服，那就是治遍身瘙痒的奇方，有疥虫都可以治的。

肝热，枸杞子菊花；肝火，柴胡龙胆草。

龙胆草配苍耳子治耳病。

喝酒又打架，眼目红肿，龙胆草配柴胡，治目疾肿痛。

龙胆草配防风，可以治小儿盗汗；龙胆草配麦芽可以治黄疸；龙胆草配鸡子清，可以治疗伤寒发狂。

两边头角额角间跳痛如针扎，此乃肝胆郁热，非酒洗龙胆草不能除。

鹤膝风，风湿性膝盖痛，用龙胆草24克，桂枝9克，薏苡仁12克，川牛膝9克，陈皮12克，生姜3片，六味药而已。牛膝、薏苡仁可以引药到膝盖，桂枝配龙胆草可以让龙胆草降火气又不会伤胃，加点陈皮、生姜护胃。

小孩子流鼻血，龙胆草3～5克泡水给他喝一喝。

# 干葛、天花粉

6月30日　星期日

轻松学歌赋，《治病主药诀》第22句，"渴用干葛天花粉。"

葛根是粗壮的根，饱满的，切成一片片，你看晒干了还这么大块。它整条的根能够深扎九地以下，然后将汁水送到九天之上。它这种吸水液津液的能力超级强大，吸起来往叶上面供。它到肚子里可以将肠胃里的水（津液）吸起来供至头部和颈部。它可以治疗什么？干咳。夏天咽干口燥，要熬点什么？葛根、麦冬、石斛，这就是最好的养阴利咽茶。

老看手机、电脑忘了喝水，颈部僵硬，把葛根加到生脉饮里头，马上咽喉滋润，口舌生津。光用生脉饮，只是养五脏阴，加上葛根就养颈椎之阴，头脑之阴。

它能生津止渴，所以主消渴，治糖尿病时用得非常厉害，晚上口干舌燥，饮水不解渴，可以50克、80克的用。

葛根有什么好处？它能将本来往下掉的水提到咽喉来，所以多尿减少了，口干渴也好啦！它可以对流，燥湿。切开来看有好多汁水，好多纤维，纤维就起到输送津液的作用，汁水就起到滋阴润燥的作用。葛根可以让身体内部的津液分布正常，是水津四布的一味药。

有些人皮肤干燥，一般要用到葛根。

有些人颈椎病，吃了葛根汤，颈椎病减轻了，放松了这个颈椎，最重要的是皮肤变滋润了，不用补水了。

"阳春布德泽，万物生光辉"就是这样来的。桂枝汤就是阳春布德泽；葛根呢，让水液升腾起来，万物生光辉。我们的汤方可以去证这个诗句诗词。

葛根还有一个非常重要的作用，可以治心绞痛，心慌憋闷。与其治颈椎僵硬疲劳道理相通。颈椎属于哪个脏腑所管？头颈归心肺，腰脚归肝肾，四肢归脾胃，这种脏腑管理肢节九窍的思路要明白，四肢没力，用四君子；腿脚不行就要用肾气丸，手脚都没力，疲倦，就要用四君子。

头颈疲劳，葛根汤，强心补肺。颈部归心肺所管，心肺是比较靠近咽喉脖颈的。

同仁堂发明了一款药非常好，一味药专治心脏病，这味药你想破脑子都想不到。你以为是丹参，以为是三七；心肌梗死堵住了，你以为是红花或者鸡血藤，非常厉害的活血化瘀药，都不是。它居然是葛根一味，愈风宁心片，治风湿性心脏病，既便宜又有效果。

风湿里头常可以用葛根，为什么？它是藤类药，藤类药专干什么的？专门干疏通经络的事，软藤横行筋骨中，这是口诀。藤类药都是善于穿筋透骨的，鸡血藤、海风藤、青风藤、络石藤、鸡矢藤，以及葛根葛藤（葛根又叫葛藤，上面是藤，下面根部叫葛根），都带有强烈的疏通经络之功。

桂枝汤加葛根或者葛根汤都可以治疗心脑血管堵塞。

《神农本草经》讲葛根治疗诸痹。看到没有，诸痹就是各种血脉痹阻痹痛，包括胸痹。碰到患者说心胸闷痛，痛到肩背去了，那就可以用桂枝加葛根汤。

你问他是不是有时候颈部还很僵硬。他如果说是，那就对了。如果心胸闷又透到肩背致其不灵活啦，桂枝加葛根汤，一用极效，这就是葛根治疗诸痹。

心痛彻背，好，瓜蒌薤白汤。瓜蒌薤白汤加点葛根，为什么呢？《神农本草经》讲的治疗诸痹，比如说各种关节痹痛常可以选择葛根作为先锋部队，先去打通前路。

另外，它还可以解诸毒，葛根可以解酒毒。有些患者整天酒气熏蒸，应酬非常多，平时泡点葛根茶。葛根茶一度都卖到脱销，为什么呢？专门买来解酒。它的花朵解酒作用更强大，但是它的根可以防治酒精肝、脂肪肝，所以服用葛根茶可以防治酒精肝、脂肪肝。

《名医别录》讲，葛根治疗消渴。记住哦，葛根一般水煮的不如新鲜的榨汁。糖尿病人本来一天要喝五升水，葛根生汁一喝下去，一升就够了，就不干渴了。

有一个四生汤太厉害了，用生的白茅根，生的大小蓟，生的葛根，生的旱莲草，治疗什么？血热出血，口大燥，血热妄行，就是说你身体发热以后皮肤一下就流血，新鲜的汁一下去就降了。

这些用来对治小孩子发高烧的效果也非常好。中药里这些新榨的鲜草药汁，大都具备凉血退热之效。

《日华子本草》讲到，心烦闷热狂，葛根主之。

我们说，怨恨恼怒烦，人生五毒丸，半颗要你病，一颗要你命，怎么办呢？葛根茶就解了。就是说食物中毒我们常常用甘草金银花来解，情绪中毒用葛根来解。

人闷了去喝酒，既中酒毒又中情绪之毒，一味葛根汤解之，为何呢？

这是以前医家没讲的，老师从《日华子本草》领悟的。

《本草拾遗》讲，葛根主伤寒中风头痛，尤其是葛根入阳明经，能解肌，前额痛葛根白芷效果最好，然后再配合按解溪穴，几乎就是按摩好一半，吃药再好一半。

眉棱骨痛，老师最有心得，葛根汤加点白芷一吃就好。如果前额痛就葛根汤加白芷，加个 20 克速愈。

老师前阵子治一个牙龈肿痛，他之前换了好多地方，老是治不好，要拔牙了。

我说，你除了牙龈肿痛，颈椎怎么样？他说颈椎僵硬。

记住，好多牙痛是咽喉炎跟颈椎病引起的。许多肩头脖子弯下去的，表面上问题是牙跟咽喉，实际上是在后面颈椎，为什么呢？

因为你看，一个人颈椎弯了之后这个咽喉就堵，牙火就来，吃2粒煎炸的花生米就上火了。如果颈椎不堵，吃20粒都不上火。容易上火的时候，多去吊单杠，这在太极里叫南墙挂壁，身体可以跳上去挂在墙壁上，这个功夫一般人做不到的，厉害的就是太极宗师！

想不到颈源性的咽喉炎跟牙痛有关系，老师当时想通了，前面的病要后面治，所以咽喉牙齿痛要用葛根汤加白芷、地骨皮、骨碎补。一剂就好啦。

后面的病要前面治，颈椎病老是治不好，问他是不是痰多，他说是。是不是觉得咽喉老有东西堵住，他说是。用半夏厚朴汤。

这个咽痛，二陈汤一下去这个咽喉就放松啦，叫作后病前治。

有些患者说太怕热了，吃一点点煎炸烧烤就上火。我说这不是热，是经络堵塞。试试服点葛根汤，然后走路要挺胸，把身体拉直一点，让气血通畅，那不就不热啦！

《主治秘诀》讲，葛根功用有四，止渴一也，解酒二也，发散表邪三也，治小儿疮疹难出四也。

小孩子疮疹难出，葛可以把它透出来！所以温热病烦热又带咳的，温热病流行，用葛根佐柴胡、防风、甘草、桔梗最妙，它可以散郁火，疗头痛，治温疟往来。

我们看《得配本草》是怎么巧妙运用葛根的。生葛根可以解一切温热吐血，如果没有新鲜的怎么办呢？用滚水泡葛根冲服。

《用药法象》讲葛根是止泄泻的要药。为什么？因为葛根能升阳，鼓舞胃气上升，其气轻浮，升阳除湿止泄泻。

拉肚子，拉出来的东西让肛门灼热，里急后重又拉不干净，葛根芩连汤，葛根、黄芩、黄连，黄芩、黄连降浊阴，葛根升清阳，清阳升浊阴降，人安然病消散。

《开宝本草》讲，葛根捣汁可以治疗小儿热疮。

朱丹溪曾经治过，有一个男子喝很多酒，身体发热，就是好不了，然后想来想去用葛根。葛根下去酒毒还是没有解。后来一想，最好解酒毒的居然不是葛根葛花，是一味什么药？北方叫拐枣的，就像一个拐杖一样，像一个香炉两个头。他们号称，这个家庭酿酒了，如果院子里头有一颗拐枣树，酒味就会没，就会被解掉，它就有这个力量。它叫枳椇子，枳椇子止渴除烦，配葛根解酒毒的力量就强大啦！

现代医学研究，野葛根有多种微量元素，对人体有诸多好处，可以滋补营养，养颜护肤，延缓衰老，可以改善骨质增生，调血压。

好，天花粉。天花粉是苦寒凉的，善于除胃中积热，咽干口燥，特别是身体又黄疸的，天花粉清热生津，还可以治乳痈疮痈，排脓止痛。

碰到哪种类型的干渴用天花粉好？身体长疮的，长疮的没有哪个不是咽干口燥的。因为疮要吸大量的血气，长疮的人一般会发热，发热就会暗耗津液，我们就用天花粉来补津液，脱疮排脓。

仙方活命饮就用到天花粉。疮痈初起的时候肯定发热，发热肯定消耗津液，天花粉既补津液，又可以治疮痈，可以排脓生肌的。

《日华子本草》记载，乳痈发背重用天花粉。既解决咽干口燥，又解决疮痈托不出来。

《罗氏会约医镜》记载，用瓜蒌根就是天花粉捣汁，若是小孩子就加点蜂蜜，解黑疸危机。黄疸都已经转黑了，这个黑气就是死亡之气。

老师就想到如果严重的印堂发黑，买点天花粉来吃一下，可以养津液。

《药征续编》讲到，烦渴有两种。一种是渴得非常心烦，要用石膏；一种是只渴而不怎么烦的，那用天花粉。渴而不烦者天花粉，渴而烦者石膏。

五脏六腑的热都是不一样的，所以治渴要辨别五脏。五脏六腑皆令人津，有心渴，肝渴，脾渴，肾渴，还有肺渴。

辨渴的法一般人不知道，大家可以看《本草汇编》，有辨渴的。

有人渴，还眼睛干涩，这是肝渴，因为肝开窍于目。他一定是过度用眼睛以后，肝血不够了。肝血不足就要向肠胃拿津液，肠胃津液被拿走了，咽喉的水就不够了，就要向外面索水。所以不断的补水没有用，因为肝这里干燥了，必须要用一些女贞子、旱莲草，再加点天花粉，就可以治疗咽喉渴又带眼目干涩的。

有一种渴是舌面干得都快要裂了，舌干口裂口燥，这是什么渴呢？心渴。心开窍于舌，心渴用天花粉配竹叶，配导赤散，竹叶、木通、甘草、生地，这四味药加点天花粉。

病人说好渴啊，非常干渴，怎么饮水也不解，这是心渴，心中欲望太多了，欲望一多的时候人就会赤红赤红的，要用导赤散。导赤散治心中欲望多，再配合天花粉。

有一种渴，咽喉像喷火一样，干渴。有好多是扁桃体发炎喷火一样干渴，扁桃体发炎，最厉害的一个穴，直接放血就会好，哪个穴？少商放血。少商属于哪条经？肺经！咽喉扁桃体发炎，喉痹，干渴的，这是什么渴？肺渴。肺渴用什么？知母贝母款冬花，专治肺咳一把抓。肺中热火的也可以用泻白散，用这个地骨皮。泻白散，白就是肺，薤白就能泻肺，所以小孩子肺热，扁桃体发炎，肺渴。

有一种渴，嘴唇干裂，嘴唇都肿起来，甚至嘴唇长痈的，这种渴属于什么渴？脾渴。脾开窍于唇。有些患者一过来，嘴唇都长疮了，脾火重，天花粉配泻黄汤。黄乃土之色，所以泻黄汤可以治疗嘴唇长疮痈，唇裂的。

有一种渴，晚上翻来覆去都睡不着，觉得骨头都在烧，这是什么渴？肾渴，更年期多见，配地骨皮，配百合知母。百合知母不是降肺的吗？虚则补其母，金能生水，虚则补其母降金生水。更年期觉得骨头像是有把火在烧，百合知母加地骨皮，再加点天花粉，这三五味药泡水喝，当晚就可以感受到药效。

有一种干渴，尿黄赤涩痛，这是什么渴？膀胱渴，用车前子配天花粉，一用就见效。

有一种渴，浑身都发黄，口又苦的，是胆渴，用什么？龙胆草，再配点天花粉。

病人干渴，要问一个兼证，再第二个兼证，就成了。

鼻子也很干燥的，肺渴，加点百合、知母；咽喉干燥就加点枸杞子、菊花。心烦，舌头又很红，要加竹叶竹心，或者用这个鲜竹沥口服液。

有的时候是灵活的，只要用一块五毛钱买鲜竹沥口服液，咽干口燥，小便短赤的现象就解决了。

天花粉善治渴，从补药可以治虚渴，从凉药可以治火渴，从气药可以治郁渴，从血药可以治烦渴，天花粉乃治渴要药也。

记住没有，刚才讲到的，葛根是治泄泻的圣药，天花粉是治渴的要药。

从气药可以治疗郁渴。看人不顺就是自己修行不够，那个人简直就是你的眼中钉肉中刺，你一看他，立马就说水呢，水在哪里？他就是你的冤家。赶紧弄点天花粉，再配点香附，香附配天花粉就可以治郁渴。

另外有一种叫烦渴，烦乃心所主，诸痛痒疮皆属于心。有的时候脚崴伤了，踢伤了，脚起水疱，总之就是破皮了，发现最近怎么老干渴？原来是血分中的水出来了。你看骨伤以后的人特别渴，想喝水，这叫血渴，人也很烦，就从血药治烦渴，四物汤加天花粉。

又有一个患者，天气热的时候渴。热从凉药，清补凉加天花粉可以治疗热渴。

有些老年人天气越冷他晚上越渴，拼命的要喝水，天气热的时候咽喉就很湿润。就像树一样，天气热的时候好滋润，天气凉的时候就干枯。这种大多都是虚渴，用六味地黄丸加天花粉。

我碰到一个老年人，皮肤干燥，发裂，像非洲大地一样，晚上老是搔这个腿，六味地黄丸加痒六味，威灵甘草石菖蒲，苦参胡麻何首乌，药末二钱酒一碗，浑身瘙痒一时除。痒六味再加点天花粉去润燥，瘙痒引起的渴，应手而愈。晚上口干渴，瘙痒，冬天加重的，因为晚上阴气为主导，阳气不升了。

《医学衷中参西录》关于药物药性解的非常精辟，张锡纯讲，天花粉能生津止渴，还可以润肺。肺燥渴，比如咳嗽声像烂钟声的，很干裂，必须用天花粉。知母贝母，款冬花再加天花粉，这种燥裂之渴就可以得愈。

天花粉又善通行经络，解一切疮痈热毒。因为天花粉这种药物，在地里头长，钻劲强大，跟葛根一样。凡是钻劲强大的，都可以通行经络。凡是疮在那里老是留之不去的，叫滞塞，通可去滞。徐之才的药物十剂，要牢牢记在心上，宣可去痹，通可去滞。葛根、天花粉都是通性很强的，又能够润燥，所以局部堵塞又很干燥的，就用葛根，天花粉。

疮痈热毒，疮不是一种火聚在一起吗？疮字，病在仓库，仓库关死了，把火关在那里，我们就用葛根、天花粉破开它，然后再撒水，像这个消防车要配合破门的工具，一破开来这个水就射进去。

疮痈初期，多配合连翘、穿山甲，一用即消；疮痈已溃，就配黄芪、甘草。

疮痈溃烂以后，有些人老是喊口干舌燥，黄芪、甘草再加天花粉。疮痈没溃烂的就用连翘、金银花。当然尽量不要用穿山甲，可以用穿破石取代，或者可以用皂角刺或者两面针。都是带破的，有刺能穿破，有藤能通经。

老师最喜欢用一味药来治疗肿瘤包块，带刺又是藤的，藤可通经络，刺可破结。藤条带刺的，既通行经络又可以开破。

我们五经富人，只要长一些疮痈肿毒又口干燥不舒服的，去喝擂茶就好了。擂茶里都有一种药，专门治疮痈肿毒，还可以接骨——苦刺。我们当地客家话叫苦刺心。它长得就是个藤蔓，窜来窜去，还带刺，藤能通经络，刺能开破。不怕肿瘤急如火，只要苦刺就足够。

天花粉有一个很神奇的作用，生肌排脓。人烂肉及骨，就是说肉已经烂到骨头发黑啦，股骨头坏死之类的，有一招，吃猛药，黄芪、甘草、天花粉，能够让溃烂的肉从深处慢慢往外长，由内往外长肌肉，徐徐将疮脓排出。黄芪甘草天花粉，叫排脓长肉汤。

《中草药疗法资料》讲到，乳头溃烂的，用天花粉100克碾成粉末，鸡蛋清调敷患处就可以好。

王某是一个农民，年过半百了，他在干农活使铁锹时不慎把自己的胸部戳了，整个胸部痛不可忍。医院一检查见没有骨折，也没有办法，去找中医吧。

中医就用30克天花粉煎服，几小时后就觉得痛减轻了，三天以后症状全部消失。原来天花粉对局部跌打损伤疼痛也有效果，天花粉可以通经络就是这里来的。

天花粉是消渴圣药，所以糖尿病又经络不通手麻痹的，可用天花粉。

### 方药集锦

渴用干葛天花粉。

葛根、麦冬、石斛，是最好的养阴利咽茶。

桂枝汤就是阳春布德泽，葛根就让水液升腾起来，万物生光辉。

四肢没力用四君子；腿脚不行用肾气丸。

头颈好疲劳，葛根汤，强心补肺。

桂枝汤加葛根或者葛根汤都可以治疗心脑血管堵塞。

胸痹，用桂枝加葛根汤。

心痛彻背，瓜蒌薤白汤加点葛根。

怨恨恼怒烦，人生五毒丸，半颗要你病，一颗要你命。

前额痛葛根白芷效果最好，然后再配合按解溪穴，按摩好一半，吃药好一半。

眉棱骨痛，葛根汤加解溪穴，加白芷一吃就好。如果前额痛就葛根汤加白芷，加个20克速愈。

《主治秘诀》讲，葛根功用有四，止渴一也，解酒二也，发散表邪三也，治小儿疮疹难出四也。

温热病流行，用葛根柴胡防风甘草桔梗最妙，它可以散郁火，疗头痛，治温热往来。

里急后重又拉不干净，葛根芩连汤，葛根、黄芩升清阳，黄连降浊阴，清阳升浊阴降，人安然病消散。

严重的印堂发黑，吃天花粉，养津液。

《药征续编》讲，渴而不烦者天花粉，渴而烦者石膏。

女贞子、旱莲草、天花粉，治疗咽喉渴又带眼目干涩的。

心渴：导赤散配合天花粉。

肺渴：天花粉加泻白散。

脾渴：天花粉加泻黄汤。

肾渴：天花粉配地骨皮，配百合知母。

膀胱渴：车前子配点天花粉。

胆渴：龙胆草配天花粉。

烦渴：四物汤加天花粉。

郁渴：天花粉加香附。

天气热的时候渴：清补凉加天花粉。

天气冷渴，老年人虚渴：用六味地黄丸加天花粉。

天花粉善治渴，从补药可以治虚渴，从凉药可以治火渴，从气药可以治郁渴，从血药可以治疗烦渴，天花粉乃治渴要药也。

葛根是治泄泻的圣药，天花粉是治渴的要药。

威灵甘草石菖蒲，苦参胡麻何首乌，药末二钱酒一碗，浑身瘙痒一时除。

疮痈初期，葛根天花粉多配合连翘、穿山甲，一用即消；疮痈已溃，就配黄芪、甘草。

疮痈溃烂以后，老是口干舌燥，黄芪、甘草再加天花粉，疮痈没溃烂的就用连翘、金银花。

黄芪甘草天花粉，叫排脓长肉汤。

《中草药疗法资料》讲到，乳头溃烂的，用天花粉100克碾成粉末，鸡蛋清调敷患处就可以好。

天花粉是消渴圣药，糖尿病又经络不通手麻痹的，可用天花粉。

# 半 夏

7月1日　星期一

轻松学歌赋，《治病主药诀》第14讲，"半夏燥脾斯时禁。"

半夏能燥湿健脾，即燥脾，它还能降气和胃，降逆止呕，有助于饮食下降。二陈汤有它，取其助进食之功。

有些患者发烧以后，胃口不太好，水谷难入，用点半夏配麦冬，可以加强胃下降食物的能力。

《神农本草经》记载，半夏主心下坚。

心下在哪里？古人说心下者胃脘也，就是胃这里。心不单是心脏，还是中心，人的中心在膻中周围，那心下不就是胃脘嘛。针对这个地方硬满，半夏就是引药，所以用半夏泻心汤，它泻的不是心脏，是心下的胃。

有一个患者很矛盾，吃凉的胃痛，吃热的上火。

我说，你是不是觉得心下胃脘堵得慌？他说，对！

这个就是心下坚，半夏泻心汤一剂就好啦。只要属于心下坚，吃东西又怕寒又怕热的，用半夏泻心汤，寒温并调，降气消痞。

半夏又主咽喉肿痛，有名方半夏厚朴汤，对治妇人咽中如有炙脔。炙脔是什么？炙，炙烤，脔者，脔肉，咽中好像有团脔肉黏在其中。

这个汤方可治慢性咽炎。中医的玄麦甘桔汤治咽炎，桔梗甘草汤治咽炎，凉膈散治咽炎，半夏厚朴汤也治咽炎，它们有什么区别？半夏厚朴汤治哪种类型的咽炎效果好？

凉膈散治的咽炎是大便秘结，火热上攻，热火咽炎。

桔梗甘草汤治的咽炎是肺气不宣的，桔梗是舟楫之剂，诸气膹郁皆属于肺，肺一郁闷咽喉就紧紧的，就用桔梗甘草汤。

玄麦甘桔汤治的咽炎呢？一般是咽干口燥，阴虚，舌尖红少苔，阴虚火旺的咽炎。玄参、麦冬、甘草、桔梗都是滋阴润燥的。

那半夏厚朴汤治的咽炎是什么咽炎？半夏可以降饮食之逆，厚朴可降情志之逆，半夏厚朴汤可以治疗痰气交阻在咽喉，就是说老是咳吐痰的咽炎。记住，半夏是化痰的，而且是往上面冲的痰，一生气就好像有个橄榄核在咽喉，针对气得面红脖子粗的，有双下巴的咽炎。

半夏厚朴汤治疗咽中炙脔，其实双下巴也是炙脔，所以半夏厚朴汤还可以减下巴肉。

好好去研究一下肥胖的治疗，在不同地方堵的水湿肥肉有不同的治疗思路。葛根汤加姜黄羌活，可以减富贵包。半夏厚朴汤可以减双下巴。

水桶腰是肾被水附着了，就用苓桂术甘汤，肾着汤，减水桶腰。黄芪防己汤减的是通身水胖。

半夏厚朴痰气疏，茯苓生姜共紫苏。加枣同煎名四七，痰凝气滞此方除。为什么叫四七汤？半夏、厚朴、茯苓、紫苏四味药，生姜和大枣是调和的，这四味药可以治疗七情病，所以叫四七汤，多厉害！老师治疗七情郁闷几乎就是四逆散配四七汤，所过者化。

有一个患者一生气眼珠子就胀，好，用半夏厚朴汤加四逆散。这时，大家该有疑问了，半夏厚朴汤不是治咽喉肿痛吗？他没有咽中炙脔呀。

其实，只要是肝气郁结，郁结在咽喉还是眼睛没什么大的不同。半夏厚朴汤可以治疗郁结在咽喉，四逆散可治疗郁结在眼睛，半夏厚朴汤可以治消化系统气逆，气逆阻滞从嘴巴一直到肛门，四逆散治疗从头到脚的气逆。肝胆系统的气逆找四逆散，消化系统的气逆找半夏厚朴汤。一剂眼睛胀就消掉了，是非常神奇的方子。

有一位中学老师，多痰，已经三年都化不了。我说用四逆散半夏厚朴汤加二陈汤，吃了 20 多剂，全部化掉。他说吃东西现在胃口都比以前大了，以前一勺子要分三口吞，现在一口就吞下了。开心了嘛，开心则开胃。

半夏燥脾斯时禁，半夏燥脾除湿，有助于开胃进食，降逆消痞。

痞结在胃，半夏厚朴汤配生姜干姜；痞结在咽喉，半夏配厚朴；痞结在肺，半夏配桔梗；痞结在幽门，半夏配陈皮；痞结在肠子阑尾，半夏配红藤败酱草。这些配伍可以消痞散结，非常厉害。

"火逆上气，咽喉不利，麦门冬汤主之，止逆下气。"

火逆上气是一种病机，咽喉不利是一种病症，止逆下气是一种治法，麦门汤主之是一种方药。张仲景一句话，分四口来说，就把病机病症治法方药一气呵成讲出，这就是圣手的力量。他没有给你讲过多的其他的东西，样样都点中疾病的"七寸"要害，揭示疗愈疾病的大法。

一个人咳逆上气，像哮喘一样，咽喉不利，非常干燥干咳，就要止逆下气，麦门冬汤主之。

《名医别录》讲半夏治咳逆上气。它又可以下心胸膈腹痰热满结。

有的患者舌尖红，黄痰很多，胸很闷，我们用什么方？可以把心中的痰下陷到肠胃排出体外——小陷胸汤。

小陷胸汤连夏蒌，宽胸散结涤痰优！小陷胸汤有黄连、半夏、瓜蒌三味药而已，但它可以除你心中的痰黄热，像掉进陷阱一样，一下子把它陷到肚子和肛门就排出去。

有一个患者痰黄浊，晚上打呼噜相当厉害，小陷胸汤加胸三药，共六味药，吃了 5 剂以后，痰没了，呼噜也不打了。

黄连配半夏，半夏治痰湿，黄连治热。黄连色黄、去黄，痰既黄又黏的就用黄连；痰咳吐不干净，那就要配瓜蒌了，为何呢？瓜蒌仁能润滑。

病人说痰好难咳出来，瓜蒌一下去就好像加了肥皂一样，痰一下子就溜出来了。要么从上面溜走，要么从下面溜走。

《药类法象》记载，治太阴痰厥头疼，非此药不能除。严格来说半夏是治寒痰的，治形寒饮冷效果最好。

广州有一位小家伙，发烧打完吊瓶以后，有很多白色的痰，一周都下不去。他老爸找到我，我说你去买陈夏六君子丸，半瓶没吃完，白痰全部消掉。为什么呢？半夏温燥，燥脾化湿，脾不是生痰之源吗？燥了脾化了湿，痰不就退了吗？痰是水湿之物，陈夏六君子正是培土治水。

将来碰到患者打完吊瓶用完消炎药以后，不断咳吐清稀水一样的痰，就叫他买陈夏六君子丸吃，一盒没吃完就能见到明显效果。要不你就直接开六味药，陈皮半夏再加四君子。四君子健脾，土能胜湿。加陈皮半夏呢？半夏燥湿化痰，陈皮沉降诸气。

治疗太阴痰厥头痛，非此物不能除。有一个患者经常头痛，川芎等治头痛的药用个遍都没治好。我发现他的舌苔白水滑，是脾胃不好头痛。

他说他每天胃口都很好，吃很多东西，自觉脾胃没事，只要求治头。

我说，好，我帮你治头。其实还是开陈夏六君子汤，再加颈三药葛根丹参川芎，一剂药痰没了，头痛也好了。

就是说咳很多水一样的痰，头又很痛，就必须用半夏。

还有一个高血压的患者，70多岁，头部隐隐作痛10年了。

我说，你这个高血压有10年了，是不是平时头容易晕痛？他说，对。

是不是生气的时候头痛更厉害？他说，对。

平时是不是咳吐很多痰？他说，对。

我还问他，量血压的时候是不是低压偏高？他说，对呀！

他一下子生起浓厚的敬意，怎么你没有测我的血压，也没有看我的报告，就知识我低压偏高。

我看他满脸流油，属于肥甘厚腻类型的，一般低压偏高。容易打呼噜的也属此类。因为痰油附在经络里头低压偏高，肝火上冲的一般是高压偏高。肝火上冲的，用龙胆泻肝或者镇肝息风。痰油偏多的，半夏白术天麻汤，这一剂药吃下去，他高兴得不得了，痰少了，觉也睡好了，人也平稳了，头也不痛了。

我体验半夏白术天麻汤真是治疗高血压打呼噜，低压偏高的神方。后来都这样用，碰到这种症状，这剂药下去就像笼中抓鸡一样毫无悬念，就会好转。

《主治秘诀》记载，半夏功能有四。

燥脾胃一也。就是说脾胃湿的，就用它，它是脾胃干燥剂。

怎么知道脾胃湿？口角流水的，苍术半夏陈皮或者二陈汤打成粉，服用后，这个口角流水的现象就消掉了。或者晚上尿频的，反正就是水湿非常多，或者流眼水，或者流鼻水，用点半夏或者二陈汤，就可以燥脾燥湿。

化痰湿二也。刚才讲了半夏燥脾胃的功效，如果我讲燥湿化痰，你们可能不会用，但是老师这样讲你就会用啦。我们讲学既要传承古圣先贤，也要用当今的说法。

哪种类型的人痰油重——肥人。哪种东西就是身体的痰油？古代叫痰油，现在叫什么？叫赘肉，就是多余的脂肪。半夏可以化掉多余的脂肪，为什么呢？脂肪是痰浊所化，痰是湿所生，湿是脾胃虚。白术配半夏，几乎就是化痰油的奇效配伍。灵活使用好半夏，把它跟莱菔子配在一起，那就是降脂药对。

老师很喜欢用保和丸配点半夏，它降血脂的效果非常好。血脂非常高，舌苔垢腻的，半夏配保和丸，可以加一点白芥子、莱菔子之类的，降油脂非常好，大便可以拉得很润滑。

益脾胃三也。六君子汤用半夏，香砂六君子也用半夏。脾胃受湿身无力，怠惰嗜卧用白术。

觉得很疲累，打不起精神，用香砂六君子醒脾，脾醒过来人就精神了。"脾"通"疲"，脾虚了就疲累，我们就用香砂六君子。

你看香，芳香，能醒脾，还可以冲动。一个人没干劲，吃一点芳香的东西，就有冲劲了，想干点事业了。半夏的味是辛的，辛散的可以益脾胃。

消肿散结四也。

♪治病主药诀

老师有一本书，专讲两味药，天南星跟半夏，治疗癌症。它治疗癌症的机理就在这里，消肿散结。

有人做过实验，服用这个半夏跟天南星的汤液，要煎透，不煎透就有麻舌戟喉的感觉。

我们尝过生半夏，那咽好像有万箭穿割，戟喉，好像被吕布的方天画戟戳喉咙的那种感觉。所以尝药性尝到半夏的，要赶紧备生姜，一旦有戟喉感觉就嚼生姜。

当年，我跟余老师一起尝半夏的时候，喝大口了一点，那从咽喉一直到胃，好像被万千根针扎，当时好害怕，赶紧拿姜嚼下去，就没事啦！

曾有一个案例，一个患者老是咽喉痛，喉痹，话都讲不出来，后来找到医生。医生说是中毒。他说我没吃什么毒。你是不是喜欢吃一种竹鸡？这种竹鸡就是喜欢吃半夏，转移到他的咽喉来啦，他把这个东西一停掉就好啦。

大家要小心，不是山珍海味都可以随便吃。有些奇珍异兽，它吃了某些毒药没事，但是你吃了就有事。

现在为什么很多稀里糊涂奇形怪状的病？乱吃吃出来的！你以为它新鲜，在山林里的，但你不知道它吃这些奇形怪状的东西。

我们再谈谈半夏治痰，它其实可以治寒痰、热痰、风痰、气痰。

如果是热痰，咳黄痰，肺火咳嗽的，半夏配黄芩。如果胸中痞塞，胸烦热的痰，就配黄连。

如果咳嗽哮喘的，痰清稀如水，那半夏配姜辛味。若要痰饮退，就要姜辛味。干姜细辛五味子加半夏或加六君子，晚上痰水很多的，一吃没有不应手见效的。

如果是风痰，咳嗽以后手都颤抖啦，像中风一样，那半夏要配天南星。

如果是虚痰，半夏配四君子。

如果是气痰，一生气咽喉就起一个结，半夏配厚朴。一生气肚子就胀胀的，气得一肚子不愉快，用半夏厚朴汤。

在《太平惠民和剂局方》里有一个半硫丸，用半夏配硫磺可以治疗老人虚秘，虚而没有力量，硫磺可以温阳，半夏可以和胃降逆。

　　《单方选》记载，如果服半夏中毒，满口疼痛，火热戟喉，饮食难下，用老生姜汁半杯，忍着痛服下去就好了。你们看到老师经常开半夏，一般都开生姜，可以牵制住它的偏性，还有助于和胃降逆。

　　哪个汤方有半夏生姜？小柴胡汤是最典型的，柴胡、黄芩和解表里，半夏、生姜降胃降逆，人参、大枣、甘草调和中焦中土。表里可以调，上下可以调，中焦得到圆满。

　　看老师用数学思维解释小柴胡汤。柴胡黄芩一出一入，柴胡往外出，黄芩就往内入。半夏生姜一上一下，半夏跟生姜都辛散，可以止呕降逆。人参大枣甘草补够能量，它们都是甘甜的，甘甜益力生肌肉。吃了人参、甘草、大枣，就像大力水手吃到菠菜一样，必定肌肉丰隆，手脚有力，干活起劲。你实在觉得人容易疲累了，人参（或用党参）一把抓，大枣一把抓，熬水来喝下去，夏季无病常带三分虚的现象就没了。

　　有一个揭阳的医生，太厉害了！一张桌子坐七个患者，一剂小柴胡汤把他们七个的病都治好了，一战成名。

　　第一个小孩子发烧，小柴胡汤，柴胡配半夏，小柴胡重用30克，他一剂就退烧了。

　　第二个咽喉疼痛，吃煎炸烧烤咽喉疼痛，在吃饭的时候，看到煎炸的豆腐都不敢下筷子。这种火热咽痛，柴胡只用10克，黄芩用到20克，半夏、生姜、人参、大枣、甘草一般都是用3～5克，一剂下去咽痛就好了。也是小柴胡汤，只是量变而已。量变引起质变，你看这个汤方里的量微微变一下，整个汤方治病的质量就变了。

　　第三例，咽痛，打呼噜，鼻孔小，讲话都有鼻音，有鼻吸音，而且有双下巴。一般打呼噜，一疲劳就打呼噜，痰湿壅阻气道，气经过狭隘的管道就会发出"咕咕"的声音。像吹箫一样，把箫管一堵就有"呜呜"的声音，通开来就没有声音了。如果鼻孔被痰浊堵住，呼吸时气一过去就会发出"呼呼"

的声音。那治痰就行了。小柴胡汤半夏用到50克，吃第一剂后晚上呼噜没了。

第四例，看到食物没胃口，不能进食。

医生问，最近是不是吃了很多凉果？他说对呀。再看舌苔偏白。半夏生姜重用30克，其他的都一样的，因为它和胃降逆。没有胃口，茶饭不思，一定是心中有痞气，有一团气堵在那里。一剂药下去就要找食物了，为什么呢？放屁了！心中的气降到肚腹，一放屁，胃口就来了，这个就是用小柴胡汤开胃。

第五例，一个老板，疲倦，吃饭时都想着要睡，每次吃完饭第一时间就是找床，为什么呢？饭后瘟，脾胃虚。党参重用50克。党参能补五脏，定精神，安魂魄，他精神就安了。因为病人经济条件比较好，就给开了野党参，用道地药材，效果更好，药一用下，人就有劲了，这个饭后瘟的现象就消了。

第六例，一个妇女，乳腺增生。再一问，还有咽干口苦。口苦咽干目眩，小柴胡汤，但见一症便是。气郁化火嘛，那柴胡用至15克就可以解气郁，黄芩用15克可以清火，所以柴胡黄芩等量15克就可以治疗肝郁化火。这个一喝下去，当天口就不苦，咽喉也不干，胸胁也不满。

第七例，患者嘴唇都发乌发暗了。嘴唇发乌暗，一般是为什么？一是有瘀血，第二有寒饮，第三中毒了，比如吃到含有除草剂的这些蔬菜。第四是缺氧。第五是脾滞。脾开窍于嘴唇，长期饱食的，脾受堵塞不能运化，嘴唇就会变得暗淡无华，脾滞则唇暗。第六是什么？乌青发暗代表身体有瘀血，可能是跟人打架，跌打伤。还有可能是开车的时候很喜欢踩油门，一看到有问题赶紧踩刹车，身体就一撞，他自己不知道体内就有气机碰撞。还有可能是吃了压气饭，吃饭着急，没有安住当下，嘴唇就变乌。

这么多原因，究竟是哪个？搞不清，不要紧，当你搞不清的时候就用什么？小柴胡！柴胡疏肝解郁，让气机对流，可以缓解缺氧；黄芩能够清热降火；生甘草可以解毒，解饮食之毒，水中毒；半夏生姜可以治胃里有寒饮。

人受冻，脸色紫乌紫乌的，经常吃冰饮，嘴唇发乌发紫的，都可以用小柴胡汤。

熬夜、疲劳，嘴唇也会变乌暗的，熬夜脸色也灰灰的，怎么洗都洗不掉，那就赶紧用党参、大枣、甘草补中益力气，专门治疗熬夜身体虚。中气虚，脾不开窍于口，脸色就会暗淡了。中气一足，百病除；中气虚，万邪欺。

经过这一番解释，小柴胡汤简直是万能的。任何类型的嘴唇暗居然都在这汤方药物里。即使不能辨明具体是为何发乌，是缺氧不爱运动还是吃了农药残留的食物，是疲劳熬夜还是吃了凉饮，总之唇乌暗发青的，就用小柴胡。柴胡行气活血，可以治疗跌打损伤，而且疏肝解郁，可以治疗人着急，气血碰撞。

这样接地气的讲解是为了让大家一听就会用，更好上手。小柴胡学透彻了，如果回到家乡，你就是"柴胡先生"，这样学医就非常有味道。将这七味药灵活用好，再加减三药，就更厉害了。

任何需要慢性调理的病，小柴胡几乎可以立于不败之地，因为里面的几味药物可以有非常多的变化。为什么？

我们从四象上来讲，小柴胡调寒热虚实。寒重的用生姜、半夏；热重的用黄芩。虚病的用党参、大枣、甘草；实症堵塞的用柴胡疏肝解郁，柴胡治实，人参、大枣治虚，黄芩治热，半夏、生姜治寒。寒热虚实都能治，那还有什么病？

只要会辨寒热虚实，能将小柴胡汤用到登峰造极。调寒热虚实就是在法的层面去遣方用药了。已经不拘泥于小柴胡汤只治少阳病，只治往来寒热，胸胁苦满，默默不欲饮食，只治厌食症，只治口苦咽干目眩，这些都是小柴胡治法的冰山一角。它底下更宽阔的领域，若不是在法上用功，根本没法了知。

但是老师认为小柴胡治寒热虚实还是境界不够高，严格来说，小柴胡治阴阳，从阴阳来看就已经有一点境界啦！柴胡往哪里走？往上往外；黄芩呢？往下往内。所以它能调升降。半夏、生姜、人参、大枣、甘草就是一团中焦之气，健脾胃，把能量补足。利用柴胡、黄芩去升降诸气，调升降，调阴阳。这种讲法它没有登峰造极，只到一个高峰。最厉害的，凡五脏生克之化皆是虚设，唯阴阳一气流通乃为真机，这句话大家要读透啊！

我们形容一个医生很厉害，经常用什么词呢？妙手回春。春是什么？春就是肝胆，小柴胡汤调肝胆，生发之气。春主生发，春风又绿江南岸，所以掉头发的可以用小柴胡汤，疲倦的可以用小柴胡汤，人憔悴的可以用小柴胡汤。

然而小柴胡汤还有更厉害的，小柴胡汤就是一首养生方。保身四要是什么？慎风寒、戒嗔怒、节饮食、惜精神。柴胡是慎风寒，黄芩戒嗔怒。人一怒起来火就烧了，叫肝火，黄芩从肺里头降雨，金克木，肺金克肝木。肺火一降，肺金一当令，肝木就平了，这叫佐金平木，金一出来这个木就得倒下！

半夏、生姜是什么？节饮食。针对饮食痞胀在胃。党参、大枣、甘草呢？就是惜精神。

《医学衷中参西录》的张锡纯，以及《医学心悟》的程钟龄，发明养生四要的人，没有把保身四要跟柴胡七味结合在一起，没有道出来柴胡汤就是养生方。

假如一个人老是在空调房里出入往来，你往来寒热嘛，那就小柴胡汤。柴胡重用，就 20 克，专治往来寒热。

有一个司机经常莫名其妙不舒服，时而头痛，时而脚痛，时而腰痛。我问他是不是经常从 20℃以下的空调房走到 30℃以上的户外。

他说，对！

我说，小柴胡汤，买一盒放在驾驶室，一天吃一两包，吃了七天全部好了，半年都没怎么复发。

他奇怪，曾医生你怎么这么神啊，小柴胡汤不是治感冒的吗？我没有感冒，用这个也治好我。

我说，你有没有往来的寒热？

他说，我没有往来寒热。

我说，并非如此，你从空调屋突然到外面热的地方，不就是往来寒热吗？在寒热之间来来往往就叫往来寒热，所以小柴胡汤治空调病。

张仲景那个时代没有空调，所以解不到空调病。

还有一种更厉害，龙山的一个村民，因兄弟分家闹矛盾，兄弟像仇人。外面的人，山里的人去他家买茶叶，他热情接待。但是看见自己的兄弟呢，眼像牛目一样，怒目圆睁。他经常头痛睡不着觉。我用小柴胡汤加川芎，一剂药就治好了他。怎么回事呢？

他其实有往来寒热。他时而嗔恨，眼中就有两团火；时而欢喜，就非常清凉。时而对人冷漠，时而对人嗔恨，时而对人欢喜，情志波动，心就不断地在往来寒热之间。

有好多无能的人，客家话叫"门槛王"，就是在门槛以内为王，对自己家的人喝喝斥斥，对外面任何朋友都不敢大声。这也有往来寒热，小柴胡汤主之。

其实这已经解到人性上面了，从人性上面着眼治往来寒热了。一旦能心平如水，待家人满团和气，待外人满面春风，就不用服小柴胡。

曾国藩曾公讲，撑起两块穷骨头，养活一团春和气，讲的就是小柴胡汤。撑起两块穷骨头就是非常倔强，有胆气；养活一团春和气，就是有生机，有春生之气。

李时珍讲到一个病人，舌头肿大塞满嘴巴，东西都吃不进去，他想到半夏消肿散结。用半夏煎了，加醋，因为醋能够酸收，一含下去舌头就小了，再含就消肿了，还没有含完舌头就缩回去啦。半夏煎了加醋，缩舌汤。

如果刀斧损伤出血了，半夏研成粉末外敷，这在《外科症治全生集》里头有记载，它居然是金疮药。金疮药里头有半夏，因为它能燥湿，金疮就是流水湿，可以用它。

《严氏济生方》有一味玉液汤，太厉害了，妇女经常眉棱骨痛，半夏六钱，生姜十片，水煎去渣宰，点沉香少许，一剂喝了，额头眉棱骨的痛扑通一下就下到肚脐去了。为什么呢？

眉棱骨属于阳明肠胃管，半夏生姜降胃阳明。阳明降了，诸经皆不敢停留，莫不降。通过半夏生姜降胃，眉棱骨也下降，但只能降到胃，沉香一下去就在肾里纳气归田，气就降到丹田去了。

《中药学讲义》记载，武汉医院的医生介绍，用半夏一到两钱，葱白两到三根，捣烂了，塞鼻孔治乳房胀痛。左边乳房痛塞右鼻孔；右边乳房痛塞左鼻孔。半个小时急性乳腺炎乳房胀痛就好了，这是不用吃药的。

《朱良春用药经验》里记载了朱老师的一个心得，生半夏研末，敷创口能止血，且无局部感染现象，厉害吧！想不到半夏就是止血粉，金疮粉。

半夏又叫守田，守在田园里头，又叫水玉，靠近水边的，长成一块块的就是玉，晶莹剔透，非常可贵，治夜不能寐。有一个尚书，受失眠困扰，诸多太医诊治也没好。后来草医用百部一两，半夏一两，煎水后服下，即得美睡。尚书酬他百金，用这个方法换来百金。

就百部跟半夏两味药，百部降肺，降金生水，心肾交泰，半夏降胃，胃不和则卧不安，都是重用一两。

现在已经发展成二夏汤，治顽固失眠。无论是吃饱吃撑，还是脑子看手机降不下来，就用半夏、夏枯草，一到夏天六月半夏就生，夏枯草就开始枯，它们交接阴阳效果好。

现代研究，半夏对治食道癌有非常好的疗效。前面讲了，半夏治咽中炙脔，炙脔发展不就是食道癌吗？食道癌的初期，半夏配厚朴。有的时候我们开半夏厚朴汤治疗食道癌，可以抑制肿瘤的发生发展。

半夏还有一个名字，叫婆婆菜。假如你的婆婆爱唠叨，给她吃半夏，她就好几天讲不出话，所以叫婆婆菜。然后用生姜帮她解了，她就不爱唠叨了。也就是说半夏吃后会让人失音。

## 方药集锦

半夏燥脾斯时禁。

身体发热发烧以后，胃口不太好，水谷难入，用点半夏配麦冬，可以加强胃下降食物的能力，有助于进餐。

心下坚，半夏泻心汤。

半夏厚朴汤专门治咽中肿痛，治慢性咽炎效果好。

凉膈散治的咽炎是大便秘结，火热上攻，热火咽炎。

肺气不宣，肺一郁闷咽喉就紧紧的，用桔梗甘草汤。

咽干口燥，阴虚，舌尖红少苔，阴虚火旺的这种咽炎，玄麦甘桔汤。

葛根汤加姜黄羌活，可以减富贵包。半夏厚朴汤可以减双下巴。苓桂术甘汤，肾着汤，减水桶腰。黄芪防己汤减通身水胖。

半夏厚朴痰气疏，茯苓生姜共紫苏。加枣同煎名四七，痰凝气滞此方除。

肝胆系统的气逆找四逆散，消化胃肠系统的气逆找半夏厚朴汤。

痞结在胃，半夏厚朴汤配生姜干姜；痞结在咽喉，半夏配厚朴；痞结在肺，半夏配桔梗；痞结在幽门，半夏配陈皮；痞结在肠子阑尾，半夏配红藤败酱草。

火逆上气，咽喉不利，止逆下气，麦门冬汤主之。

小陷胸汤连夏蒌，宽胸散结涤痰优！

《药类法象》记载，治太阴痰厥头痛，非此药（半夏）不能除。半夏，严格来说是治寒痰的，对形寒饮冷效果最效。

痰油附在经络里就是低压偏高，肝火上冲的一般是高压偏高。肝火上冲，就要龙胆泻肝或者镇肝息风，如果痰油偏多，用半夏白术天麻汤。

半夏白术天麻汤真是治疗高血压打呼噜，低压又偏高的神方。

白术配半夏，几乎就是化痰油的奇效配伍。

保和丸配点半夏，降血脂的效果非常好。

脾胃受湿身无力，怠惰嗜卧用白术。

热痰，咳黄痰，半夏配黄芩，因为咳嗽是肺火。如果胸中痞塞，胸烦热的痰，就配黄连。

寒痰，咳嗽哮喘，痰清稀如水，半夏配姜辛味。若要痰饮退，就要姜辛味。

风痰，咳嗽以后手都颤抖的，像中风一样，半夏要配天南星。

虚痰，半夏配四君子。

气痰，半夏配厚朴。

小柴胡汤：口苦咽干目眩，默默不欲饮食，心烦喜呕，但见一症便是。

小柴胡调寒热虚实。寒重的用生姜、半夏；热重的用黄芩。虚病的用党参、大枣、甘草；实症，柴胡疏肝解郁，郁症都属于抑郁堵在那里。柴胡治实，人参、大枣治虚，黄芩治热，半夏、生姜治寒。

小柴胡汤有诊断之失而无治疗之误。

柴胡是慎风寒，黄芩是戒嗔怒，半夏、生姜是节饮食，党参、大枣、甘草是惜精神。

半夏煎了加醋，缩舌汤。

《严氏济生方》，玉液汤，金津玉液，半夏六钱，生姜十片，水煎去渣宰，点沉香少许，治额头眉棱骨痛。

二夏汤治顽固失眠。

半夏对治食道癌有非常好的疗效，食道癌的初期，半夏配厚朴。

# 五味子、阿胶

7 月 2 日　星期一

　　轻松学歌赋，《治病主药诀》第 24 句，"嗽用五味喘阿胶。"

　　嗽是咳嗽。五味子酸，可以收敛。外感邪气的咳一般不用五味子，五味子适合劳伤气虚劳累的咳，劳则气耗，劳累过度，气就消耗了。

　　非常劳心的，像谁啊，号称风流浪子劳心第一人是谁？天南地北我刀无双，快如闪电，别人接都接不住的，风云第一刀——李寻欢。他没走几步就咳咳咳，为什么呢？劳心呢。他就适合服用五味子糖浆。

　　他身边除了酒，还应该备一瓶五味子糖浆，为什么呢？敛肺呀。他这种咳不是感冒咳嗽，而是思念心上人而不得，思虑过度，气一虚就咳咳咳，五味子糖浆一下去敛肺止咳，收敛住了，别乱想了。

　　我们看这个喘阿胶。哪个人物经常喘，气都接不上来，也非常消瘦？林黛玉。她悲忧伤肺，肺主皮毛。阿胶是驴皮做的，这层皮就能润肺滋肺。她就适合吃点阿胶润肺汤。瘦人多阴虚血弱，林黛玉刚好就是憔悴，瘦弱，就适合吃养阴的阿胶。胖人就不要给他，到时候越吃越胖就来找你。

　　五味子治咳嗽，内伤的咳嗽一般用它。它就治劳伤，所以五味子糖浆可以治疗疲劳的。有道是酸甘辛咸苦，五味子最补。

　　我以前碰到一位学子，记性非常不好，稍微看书就疲倦，他的师父叫他熬五味子膏来服用。三个月以后，记性猛增，并且看书久看不倦，精力旺盛。因为五味子聚敛，乃五脏所需。五脏以敛为补，这个气一收敛，就补益了。

五味子治口苦口渴。夏季无病常带三分虚。夏天天气热时，怎么喝水都解不了渴，这时要喝什么？有五味子的生脉饮，党参、麦冬、五味子。还有消渴，糖尿病初期的，喝水不解渴，心烦热燥，党参、麦冬、五味子，滋阴润燥，除烦渴。

五味子可以敛汗。有个阿姨问身体不断的飙汗，对不对？

我说要看你觉得累不累，如果飙完汗特别累，那就是气虚，气虚自汗。应该服点五味子糖浆或者生脉饮，服用后汗就会收住。

五味子可以涩精。有些精关不固的，晚上经常流精，我们就用金樱子、芡实、五味子、乌药益智固精缩尿，精关得固，身体才会牢固。

五味子可以宁心安神。远志、菖蒲、五味子，这三味药堪称安神三药。菖蒲开窍安神，远志补肾安神，五味子宁心安神。有些人晚上翻来覆去睡不着，就酸枣仁汤加这凝神三药（菖蒲、远志、五味子），吃下去晚上就睡熟了。

五味子可以滋肾水。它带咸味，能降金生水，敛肺生肾。

《神农本草经》记载，五味子可以补不足，益男子精。夫妇不孕不育，三年还生不出孩子，一检查男子精子数目不够。中医里数目最多的是什么药？种子类药。好，五味子、菟丝子、枸杞子、覆盆子、车前子，五子衍宗。如果还不够，我们再来一个九子传代，再加点四君子去培培土，厚脾胃。瘦人用点四君子，精子活力增强了，数目也增多啦，可以延续香火。

以前讲，离家千里勿食枸杞，为什么？因为枸杞红赤饱满，服用以后容易产生邪淫邪念。没有练功锻炼的，管控不住晚上就要流精啦，流精后就疲劳。吃了枸杞子看似补了，实则控制不住，精关就通开来了，白天就疲倦打盹，书也读不下，心烦气躁，东西记不牢，开车容易打盹，导致事故发生。

有很多补药，我是根本都不用的，因为现在的生活太好了，宁可虚三分也不要满十足。气血太足太彪悍了，容易打架，打人毁物，会有性冲动。流精以后，大概要三天以后才能补回来，你就落后别人三天啦！别人宁可慢慢走三天，都强过你跑一天。别人慢慢走，很轻松，还可观赏沿途的美景，你跑一天就累死了，然后在那里睡两天，所以反而慢了！

《日华子本草》讲到，五味子可以解酒毒，壮筋骨。有些老喝酒又熬夜的，喝五味子糖浆或者五味子配杜仲。

《名医别录》上面讲，五味子养五脏，所以五脏养珍汤少不了五味子。

比如说已经有了补肺的麦冬，补脾的黄芪，补肝的枸杞子，补心的人参，补肾的杜仲，想五个加起来补五脏，就必须加点甘草、五味子，这样它们才可以团结。甘草让它们不打架，五味子就像一条线一样把它们穿起来。

同时补肝跟肾，要配杜仲，想让它们不打架，需配点五味子甘草。甘草是调中之国老，五味子是连五脏之至宝。五味子就是让药合作愉快的。记住啊，它养五脏。

我在《本草发挥》上面也看到过这个经验。古代传递情报，最快的有八百里加急。日行八百里，到驿站时给马和人都补这五味子的方子，可以养五脏，避免"跑死"。

《本草发挥》里头有这个跑不死的方，对今人有何用呢？其实背书、抄书何尝不是"长途跋涉"，用这方子正好为学子助力。

五月常服五味子以补五脏气。五月份，端午前后与季夏之间，可以服五味子。季夏就是夏天大热的时候，令人困乏无力，打哈欠，感觉累得不想动。

困乏无力，无气以动，就是说没有足够的精力，用人参、黄芪和麦冬配五味子，就是黄芪生脉饮，少佐以黄柏，就是加一点点黄柏。

黄柏在这里起什么作用？有人说泻火，不到位。如果真的要泻火，黄柏要重用要多加，而非少加黄柏。黄柏苦，少量可以坚阴，坚阴指让阴变得坚固。比如说，今天不小心吃了枸杞子，又到外面应酬，居然心猿意马，意乱情迷，晚上恐怕要流精了。不要紧，赶紧用苦刺心也好，莲子心也好，或者苦瓜也好，搞一大把嚼下去，苦的不得了，欲火立马就降下去了，精关就巩固了，晚上就不会流精。第二天学习或者做事就不易疲倦，这叫苦能坚阴。

影视剧或小说里常有这种场景，不小心服了春药，怎么办？赶紧找苦味的。

欲望过多的人平常要多吃点苦笋、苦瓜、苦茶，为什么呢？让意念变得"清凉"，欲望不动了，精关就不动了。心就喜苦味，心动五脏六腑皆摇，苦就能让它不躁动。

老师以前说"穿心莲治百病"，不明就理的人觉得这种不是庸医吗。穿心莲治百病，这百种病都是邪淫引起的。

上次碰到一个北京来的小家伙，到处治邪淫伤精都治不好。原来大家都给他固精补肾，看他小老头的样子很衰，很悲催。我说不对呀，他的心脉已经上越到鱼际了，完全不是肾虚，而是心君主"荒淫无道"，因为君主荒淫无道，国库才会空虚。用穿心莲，心主君主。

穿心莲就是让欲望全部"穿掉"，没有哪个中医用穿心莲治他的遗精，他看了都有点不敢吃，怕脚凉或者受不了什么的。我说放心吧，尽管吃，吃完药打赤脚也没事。一包没吃完流精的现象就没了。真的是不负此行，不虚此行。

之所以敢用穿心莲，是因为我已经洞悉他属于心动则五脏六腑皆摇。穿心莲、黄连、五味子这些都可以清心火，让精关不动摇。

回到少佐黄柏，意思就是让迷乱的心变肃静。为什么叫柏？这个是我的个人见解，看这个柏字，怎么写？木字加白字，木代表肝，生生不息往上走。白代表肺，肺是肃降之气。白属于秋。人犯了十恶不赦的罪过，要秋后问斩。秋就是行悲伤令的，白主肃降。黄呢？就是火呀，火就是红黄红黄的，让非常旺的火转白，叫黄柏，能将热盛的东西给清掉。假如欲望很炽盛，弄点黄柏煮水吃下去，啥都不想了，能非常安静读书了。

好，这是黄芪生脉饮，黄芪、人参、麦冬、五味子，再加点黄柏，煎汤服之。孙思邈讲，令人精神精力两足，就是说精跟气两足，人的津液跟中气两方面都充足。

精乃延年药，气是续命芝。就是说黄芪生脉饮可以延年续命。服完这个药，自觉有股精力从足底涌出。身体比较通透的话，一服用这个药，晚上做梦就在云里头飞。

假如有人说，做梦掉到陷阱里头，被狗追……不要紧，黄芪生脉饮就像筋斗云，让人腾云驾雾。

我常叫患者弄点黄芪口服液和生脉饮，作用一样。不过自己去选药来熬效果更好。还可以用黄芪生脉饮来熬小米粥，吃了以后唯觉两腋徐徐清风生，好像腋下装了翅膀一样要飞起来，这是非常厉害的补五脏的方子。

男人生不出孩子怎么办？《千金方》有一个超级厉害的方子，主男子阳事不起，就是阳痿。用新鲜的五味子1斤打成粉末，酒服三寸匕，每日服三次，忌鱼、蒜、醋和猪肉，吃一剂就可以得力，连吃百剂以上寒暑不侵，太阳晒不觉得烦躁，寒冰洞里不觉得凉冷。

还有山里的一些茶农冒雨淋水采茶叶容易风湿入体，叫阳气不兴。用新鲜五味子1斤打成粉末，酒服方寸匕，可以固精，五脏六腑可以得到巩固。

有些人觉得奇怪，一有风雨不调就感冒，天气一变化就感冒。这种人适合喝点五味子糖浆，吃完以后五脏坚固，像城池坚固了，敌人就不能轻易攻入了。

小孩子平时吃点五味子糖浆也非常好，可以抗感冒。

《石室秘录》记载，人参一钱，白芍三钱，酸枣仁二钱，北五味子一钱，麦冬五钱，紫苏五钱，益智仁五分，白芥子一分，水煎服，止嗽神丹。

病人久咳嗽，有三五年，用反邪的药治不好，为什么呢？大病久病多虚嘛，元气散了，就是精气神三宝不固了。散者收之，我们要用收药，一二剂变坚固。

记住，家里中老年人咳嗽超过一年的，用止嗽神丹。如果是刚开始咳嗽的，用点感冒药就好了。你如果咳嗽一两年就不是感冒药能治好的，这个气散乱了，散者收之，用止嗽神丹。

有些瘦人老咳嗽，阴虚火旺，用五味子、麦冬，再配六味地黄丸，这是滋阴收敛。

那些熬夜的，把身体津液熬掉了，阴虚火旺，就用麦味地黄丸，这已经有成药了。

陆长清先生有一个经验，五味子治过敏性哮喘。一患儿受凉后发病，哮喘，咽喉发出水鸡声，用射干麻黄汤加大量的五味子收敛，哮喘就止住了。后来用五味子治疗相关过敏性疾病效果都不错。

五味子可用于治疗晨泄。就是早晨一起来就拉肚子的，有一个四神丸，里面就用五味子来收。

如果早上一起来就拉肚子，吴茱萸15克，五味子60克，炒香后打成细粉，每次3～5克，用米汤水送服，晨泄现象就会消失。

有些患者白天动则汗出，吃完饭就要换衣服，叫自汗；晚上出汗，睡醒以后也要换衣服，叫盗汗。自汗盗汗怎么办？玉屏风散加五味子15克，就可以起到收敛汗水之功效。要重用，小孩子15克，大人必须用到30克，服药后汗出顿减。

湖北名医李培生教授，五味子重用50克，配合茯神50克，合欢花、半夏各15克，只有这四味药，号称五味安眠汤，专治顽固失眠健忘，收效颇奇，这个是专方治大病的。

还有一种病叫疲劳综合征，有的人眼皮都睁不开，往下掉，气虚没力，讲话后气不足，声音不亮。川中名医刘老素以单方治大病而闻名天下，他擅长用大剂量五味子，动不动就100克，治疗疲劳综合征。

以后遇到像这种疲劳疲倦的，用什么？用大剂量的五味子（一次100克）煎汤，然后再辨证论治，气虚的加黄芪，心虚的加人参，肾虚的加熟地。这些都是辅佐的药，主帅就是五味子。

北京的已故名医蒲辅周先生说，每用一味五味子，必须捣破，五味俱全，此乃经验之言，可供借鉴。

妇女漏乳，就是有些妇女不经意间漏乳了，衣服都湿了。漏乳病乳汁自出，属于气血两虚，宜补气益血。用两味药炖服奇效，黄芪30～50克，五味子10克，炖服，立马就把乳汁固住了，精华就得固了。该方对漏乳、漏口水、漏尿、漏眼泪、漏鼻水、漏汗效果都好。

现代研究发现，五味子可以促进肝脏解毒。曾一度流行过，转氨酶偏高的，五味子100克，浓煎一次喝下去，能降转氨酶。不过如果不注意，容易反弹，因为这不是根治之道，只是收敛。

五味子可以解酒毒，壮筋骨，可以防治脂肪肝，经常熬夜喝酒又生气的，可以适当加点五味子收敛收敛。

## 方 药 集 锦

嗽用五味喘阿胶。

酸甘辛咸苦，五味子最补。

糖尿病初期的心烦热燥，用党参、麦冬、五味子，滋阴润燥除烦渴。

金樱子、芡实、五味子、乌药益智固精缩尿。

远志、菖蒲、五味子，安神三药。

五味子可以滋肾水。因为带咸味，能降金生水，敛肺生肾。

喝酒又熬夜的，喝五味子糖浆或者五味子配杜仲。

困乏无力，无气以动，用人参、黄芪配麦冬和五味子，就是黄芪生脉饮，少佐以黄柏。

黄芪生脉饮，再加点黄柏，这五味药煎汤服之，令人精神精力两足。

人参一钱，白芍三钱，酸枣仁二钱，北五味子一钱，麦冬五钱，紫苏五钱，益智仁五分，白芥子一分，水煎服，止嗽神丹。

瘦人老咳嗽，阴虚火旺，用五味子加麦冬，再配六味地黄丸，滋阴收敛。

熬夜的把身体精液熬掉了，阴虚火旺，就用麦味地黄丸。

陆长清先生有一个经验，五味子治过敏性哮喘。一患儿受凉后发病，老是哮喘，咽喉发出水鸡声，用射干麻黄汤加大量的五味子收敛之，后来哮喘就止住了。

晨泄，吴茱萸15克，五味子60克，炒香后打成细粉，每次3～5克，用米汤水送服。

玉屏风散加五味子15克可以起到收敛汗水之功效，小孩子15克，大人必须用到30克才有效果。

湖北名医李培生教授，五味子重用50克，配合茯神50克，合欢花、半夏各15克，只有这四味药，号称五味安眠汤，专治顽固失眠健忘，收效颇奇。

治疗疲劳综合征，用大剂量的五味子（一次100克）煎汤，然后再辨证论治，气虚的加黄芪，心虚的加人参，肾虚的加熟地。这都是辅佐的药，主帅就是五味子。

用黄芪30～50克，五味子10克炖服，对漏乳、漏口水、漏尿、漏眼泪、漏鼻水、漏汗效果都奇佳。

# 栀子仁

7月3日　星期三

　　我们今天来讲《治病主药诀》第 25 和 26 句，"枳实黄连治宿食，胸中烦热栀子仁。"

　　枳实黄连已在前面讲过，本讲就一笔带过。首先我们说宿食是什么。宿，宿舍，就是说食物没有排出体外，把肠胃当房子，要在里面住下来，就是积的意思。

　　一般用保和丸或者用大山楂丸治宿食效果非常好。小孩子没胃口不长个，大便不通，就用大山楂丸、保和丸治宿食。

　　那为何用枳实黄连？枳实号称破胸槌，能破七冲之门。一般人认为胸满加枳实，腹满加厚朴。其实从咽喉到肛门的堵塞都可以用枳实，它像滚雪球一样可以从咽喉滚到肛门。

　　古籍记载，枳实破七冲门，七冲门在哪里？唇为飞门，齿为户门，会厌为吸门（专门吸东西的），太仓*水的上口为贲门，太仓下口为幽门，小肠最弯曲之处为阑门，下极为魄门（排泄糟粕的）。这就是七冲门，《难经》上面有记载。

　　这七冲门里头的溃烂、炎症、上火，比如阑尾炎、肛周炎、胃窦炎、幽门螺杆菌感染、慢性胃炎、反流性食道炎、咽炎、口腔溃疡等，枳实黄连，

---

*　太仓，非常大的仓库，指胃。

应手取效。

有一个汤方，余老师非常善用，叫黄连温胆汤，组成是黄连配枳实、竹茹三味药，再加二陈汤。黄连配枳实、竹茹，既行气又清火，对治气郁化火，无论是肝郁、脾郁、心郁、肺郁还是肾郁，只要化了火，都用枳实黄连。这个方子对"三高"（高血糖、高血脂、高血压）及高尿酸等一系列的指标，都可以降。

黄连温胆汤可以去肠胃里头停积的宿食。

黄连清心火，心跟小肠相表里，所以宿食一般最多存在大小肠。宿食存久了会发热，像蔬菜等封在塑料袋里面几天就发热了。宿食在肠胃里头不通、发热，我们用枳实破胸槌，像关云长过五关斩六将将它斩下去，再用黄连清热。

痢疾用木香黄连，宿食用枳实黄连，为何都用黄连？黄连起清热作用，无积不生热，积久了没有不化热的，癌症积久了局部也会发热，发热心就会烦。心与小肠相表里，有宿食的人，肠道有积心就烦。黄连清心治标，加上能够去肠毒的就可以治本，这样枳实黄连治宿食的原理就解通啦！

它不但治宿食，还治一切气郁烦火，就是郁火二药组。

烦的程度决定用药搭配。烦到只是热，叫烦热，就枳实配厚朴或者配桔梗，微微行气降气就好啦！烦到已经有火了，冒烟，那就要用枳实配黄连。

一个人说我现在好烦，烦的程度只是"好烦"而已，那就用枳实桔梗，膈上不宽加枳桔。

另外一个人说，我这几天更烦了！烦到想打人啦，那就枳实配黄连。此时枳实配桔梗，效力不够，要枳实配黄连。

有人说烦，问问尿有没有黄啊，还没有黄，枳实配桔梗；尿已经黄了，枳实配黄连。

烦到晚上做梦的，梦到打架了，枳实配黄连；还没有梦到打架跟着火，那不用下。

烦到舌尖都痛了，心开窍于舌，枳实配黄连、菖蒲。身体没有其他上火的迹象，枳实配桔梗。这就是用药的微细之处心得。

好，下一句，"胸中烦热栀子仁。"栀子太好用了，胸中烦热就用它。

哪种类型的人非常烦？睡不好觉的。睡不好觉的没有哪个脾气会好的。反复睡不好觉，加上小肚鸡肠，有一点点过不去，就暴跳如雷，就急，叫胸中烦热。这时怎么办？栀子豉汤，栀子仁再配淡豆豉，专门治心烦不得眠。

栀子长得像心脏，红黄红黄的。淡豆豉入肾，所以它们两个有助于心肾交泰，补虚除烦。

栀子还有一个功能，治血热妄行，流鼻血。超市的小明老是流鼻血，他问怎么办，我说叫你妈妈去山里采栀子，一次一把煎水，吃了三次流鼻血就止住啦，到现在都没有犯过。

栀子一次用个 10 ~ 20 克，到药店买也就两三块钱而已，可以治流鼻血。

栀子能泻热除烦，泻三焦，利小便。三焦热可以用栀子。怎么辨三焦热？尿黄，像黄河水一样黄浊，黄赤为热嘛。

它可以凉血解毒，牙齿出血，牙齿肿痛，栀子煮水，它还可以泻热利湿。总而言之，心中懊恼，上火烦躁，可以用栀子。

记住，吐衄便血，栀子效佳。就是说吐血、流鼻血、酒后尿血都可以用栀子，效果比较好。

有人一看尿血吓死了，不要紧，栀子一下去，立马凉血。《药性赋》讲栀子凉心肾，鼻衄最宜。有些结石，肾里会出血，有潜血，可用栀子凉心肾。鼻衄最宜，它是鼻出血最好的一味药，是好少药，血热妄行止鼻血的能超过栀子的，很少。

朱丹溪讲过，胃脘出血，大便都变黑了，这时要用栀子，可以凉心跟胃，止血。我们怎么知道是胃出血？大便变黑了。大便红赤的，是肛周出血。胃出血经过肠胃消化道要到肛门去早就变黑了。

《神农本草经》讲栀子苦寒，所以胃寒的胃凉的要少吃。主五内邪气，比如，胃中的热气。怎么知道有胃热？口臭口浊的一般都有胃热。

口气重的，弄个栀子汤喝，喝完以后比口香糖跟牙膏还管用。

《神农本草经》上讲，栀子主面赤酒渣鼻。面为什么会赤？炎火面赤，是心中有火，心其华在面。赤乃热之色，喝酒以后面立马红的，喝点栀子汤。或者皮肤瘙痒，一抓就起一条条红痕的，加栀子凉心肾，心一凉，心布气于表，皮表血色就会退下来。

为什么酒渣鼻也要用栀子？鼻为面王，酒渣鼻，鼻子周围长一些粉刺一样的，红红的，血脂高，有血热，血脂郁久以后会发热，栀子可以降血脂，降血热。

记住，老师用栀子、枳实、黄连降血脂发热效果最好。血脂无不是宿食引起的，爱吃宵夜，还有酒渣鼻。我们就用枳实、黄连去掉宿食，再用栀子清面热。

脸上满面疮痍用栀子，栀子最善治疮疡，这是两毛钱治痘痘方。以前五经富有一个擅长治痘痘的家庭，跟我讲药方就是两毛钱，当时的两毛钱相当于现在的几块钱，就是一味栀子。他自己上山采药还不用钱，栀子结成这个子，采回来后晒干，打成粉。脸上长些这些疮疮疤疤暴出来红红的，摸上去热热的，就熬水来吃。诸痛痒疮皆属于心，栀子凉心肾鼻衄最宜，心跟肾都平息了，那面上的痤疮当然也不会再暴啦。

《伤寒论》里张仲景讲到，用发汗吐法和下法以后虚烦不得眠，在床上翻来覆去像煎鱼干一样，心中懊恼，破口就骂"你这个庸医，怎么把我治成这样？"一肚子火。

不要紧，你说良医来了，栀子豆豉治之。栀子跟淡豆豉两味药一下去，就能安静睡个好觉，醒来就舒服了。

动不动破口就骂，一出门看到下雨就说鬼天气，一走路看到狗在路上拉了大便，就说这狗真不长眼睛，跟狗都过不去，反正一整天都是气火攻胸，这样的人应该吃一吃栀子淡豆豉汤。

古人讲凡脏腑身虚热，非此物不可去。脏腑里头的虚热，虚烦虚火，就要用栀子。并且栀子不会伤人。

古人讲，栀子轻飘像肺一样，色赤像火，所以可以泻肺中火，形又像心，所以能够清心。故其作用有二：治心中懊恼颠倒不得眠；治脐下小便堵塞不得利。栀子能够利三焦，将火从小便中泻去。

治口腔溃疡，无不以栀子为尊。口腔溃疡者大多舌尖红，尿黄，又睡不着觉，所以把栀子加到导赤散中，就是一流的口腔溃疡方。

所以问病人，是不是尿很黄？对了；心很烦？对了；晚上睡不着觉吗？没错；是不是舌头口腔容易长溃疡痛？他说对。

这几问都对了，那诊病已经结束了。用栀子导赤散，这叫方证对应，也不用切脉了。《伤寒论》有好多方证对应的，还有古籍古方，根本不用切脉。

《本草纲目》讲，李时珍曾经碰到手被热汤烫到的病人，怎么办呢？栀子不是凉心肾嘛，心布气于表，栀子捣烂后加鸡蛋清之类的，一敷下去立马就好了。

余老师有一个家传的崴脚方，就是栀子打粉敷脚腕。对于打篮球、长跑，崴着脚后，这个脚肿热的，这个就是一等的崴脚方。

后来我们又见过一个军医的崴脚方，他传承下来的。在军队里头，行军匆匆怎么能等，所以必须是见效如风雷，非常彻底的。栀子、大黄、连翘、乳香、没药五味药，这五味药里头随便拿到三味药都是治崴脚的奇方。如果五味药同用，那就是五虎将同出马，力量非常大。这五味药打粉就是崴伤散。

一切肿伤、瘀肿、火肿，摸着滚烫，看着红黄，就用这个崴脚五虎将。

《本草纲目》讲，栀子治疗一切血症，吐血、便血、尿血，崴伤跌打瘀血，总之各类血症，都少不了栀子这个止血克星。学了栀子就要会治血。

《得配本草》讲到栀子的配伍。配滑石可以治疗尿不出来，或者血尿，就是尿道炎、发热。栀子配高良姜，治腹痛效果良，既能消炎又能够通过高良姜散寒。

有大量消炎的西药，治好了炎症，但是会留下胃痛。而中医用栀子去消炎，并用高良姜去保胃，寒温并用非常重要。

老师有一本专门讲寒温并用的书，最后医生调来调去都是调阴阳，调寒热。就是说想消炎但又不损你的胃，用栀子的同时加点高良姜。想清火用黄连，但是又怕清过度，导致胃下垂，就用点干姜，清火而不败胃。

好多人口臭、心烦、睡不着觉，重用黄连栀子，觉是睡好了，口也不臭了，但就是没胃口，好几天缓不过来。这是因为不懂得黄连栀子再加点干姜跟高良姜，加到 3～5 克反佐一下，退火而不伤胃。这是中医特色，西医不讲究这个，中医说这个辣椒跟干姜是热的，西医说摸着是常温的。可是把它吃到肚子里就一团火了，这就是寒热温凉。

还有大黄芒硝，明明是常温的，可是一吃到肚子里，扑通一下拉下来，立马就凉了。

这就是中药的奇妙。中药都是以人为本，从人出发，绝对不是从温度计出发的。所以你真搞明白了寒热温凉，那基本上可立于不败之地。

栀子配黄柏可以治身热发黄；配连翘可以去心经之火，心烦气躁；配柴胡可以治疗肝郁化火，乳腺增生；配生地丹皮专门治吐衄不止。

《救急方》讲，烧烫伤，栀子末和鸡蛋清调匀敷之。凡是居家必备烫伤药散栀子粉。一有烫伤，栀子粉加鸡蛋清调匀涂下去，治烧伤不留疤，这个药非常好。即使出血了也非常管用，鸡蛋清能生肌长肉，栀子能消炎败毒。

《濒湖集简方》讲，栀子治折伤肿痛。用栀子跟白面同捣烂涂敷就可以治疗，不但可以治疗脚崴伤，对手崴伤也管用。

碰伤、挫伤、扭伤所致瘀血肿痛，栀子一味捣末，用温水调成糊状，涂3～5厘米厚，干燥以后再加水，一般一日涂三四次，两天后就好啦。如果两天后瘀肿伤还有部分没好，那就要加白酒，白酒、水跟栀子粉搅成糊敷上去，为什么呢？初伤大多数为郁热，久伤（两三天了）局部有瘀血，要加酒去行气活血。治病要问发病时间，究竟问题出现多久了。有崴伤了，几天了？三天还没好，就要用栀子水酒各半调敷。

有些人因注射药物刺激血管导致静脉炎，静脉条索状红肿，还有人打屁股针，局部红肿，怎么办？我们中医有办法，栀子一味捣成细粉，用米醋调成糊状敷局部。护士姐姐应该学这一招，非常厉害的。

记住：书不抄不足以敬其妙，檀不焚不足以知其香，药不打成细粉不足以知其疗效。就是药跟书和香一样，要读的细，焚的久，打的够细，药效渗透更厉害。

以前同仁堂炮制药时，要求打1000下的，就不可能用900下，必须要碎。叫作炮制虽繁必不敢省人力，采办虽贵必不敢偷药力，不敢以次充好。为什么呢？始终相信举头三尺有神明。患者看不到的地方，药王菩萨看得到。

还有一种，流行性腮腺炎，腮部肿起来，栀子碾成粉，用米醋调敷到腮部肿起来的地方。因为脸肿得像猪头，我们当地称之为猪头风。如果是跟别人打架肿的也管用，眼肿鼻肿，下巴肿，反正就是瘀肿的，栀子碾粉用米醋调敷，消肿，感觉清凉。

栀子可治热火丹毒。火丹毒不得了，如果看到一个人长这个，要小心啊，发生败血了，会死人的。就是说它一旦散播流到血里头，攻到心跟脑去，人就有危险！热极生风，这些毒疮一直往嘴巴长就是加重，此时将栀子涂下去，不断往下梳理。如果往手指四边外围去长，就是顺发，就好啦。逆发就麻烦，逆传心包，不死也脱一层皮。

丹毒，痛的不敢碰的，实热拒按，属火热丹毒，栀子为粉，用沸水调为糊状，敷患处。

如果想要效果更好，就加少量冰片进去。这个一涂下去，清凉清凉的，非常舒服。

鼻子出血，一般是因为气上冲。朱志纯老先生有个经验，鼻衄一症大多为血热妄行，或血外出，上出于肺而为鼻衄，用栀子、生地、麦冬三味药为主配合，治鼻子出血，无不灵验，临床治愈患者不计其数，因为它能清火凉血。

夏天，学校里常有孩子流鼻血，不要紧，常备生地、栀子、麦冬。生地，是补益的药，像红薯一样可以拿来吃的；麦冬清补凉嘛，谁都可以煲汤喝的；栀子可以做到粽子里头去，叫栀棕，是用栀子作为黄染料，吃下去对人没伤害的。这三样熬成汤水，就放在保温瓶里，遇到学生流鼻血，可以给他喝。

张德林老先生有个经验，热郁胸痛用栀子杏仁，按照二比一的配伍。中医不传之秘在于剂量，按二比一的剂量研成粉末加白酒调为糊状，睡前敷于膻中穴，用毛巾固定好，就可以治疗热郁胸痛，就是好像要把胸撕开的那种痛。敷到第二天局部会像刮痧出痧一样，拔出青紫色的东西，并且闷痛遂止。

有的患者心中烦恼，身热不去，胸中滚烫似火烧。心火无烟日日烧，莲花有种少人种。就是说读经典、抄金句治心这些清净心灵的工程很少做，心火无烟日日烧，一言不合就要拳打脚踢，摩拳擦掌，愤愤不平，抱怨声重重，这时怎么办？

老师有无事常生烦恼方，这个方子效果非常好，用栀子、杏仁按二比一配量打成粉末，加点白酒调为糊，睡前外敷膻中穴，穴位敷贴疗法。

这个患者曾吃两剂栀子豉汤，居然好不到一成；后来一用外敷，栀子跟杏仁外敷贴，一次全好了。有的时候喝栀子豉汤没见效果也不要着急，可以用敷贴。

你看，注疏工夫做足以后，胸有成竹坐阵帐中，决胜千里。像夏天肯定多火，多出血症，我们就备好栀子粉，应手取效的。凡病不外乎就寒热嘛，懂治热症，就已经会治一半的病了。所以学中医也简单。

**方 药 集 锦**

枳实黄连治宿食。

胸中烦热栀子仁。

膈上不宽加枳桔。

黄连温胆汤，黄连配枳实、竹茹三味药，再加二陈汤，降"三高"及高尿酸等。黄连配枳实、竹茹既行气又清火，对治气郁化火，无论是肝郁、脾郁、心郁、肺郁还是肾郁，只要化了火都用枳实、黄连。

痢疾用木香、黄连，宿食用枳实、黄连。

烦到舌尖都痛了，心开窍于舌，枳实配黄连、菖蒲。只是烦，身体还没有其他上火的迹象，枳实配桔梗。

栀子豉汤专门治心烦不得眠。

栀子能泻热除烦，三焦热可以用栀子。

吐衄便血，栀子效佳。

脸上满面疮痍用栀子。

余老师家传的崴脚方，就是栀子打粉敷在脚腕上。

栀子、大黄、连翘、乳香、没药五味药，随便拿到三味药就是治崴脚的奇方，崴伤散。

栀子配黄柏可以治身热发黄；配连翘可以去心经之火，心烦气躁；配柴胡可以治疗肝郁化火，乳腺增生；配生地丹皮专门治吐衄不止。

火热丹毒，实热拒按，栀子粉。

鼻衄，生地、栀子再配合麦冬。

张德林老先生经验：热郁胸痛用栀子、杏仁，按照二比一的配伍。中医不传之秘在于剂量，按二比一研成粉末加白酒调为糊。

内服栀子豉汤，外敷杏仁栀子粉治疗心火无烟日日烧，无事常生烦恼，无不应手取效。

# 第17讲　芍药、茯苓、白术

7月4日　星期四

轻松学歌赋，《治病主药诀》第27句，"水泻芍药苓白术。"

水泻指拉水样便，一般带腹痛，腹痛须用白芍药，先缓急，减轻肠绞痛的痛苦。

用茯苓白术治水泻的道理何在？茯苓开沟利水，白术健脾培土。茯苓跟白术都能补脾胃，脾胃属于土，土能治水。兵来将挡，水来土掩，这里用白术茯苓以土制水，使它不泻。

前面我们讲过芍药，在此稍作回顾。它是从头到脚缓急止痛药。但见痛，芍药用，哪里痛就用相应的引药。

眼睛跳痛，芍药、甘草加点防风、菊花。脚跟骨痛，芍药、甘草加点地骨皮、威灵仙。膝盖痛，芍药、甘草加牛膝。小腿抽筋痛，芍药、甘草加小伸筋草、淫羊藿。痛经，芍药、甘草加姜枣茶。颈椎痛，芍药、甘草加葛根。

在老师看来，芍药、甘草是松弛药，这时代谁都需要松弛松弛，放松放松。拘束者松弛也，所以它是宽缓药，叫缓急止痛。

芍药甘草，对治的是性躁心粗，才偏性执，倔强傲慢，刚强难调这类人。

建议大家看马有度先生的《方药妙用》这本书，里面起码有十篇文章专论芍药甘草。在那个时代，马有度先生号称中医普及第一人，他写的中医普及书，通俗易懂又有深度，每个案例经验拿出来就可以成为枕中秘籍。

芍药分为白芍跟赤芍，白芍养阴为主，赤芍活血为主。《珍珠囊》讲白补赤泻，赤芍药可以泻肝，白芍药可以补肝。所以肝劳损了劳累了，用白芍药，怒伤肝了要用赤芍药泻肝。

《难经》讲，损其肝者缓其中，缓其中就是要调血气，中焦。

损其肺者益其气。调息寡言，肺金自全。所以要少言语，吃补中益气之物。

损其心者，和其营卫。像桂枝汤，调和好了，心脏就舒服啦！

损其脾者，调其饮食。脾损了，首先要饮食有节。

损其肾者益其精，五子衍宗丸，补益精子精源。

像这些精彩的条文，都背熟，大有益处。

《解放军医学杂志》1965年第二卷一期讲到，善用赤芍甘草汤治疗急性乳腺炎，40例，均在两到四日治愈。芍药三两，90克，甘草二两，60克，加水500ml，为头煎，再以同样方法二煎，把它们混在一起，相隔两三小时服用，每日吃一剂，不需要刻意去辨证。

急性乳腺炎早期，有寒热交战，乳房肿胀，摸着热烫，发红压痛，这是炎症在扩散，宜用此方。而严重的，溃烂的，边界模糊的就不宜用此方。

为什么生甘草要重用？甘草用5～10克调和百药，你用到二三十乃至四十、六十，它是干什么的？生甘草有五大功用，排第一的是清热解毒。急性乳腺炎，炎火就是毒火。

重用生甘草起到解毒的作用，重用芍药起到活血的作用。乳腺炎是局部郁热，再产生毒素跟炎症。生甘草负责把毒素炎症去掉；赤芍药活血，负责把郁热散掉，而且它还缓急止痛。这两味药非常切中急性疮肿炎症。

仙方活命饮就有这两味药的药对，急性疮肿炎症，包括乳腺炎、脉管炎、青春痘，反正急性的，暴起来很痛的、很热的，就芍药、甘草两味药，记住啊，要用赤芍药。

最严重的疮肿，药进不去，就要在赤芍、甘草里加皂角刺，皂角刺又名天钉，它的刺向天的。观其相则知其气，它穿破力量强大。

上等的皂角刺，加到芍药、甘草里头，无论哪种痈疽脓疡，它一去就通顺血脉，破开痈疮。所以遇见气凝血聚，经络堵塞的，加皂角刺，其能够散结通络，为消肿散结之要药。

好语不需多，只需要记住，消肿溃坚要药皂角刺也。老师很喜欢用它，它既不像穿山甲那样是稀有动物的，也不像蜈蚣是动物药，腥臭，更不像麝香那么贵重，它很普通，很平民。

有些人局部长硬疙瘩，摸着好坚硬，好肿啊！皂角刺加芍药甘草，软坚散结，这叫有刺能消肿。现在肝囊肿的患者越来越多，肝部长这些囊肿的，用芍药、甘草配皂角刺。

再看茯苓，利水渗湿，可以让水湿排走，健脾宁心，补脾胃。

皇宫内院的茯苓饼，是养生妙品，把茯苓拌在面里头做成饼，吃了可以健脾宁心。思则气结，心慌心悸的，可以吃茯苓饼，饼本身有健脾作用，加了茯苓，还能宁心。

《神农本草经》讲茯苓能够利小便，久服安魂魄养神。它能够利三焦之水，所以上中下三焦的水排不走，用茯苓。

它还可以减肥。茯苓粉是老师认为最安全的减肥粉，它好在利水渗湿还补脾胃。

一般的利水药像车前子，不可以久服的，还有木通，它很凶猛，将水和营养都利走啦，而茯苓利水的时候还帮你补益。

《名医别录》记载，茯苓主大腹淋沥，膈中痰水，水肿淋结。

现代研究，脂溢性脱发，叫水泛巅顶。水泛巅顶一味茯苓也。茯苓打成粉，可以让头顶的水慢慢疏泻到膀胱，排出体外。像高山的田突然间进水了，赶紧挖沟把它排出去，秧苗就不会被泡死。

岳美忠老先生治脱发不按常理出牌，普通人说要补肾养血，他一看患者满面流油，是水饮上头，茯苓打粉一天吃一勺，吃个两三个月，面也不流油了，小便也通畅了，头发也长出来了。这虽不循常理出牌却合医道处方，因为诸湿肿满皆属于脾，满面流油的就要用茯苓。所以老师因此领悟到茯苓可以治满面流油，可以治脂肪肝，在降血脂时常用到茯苓。

《得配本草》是非常好的一本书。书中讲，茯苓得人参可以通胃阳， 治胃蠕动无力。

茯苓配白术可以收脾水。脾脏的水表现在哪里？流口水或者流鼻水。流鼻水不是肺水吗？九窍不利，肠胃所生，都归脾管。所以流鼻水、流口水，茯苓配白术，一剂就收。茯苓号称渗湿第一药，白术号称健脾燥湿第一药，两个配一起专主鼻有积水积液。

茯苓得艾叶能止心汗，即心慌心悸出汗，因为茯苓能宁心安神。

茯苓配半夏可以治疗痰饮。二陈汤（陈皮、半夏、茯苓、甘草）里半夏、茯苓两味药，一个燥湿，一个利水。痰一般从哪里生出来的？就是说痰是罪犯，罪犯的头头就是水湿。清稀的时候叫水湿，一旦熬夜，再加上饮食肥甘厚腻，它就变浓厚了，就是痰。

射人先射马，擒贼先擒王。我们就用茯苓来利水，用半夏来燥湿。把水湿治理好了，配陈皮甘草就有助于行气，调百药。

二陈汤里头，半夏、陈皮、茯苓、甘草四味药，每一味药都非常精妙。半夏把湿燥掉，茯苓把水利掉，水湿一没力量，痰湿就没地方生出来了。

未生痰令不生，在痰没有生起来的时候，用半夏茯苓令它不生。已生痰，痰气交阻，用陈皮行气，可以化痰，已生痰令其化。

茯苓配半夏，未生痰令不生，陈皮配半夏，已生痰令其化。

茯苓得木香能够治泻痢不止。木香行气，茯苓渗湿。

茯苓配黄醋可以治疗遗浊带下，就是黄带不止。

茯苓配黄连、天花粉可以治疗消渴。

茯苓如果配朱砂那就厉害了，朱砂安神丸，朱砂、茯苓、黄连，可以治疗心惊胆颤。

利水时茯苓要生用，像治疗泄痢、水泻要生用。补脾多痰饮，就要炒用。

孙思邈的《千金方》上面有记载，茯苓久服百病除，这是修道的药。孙思邈很少对一味药赞叹到如此高的地步，人参他都不这样讲。

茯苓还是美容的圣药。一味茯苓粉，治妇女脸上长黑斑。黑斑是什么斑？肾斑，欲望跟肾水交战就出现黑气，怎么办？不要紧，茯苓。晚上做梦都是梦到妖魔鬼怪的，也用茯苓。

苓，草字头带命令，命令百草的；茯，草字头，伏就是听话，是龙就给我蜷曲，是虎就给我趴下，这叫听话。所以好的风水叫降龙伏虎，龙要蜿蜒虎要低伏。茯苓这味药就可以降伏身体的龙虎。

《东坡杂记》记载治疗脾虚和痔疮的方法。记住，突然发作的痔疮，用乙字汤。如果痔疮经年累月都没好，久病肯定体虚，脾肾两虚，那么找一味药补肾，找一味药补脾，脾肾并补。选一味黑芝麻，又称大力籽，可以补肾固精；选一味茯苓，能够补脾健胃。你看苏东坡怎么论述，黑芝麻去皮九蒸九晒，茯苓去皮，少入白蜜为面，这两味制成药面，食之甚美，如此服食多日，气力不衰而痔疮自缩自退。

苏东坡久病成医，钻研养生之道，且热爱美食，经多年得出这个经验，既安全又可靠，还有疗效。只吃此药面，不吃其他药，百病皆去。还可以常年吃来养生，此乃长年真诀也。苏东坡用茯苓芝麻面治疗痔疮，距今已经有900多年。

民间仍用此法治疗虚劳痔疮，把炒熟后的黑芝麻碾碎加茯苓粉混合，每天服二三十克，一两个月就可以根治。不单能治疗痔疮，人服完之后，会自觉有力从手脚涌出，有延年益寿之功，所以这叫延年益寿方。

张锡纯也非常善用茯苓。有一个患者，汗出不止，暴汗怎么固都固不住。汗为心之液，他用茯苓导心的水从膀胱利出来，小便量大了，汗就收住啦，而且能够宁心安神。

记住，腋下就像有泉眼一样不断地流汗，停不住的，一下子衣服就黄了湿了，导赤散加茯苓一吃，一下子水就收了，小便量变大了，就会大汗了。

中医治病有的时候用这种导引法，四两拨千斤。

《名老中医经验》记载,婴幼儿泄痢200多例,用炒的山药10克、茯苓10克、鸡内金5克加减,对婴幼儿泄泻,每奏良功。

伤食的话,舌苔垢腻的加点焦山楂;遇热加重的加点香薷;气虚下陷的,加点人参、黄芪、升麻,就是说泄泻以后眼皮都耷拉下来了,很没有劲的,加点人参、黄芪、升麻。

这就是水泻芍药(茯)苓白术,我们讲过芍药,也讲过茯苓,以前也讲过白术,所以这句圆满了。

**方 药 集 锦**

水泻芍药苓白术。

腹痛须用白芍药。

眼睛跳痛,芍药、甘草加点防风、菊花。脚跟骨痛,芍药、甘草加点地骨皮、威灵仙。膝盖痛,芍药、甘草、姜、牛膝;小腿抽筋痛,芍药、甘草加小伸筋草、淫羊藿;痛经,芍药、甘草加姜枣茶;颈椎痛,芍药、甘草加葛根。

芍药、甘草,对治的是性躁心粗,才偏性执,倔强傲慢,刚强难调这类人。

芍药分为白芍跟赤芍,白芍养阴为主,赤芍活血为主,肝劳损了劳累了用白芍药,怒伤肝了要用赤芍药泻肝。

损其肝者,缓其中;损其肺者,益其气;损其心者,和其营卫;损其脾者,调其饮食;损其肾者,益其精。

调息寡言,肺金自全。

善用赤芍甘草汤可治疗急性乳腺炎,赤芍90克,甘草60克,加水500ml,为头煎,再以同样方法二煎,把它们混在一起,相隔两三小时服用,每日吃一剂,不需要刻意去辨证。

重用生甘草起到解毒的作用，重用芍药起到活血的作用。

消肿溃坚要药皂角刺也。

肝部长囊肿，芍药、甘草配皂角刺。

《名医别录》上记载，茯苓可以主大腹淋沥，膈中痰水，水肿淋结。

水泛巅顶一味茯苓也。

人参茯苓粉可以让胃动力加强。

流鼻水流口水，茯苓配白术，一剂就收。

已生痰令其化，未生痰令不生。茯苓配半夏，未生痰令不生，陈皮配半夏，已生痰令其化。

茯苓得艾叶能止心汗，心慌心悸出汗。

茯苓得木香能够治泻痢不止。

茯苓配黄醋可以治疗遗浊带下。

茯苓配黄连、天花粉可以治疗消渴。

朱砂配茯苓，最治心惊胆颤。

孙思邈《千金方》上面记载，茯苓久服百病除。

《东坡杂记》记载茯苓治疗脾虚和痔疮的方法。黑芝麻去皮九蒸九晒，茯苓去皮，少入白蜜为面，这两味制成药面，每天服二三十克，一两个月就可以根治虚劳痔疮，也是延年益寿方。

腋下流汗停不住的，用导赤散加茯苓。

《名老中医经验》记载，治疗婴幼儿泄泻，用炒的山药 10 克、茯苓 10 克、鸡内金 5 克加减。

伤食，舌苔垢腻的茯苓加点焦山楂；遇热加重的加点香薷；气虚下陷的，茯苓加点人参、黄芪、升麻。

# 木 香

**7月5日　星期五**

轻松学歌赋，《治病主药诀》第28句，"调气必须用木香，若然气盛又非良。"

木香可以理气，它理什么气？肝气郁结，肝郁气滞。

若然气盛又非良，普通的气郁会烦躁骂人，如果已经起火了，要打人了，这时候就不是木香所能调的，就要用大黄，或者要加黄连进去，气郁化火了嘛。

木香，广东的最好。广东有十大名药，其中一个是广木香。广东的木香驰名天下，擅长行气止痛，它是温的，能温中散寒，但凡肚子里头凉飕飕，寒凝气滞就用木香。

老师有个一味木香丸，非常厉害，只要出现下面两种情况，一用就见效。

一是吃冷的胃跟肚子疼。二是生气了胁肋痛。就是气滞寒凝的，寒凝气滞用木香，这就是木香的口诀。

是不是吃冷了身体痛就加重？对了；是不是跟丈夫一较劲、斗气痛又加重？对了。好，诊断完毕。无论哪里痛，只要是寒凝气滞，一味木香丸，效如桴鼓，吃下去后会放屁，效果非常好。

木香不仅性温，而且闻起来芳香，芳香能行气能散寒，所以对治气滞寒凝效果非常好。

如果掌握了气滞寒凝的病机，那么下面这些古籍里对木香的阐述你都看得懂。

《神农本草经》讲，木香主治邪气。指那些吃了不干净的东西，肚子胀闷的情况。芳香能够辟浊，木香号称树木中极香者。用点藿香粉或者木香粉，闷在胸中的邪气就下去了。

木香治淋露。比如说茶农每天早早的天蒙蒙亮就要去采茶，露水很重，甚至还要冒雨的，被露水或雨水一湿鼻就塞了，关节就僵硬了，用点姜汤送服木香丸，舒达气机，这些露水风雨就侵犯不进来了。

前面提到过冲心煞，是一个地方的风水格局，指有车马冲向屋子，这地方一般会出现一些灾伤灾难。因为居住在这里的人每天都心惊胆颤的，自然就会做错事，会觉得难受。那怎么办呢？就在前面造一个屏风，屏风外面建一水池，水池外面再加一个圆池。这个圆池的用意是，风一吹就会有一气周流，煞气一来就被旋走了。

而木香就是太极气旋，一吃下去它就旋转中焦，一旋转要么放屁排出，要么排汗出去，就旋气而愈了。这就是行气散郁。跟别人起冲突啦，觉得很不舒服，耿耿于怀，无事常生烦恼，吃两个木香丸，放两个屁就好了。

《名医别录》记载，木香能够行药滞。

比如说吃了四君子汤容易胀肚，呃逆，加陈皮叫异功散就不胀了。吃四君子汤容易有痰，加半夏，痰浊就化掉了。

四君子汤，加半夏、陈皮的六君子汤，吃了还觉得闷胀堵塞，那就赶紧换香砂六君子，加木香、砂仁就不闷胀堵塞了。这些就是汤方加减的妙处。

四君子是静药，静静地补充能量。一补觉得太饱满了，赶紧用木香、砂仁去旋转，陈皮、半夏去下降，这样补能降到丹田去，就很舒服。

所以木香这个作用叫行药滞，用了一些补药，加了黄芪、陈皮、木香进去，吃了就不会上头，不容易上火。加点牛膝、鸡血藤下去，一循环，吃这个补益药以后不会面红目赤、头晕目眩。

《药性论》中记载，女人血气刺心，痛不可忍，用酒送服木香末，一服即愈。

比如说来月经时，月经水不往子宫走，反而往心往头上窜，特别是月经期间生气吵架的，血随气上，被拔上大脑，攻到心里，瘀血攻心，痛不可忍，木香粉一勺，拌点酒一喝下去，那些月经水就重新归到子宫去了。

木香最重要的作用是治九种心痛，积年冷气。记住哦，诸痛痒疮皆属于心，不要以为心痛就是心脏痛。指节手心痛也可以用木香，胃脘痛也可以用，背心痛也可以用。所以千万不要以为心痛就是心绞痛，那木香就用得屈才了。

木香配冰片可以治胃痛、心脏痛、背心痛，乃至腰的中心痛，还有喉咙痛、手心痛、脚心痛，还有任督二脉属于人体经脉的中心，其循行部位的痛，比如脊柱骨痛。总之"九种心痛"的部位不局限于心脏，这个心是中心的意思。

比如膻中痛，虽不是心脏痛，但一样用木香。肚脐绞痛，也用木香，因为肚脐乃肚腹的中心，也是"心痛"。

木香还在治癌瘤肿块中"建功立业"，古籍记载，疝癖怪症，胀痛难忍，选木香。

疝癖就是长结块，摸着有疙瘩，有的还很痛，比如乳腺增生、子宫肌瘤、胃息肉、肝囊肿、骨刺，总之就是长这些奇形怪状的东西，压迫神经血管，痛不可忍的，用木香。我常用木香配威灵仙，治各种痛。

《本草纲目》讲木香乃三焦气分药，能降诸气滞。诸气膹郁皆属于肺，上焦气滞，就用木香配桔梗；中焦气不运，用木香配陈皮；下焦气不通，用木香配黄连。

膀胱气不化则癃闭，木香配车前子。肝气郁则胁肋痛，木香配丝瓜络。心痛欲死，木香配元胡索。背痛难忍，木香配姜黄。子宫疼痛、痛经，木香配小茴香。屁股、腰部、坐骨神经压迫痛，木香配杜仲。

打网球搞伤手腕骨，木香配桂枝。长期伏案工作，颈椎疼痛难以忍受，木香配葛根。鼻塞疼痛，木香配苍耳子、辛夷花。膝盖痛，木香配川牛膝。眉棱骨痛不可忍，木香配白芷。跟骨骨刺疼痛，木香配骨碎补、地骨皮。肩周炎痛不可忍，木香配鸡血藤、海桐皮，可以加进羌活胜湿汤，整条肩臂膀胱经的疼痛都可以用。

学一药而得众药精华就叫学药，慢慢积累，也可以做到临机应变，每言必中。

民国时期京城四大名医之一的施今墨，一出药就是对药。就像发暗器一样，一出就是子母连环镖，不是前面中就是后面中。我们治病就像用兵一样，点将用兵。鼻塞疼痛的，苍耳子一过去，鼻炎把苍耳子拦住了，想不到辛夷花再去了，就把鼻子通开来了，这叫双药之妙。

苍耳子能将督脉之气从腰脊一直打到额头，再从龙楼下殿，额头叫龙楼，眉心这里叫宝殿，苍耳子就能让后背的这些龙气从头顶下降。辛夷花不一样，走任脉，是地涌金莲的。所以上下一对冲，鼻炎在鼻子待不下去了，这是药对的效果。

木香的大法是什么？塞者通之，就是说有堵塞的它就可以给通开。

《景岳全书》讲到木香能升能降，行肝脾肺气之滞如神。看到没有，只要是肝脾肺堵塞，胸闷堵塞，做 B 超又看不出什么问题，气滞了，吃点木香丸，能升能降。它治心腹胁肋气痛最快速，就是压气神药。

什么叫压气神药？就是说生气的时候吃的饭是压气饭，吃了之后浑身不舒服，下顿又没胃口，吃几个木香丸，放几个屁，压气就泄掉。木香丸就是压气神药。

余老师最擅长用木香配郁金，这个号称颠倒木金丸，气机颠倒的就用它。木香、郁金各 10 克，无论是肝气犯胃，还是胃气反过来侮肝，木克土或者土反过来侮木，都有用。有些人生气了会没胃口，而有些人是吃撑了会非常暴躁不舒服难受，为什么呢？土堵塞了之后，会反过来让肝不舒服，使肝气郁结。所以有些是吃饱性的肝气郁结，这种人本来情绪脾气很好，可是在贪吃以后会莫名其妙觉得很烦，控制不住。这种情况，饮食减半就好了。这也应了那句"宁愿吃少睡多"，吃少一点睡多一点，身体就好了。

木香除胀痛呃逆如神，散冷气霍乱极效。治热痢，可以佐黄连、黄芩，就是拉肚子以后肛门热烫，像吃了好多辣椒一样，木香、黄连、黄芩一剂见效。

《得配本草》中讲，治疗脚气肿痛，木香配黄柏防己；治疗冷食伤肚，木香配干姜。

小儿阴茎肿甚至缩进去的，木香配枳壳、甘草，可以把它通开。有些小孩子喜欢坐冷地，以前很多的，因为要经常大小便，家里人干脆就不让他穿裤子，这样他就坐在凉地上，还有树荫下，一段时间后，阴茎居然缩进去了，屙不出来尿，简单嘛，就用木香配枳壳、甘草，一吃下去，缩进去的阴茎就会重新出来。这种情况在以前非常多见，现在家长注意保暖加尿不湿，就比较少见了。

木香配没药可以治疗小便浊，配冬瓜子，可以治疗闭目不语。

如果中气不足，人就喜欢讲冷言冷语。大家不要怪一个人"狗嘴里吐不出象牙"，因为他真的是心腹寒凝气滞，根本很难讲出赞叹人的话。如果阳气畅达了，必定会口出莲花。

最近老喜欢讲一些尖酸刻薄讽刺人的话，不是对方不行，而是自己已经寒凝气滞啦，那怎么办呢？弄点生姜、肉桂再配木香。

木香配皂角刺可以治疮痈肿痛。皂角刺可以通血脉。

木香配槟榔可以治疗中下焦气滞。槟榔下气浊水，下十二经的浊水，有痔疮，臃肿硬硬的，木香配槟榔。

《简便单方》记载，治一切走注，气痛不和，用广木香温水磨成浓汁，热酒调服。

《百一选方》里面讲到，一人食蟹后又吃柿子，蟹性寒，柿子收敛，一下子就堵在一气周流的位置，到夜中大吐，吐出血来，至昏迷不知人事。因为一气周流堵住了，气机不运，心脑缺血昏迷了。恰巧道人路过，听到家里哀嚎声起，然后道人就说，唯木香可解，遂磨木香汁以水灌之，渐渐复苏而醒，性命得以拯救。

想不到木香居然可以解这种食物中毒。螃蟹跟柿子一起吃，柿子涩、寒，螃蟹属于肥甘厚腻，是腻滞的，当腻滞配上寒气，就会紧紧地抱在一起形成疙瘩排不下去。

这个就是古代常讲的食物相冲，食物里寒凝气滞，下不去。

日常生活中，既吃肥甘厚腻又吃冰冻饮料就是找寒凝气滞。要么吃冰饮，就不要吃肉；要么吃肥甘厚腻，就不要再吃冰饮了。否则，寒凝气滞，容易发福，长肿瘤包块。

我们常有一种说法，烟酒一起来，就会死得快。烟伤肺，酒伤肝，再熬夜就盗肾，暴饮暴食亏脾胃，忧愁愤怒伤心，中了"七伤拳"能不死吗？

《药性论》里讲木香治霍乱泄泻，《别录》里讲苦参能除腐肠滞，两个配伍最擅长治湿热泻痢。

比如说五六月份大家吃粽子、西瓜，粽子腻，西瓜凉，碰在一起，容易拉肚子，叫肠澼泻痢。最简便的治疗就是参香丸，苦参配木香，屡用屡效。其药简力专，疗效显著，用本方治疗痢疾患者，近百例获愈，所以参香丸名气大增。

它跟香连丸有异曲同工之妙，木香配黄连是行气加清热，参香丸就是苦参清热燥湿配合木香行气。

木香是行气药，就像扫把，只要家里有扫把常扫行气，家里就会好干净。那有些污垢在厕所，在天花板，在厨房里，用扫把扫不干净，这时就喷什么？喷清洁剂，黄连跟苦参就像清洁剂，清热解毒除湿。黄连苦参一喷上去，木香再一扫，肠胃里的那些东西，就都清干净啦！

里急后重木香黄连。东西老在肚子里拉不干净，黏黏的，肛门热热的，木香黄连或者是木香苦参一下去，一次就让拉干净。

舌根厚腻的，就两味药，木香配合苦参。再看舌苔黄黄的，是黄多还是腻多。腻多舌尖红，要黄连多放；黄多就木香、藿香、槟榔要多放。

藿香正气散针对腻多的，舌苔白腻的非常厉害。如果转黄了，就要加点黄连、苦参这些药下去。

龚士澄龚老有一个经验，木香治气闭耳聋极效。凡人愤怒后突然不闻声，或耳朵贴枕头侧卧醒来后觉得单边听力障碍，虽针刺听宫耳门而不效，用广木香适量研成细粉如灰入麻油中，炖至一沸腾就好了，不要两沸，否则香气会散掉，然后放冷，每次滴两到四滴到耳里，一日三次，能够恢复听觉。

这剂通耳窍汤，对于八九十岁耳背的没用，因为是听力功能下降。对于三四十岁二三十岁的，一时生气了，耳朵就嗡嗡响，听不到的，这个一通就好啦！老年人衰老了，出现障碍，就是大罗神仙都很难挽回了。而年轻人因一时喝酒或者吹风或者生气过后气闭性耳聋，这剂药一点就通啦。

《阮氏小儿方》讲到，腹内痛用木香、乳香、没药各五分。比如说跟别人打架，小肚子被踢到了，痛了好几天都好不了，木香、乳香、没药三味药各五分，水煎服。一钱3克，五分就是1.5克。

现在的药很多是人工种植的，药力不比从前，我们可以各用5克，木香、乳香、没药三味药各5克，水煎服，能喝酒的就滴两滴，不能喝酒的就算啦，一喝下去小腹痛的感觉就消掉了。还可以加小茴香，随机应变。

《必效方》记载醋泡木香治疗腋臭，就是狐臭。醋泡热木香，泡完以后放到腋下夹着，像夹体温计一样，就可以除腋下之臭。现在肥甘厚腻非常多，狐臭的也非常多，只要擅长通利大小便，再加上外用药就非常好。《袖珍方》记载，治恶蛇咬伤，青木香不拘多少，煎水服。

有个超级厉害的方子，治寒疝腹痛，叫导气汤，由四味药组成：川楝子、木香、小茴香、吴茱萸。

有个小伙子很喜欢吃冰淇淋，而且吃得很急，这个冰到胃里还没有完全融化就，掉到小腹，小腹就开始冷，睾丸一受冻锁紧了。有一天他捂着阴部，告诉余老师这个蛋痛。问他干什么了，说昨天吃了好多冰冻西瓜。寒凝腹痛嘛。用导气汤，木香、小茴香、吴茱萸、川楝子。川楝子是种子，质重，可以下小腹睾丸中气，吴茱萸善入小肚子，木香能够行气止痛，小茴香也是种子类的行气药。川楝子和小茴香都可以行睾丸中气，川楝子寒凉，小茴香温热，寒温并用，可以中和，吃了不会伤人。木香跟吴茱萸入肝经，肝下络阴器。阴器里的寒冷叫肝寒痛，用木香、吴茱萸。

肝热痛要用川楝子，肝寒痛就要用吴茱萸配木香、小茴香。如果寒热交杂，外面热的不得了，里面又冷的难受，那就寒热并用，用川楝子、木香、小茴香、吴茱萸，号称导气汤，就是一切下半身的气痛，它都可以导。

## 方 药 集 锦

调气必须用木香，若然气盛又非良。

寒凝气滞用木香。

《药性论》中记载，女人血气刺心，痛不可忍，用酒送服木香末，一服即愈。

木香配冰片可以治九种心痛。

痃癖怪症，胀痛难忍，选木香。

《本草纲目》讲木香乃三焦气分药，能降诸气滞，诸气膹郁皆属于肺。上焦气滞，用木香配桔梗；中焦气不运，用木香配陈皮；下焦气不通，用木香配黄连。膀胱气不化则癃闭，木香配车前子；肝气郁则胁肋痛，木香配丝瓜络；心痛欲死，木香配元胡索；背痛难忍，木香配姜黄；子宫疼痛，痛经，木香配小茴香；屁股、腰部、坐骨神经压迫痛，木香配杜仲。

打网球搞伤手腕骨，木香配桂枝；长期伏案工作，颈椎压迫疼痛难以忍受，木香配葛根；鼻子堵塞疼痛，木香配苍耳子辛夷花；膝盖痛，木香配川牛膝；眉棱骨痛不可忍，木香配白芷；跟骨疼痛，木香配骨碎补、地骨皮；肩周炎痛不可忍，木香配鸡血藤、海桐皮，可以加进羌活胜湿汤，整条肩臂膀胱经的疼痛都可以用。

《得配本草》讲，木香配黄柏防己治疗脚气肿痛，木香配干姜治疗冷食伤肚。

治疗小儿阴茎肿乃至缩进去了，木香配枳壳甘草。有些患者闭目不语，木香配冬瓜子。

生姜、肉桂再配木香，治冷言冷语。

木香配皂角刺可以治疮痈肿痛，木香配槟榔可以治疗中下焦气滞。

《简便单方》记载，用广木香温水磨成浓汁，以酒调服，行气止痛，主治一切饮食积滞胀满诸痛。

木香可以治寒凝气滞的食物对冲。

《药性论》里讲到木香止霍乱泄泻，《别录》里讲到苦参能除腐肠滞，两个配伍最擅长治湿热泻痢。

龚老有一个经验，木香治气闭耳聋极效。

《阮氏小儿方》讲到，腹内痛用木香、乳香、没药各五分。

《必效方》记载，醋泡木香，可以除腋下之臭。

治恶蛇咬伤，青木香不拘多少，煎水服，出自《袖珍方》。

导气汤治寒疝腹痛，川楝子、木香、小茴香、吴茱萸。肝热痛用川楝子，肝寒痛用吴茱萸配木香、小茴香。如果寒热交杂，外面热的不得了，里面又冷的难受，要寒热并用。

| 第19讲 | # 人 参 |

轻松学歌赋，《治病主药诀》第19讲，今天来看新的口诀，"补气必须用人参，肺经有热不相应。"

补气的第一等药就是人参，补五脏，安精神。

小赖问我，最近有点虚，可不可以吃点人参？我说可以，含一两片。补气必善用人参，但是含的时候别讲话。

人参止惊悸，除邪气，明目，开心，益智。

生完孩子经血大虚以后，碰到什么喜事都笑不出来，人沮丧就像枯萎的花朵——产后抑郁症。膻中的气严重减少的时候，人是没有笑脸的。余老师一想，人参能够明目开心益智，开出一剂开心汤。开心汤是产后第一方新加汤，在桂枝汤加重桂枝、生姜的剂量后再加上人参30克，一剂下去郁闷全消，3剂吃完骨节疼痛全好。以后碰到产后的病，一般用桂枝新加汤，效如桴鼓。

新加是个新的方子，在加减桂枝、生姜剂量的基础上，还加入了人参，好像给心加油一样，心就会跳得很愉悦，很开怀，很快乐。老年人服用了目黯可以生光辉，妇女抑郁服用了膻中气一充足就会跳起来，就会笑。

桂枝新加汤就是让人笑的方子，治疗大出血以后大脑缺血记忆不牢，转头即忘。可以治疗健忘的，都逃不了人参的大补元气。

人参别名叫"神草"，神仙都钟爱的草药，又叫"土精"，土中精华。传说一个地方长了一根好人参以后，十年左右很难再长出第二根好的人参，因为所有精华都在它身上。一般种稻谷后几个月地力就恢复，但是长人参后要十年这个地力才能恢复得了。

人参可以固脱生津。什么叫脱？脱症，虚脱了，脉打不上去，所以人会觉得虚劳。人参仙鹤草，吃了不疲劳。

比如说最近要开长途车，备点人参仙鹤草，人参20克，仙鹤草50克，放几个大枣，熬好后，劳累时喝一点，这样就补气了。它不是像茶叶那样提神，它是补神的，可以固脱，防止脱力。

仙鹤草又叫脱力草，对劳损的病它最紧要。在外面打工回来的人虚劳脱损，没有劲，就准备仙鹤草和大枣，叫仙枣汤，一服用下去可以缓解疲劳。

人参固脱，还有哪些脱？脱肛，虚脱，虚喘，脏器下垂。

人参有定魂魄之功，能安魂益智，所以安神补脑液里常放人参。魂魄不定的人，晚上的梦很乱又记不住，转头即忘，梦很乱就是魂魄不定。所以睡前含一两片人参，晚上的梦就会稳定，记性也会增强。

有的人老是梦到掉到陷阱里去，被别人追，甚至周围有鬼来找你，跟过世的亲戚谈话，醒来之后心慌心悸，这时怎么办呢？如果一两次没事，但一个月反复出现三次以上，人会觉得很疲倦，因为精神被暗耗掉了，这时用桂枝汤加人参20克。

白天服用，晚上就不会梦到被野兽追赶，跟鬼怪打架，或者跟过世的亲人说话了。

有一种脉象用桂枝汤加人参的效果最好，脉陷下去沉下去，跳不起来，起伏很小的那种脉象。

如果尺脉打不起来，就问他是不是容易抽筋，是不是晚上做梦会梦到过世的亲戚。

这就是经验，这种脉叫无神脉，神气不足。神气不足的话，白天吃两块冰，晚上会做梦掉到冰窟窿去；白天吃点凉拌菜就会做梦被鬼怪追打；吃点水果凉果，就梦到跟过世的人讲话。

阴霾当头，离照当空，阴霾当散。什么叫离照汤？桂枝汤加红参就是离照汤。桂枝汤红红火火，加点红参更红火，火上浇油，熊熊烈火一起，像大力水手吃到菠菜，强敌来了也不怕！心脏一旦强大，这些乱梦就会消失。

《名医别录》讲人参主治胃肠中冷。有个理中汤，人参、干姜、白术、甘草，用干姜温中，用人参补气，补中益气，专治胃肠中冷，胃冷食而不化。

人参又可以主心腹鼓痛，所以我们用香砂六君子丸主治心腹疼痛，胸胁逆满。

人参畏五灵脂，但是不一定不可以一起用。有一个老中医，就专用人参配五灵脂治肝积，肝脏的这些食积。我有一个师弟得了肝积，几年都化不了。他到老先生那里拿人参配五灵脂，他看了不敢喝。他问不是说相畏不可以用吗？老先生说不要紧，相反相激。就像《灌篮高手》里樱木花道和流川枫性格相反，互相不服，但放在一起，居然拿到全国冠军。这个药他吃一次下去，就感觉胸肋的那团肝积在融化，解散开来。

多年用针灸、用按摩都没有磨化，怎么吃点人参五灵脂就化了？这令我记忆非常深刻。原来，一些严重的，结块老化不了，用陈皮、川楝子都化不了，有两三年之久的，肯定有虚，得用人参。因为总是胀在那里，有刺痛，肯定有瘀，用五灵脂破瘀。结果两个碰在一起，相反相激，效果就非常棒。

人参可以通血脉，为什么呢？气足血自通。这个大暴雨气势很足的时候，沟渠自动就成了。像长江、黄河一样，有山想挡都会被冲开，这个叫补气通血脉。

对于一些风湿关节痛，鸡血藤也好，清风藤或络石藤也好，用藤类药来治痹，吃下去人更累了，这是因为没加黄芪人参来补气。独活寄生汤里是有人参的，独活、寄生虽然很厉害，是风药，可以补肾通痹止痛，可是其背后要有人参。就是说打一场仗，需要有韩信能联百万之众，攻必克，战必胜，也需要有萧何这种搬运粮草做好后防工作的。

人参就是后方的仓廪，独活、寄生、鸡血藤、络石藤就是前冲的将军。后面粮草源源不断能供应，藤类药冲锋陷阵，经络痹痛就可以好过来，这是秘密。

为什么用药要重视调阴阳？用了通的药，就要用补的药去辅助。

我跟余师抄方时领悟到一点，他每出一个药对都会随机应变加减，但是始终把握住阴阳，不乱。像开了补的药，用通的去调，不然会上火；开了通的，就会用补的去辅助，不然通过度了会亏虚。

有一次一个乳腺增生的，给她开通的玫瑰花、丝瓜络、橘子叶，吃后放了很多屁。这个乳腺是通了，可是人心慌掉气，没有力气。余老师一看，说后期就要加点人参跟黄芪进去，一下子就托上来啦！这就是用药之秘。

张仲景有一方很厉害，黄芪桂枝五物汤，专治血痹。

如果有患者说，一边大腿有巴掌大的地方完全麻痹，用木棍敲也没感觉，这叫血痹。只要黄芪桂枝五物汤一出，速好。余浩老师已经验证了七八例啦！

血痹的，用黄芪桂枝五物汤，或者用桂枝汤加人参黄芪也一样。如果想好的快一点，可以加点鸡血藤、威灵仙通经络。鸡血藤通血脉，用黄芪跟人参、生姜、甘草、大枣补益，借助桂枝去通痹，这局部气血一去，就不麻了。

人参可以破坚积结块。久虚必积，久积必虚，正气存内，邪不可干。那些长肌瘤积块的，都是长期五劳七伤所致。身体长疙瘩包块，经久不愈的都是长久积虚所致。

金元四大家有这种论调：虚则留积，至虚之处乃容邪之所。例如子宫虚了才长肌瘤，而气充满就不会长肌瘤。

肝虚了，才长囊肿，如果经常拍打，早睡早起，晚上子时就睡觉养肝胆，怎么会长包块？

怎么办？如果肝虚，我们就用人参配白芍，可以治疗肝部的久积。

如果胃虚，胃里长结块，我们就用人参配高良姜、半夏。

如果肺虚，肺里长包块，我们就用人参配桔梗。

如果肾虚，肾积水积液，我们就用人参配五苓散，气化它。

所以我们用单药、对药、三药甚至名方去配人参，治疗虚则留积得心应手。

咳而遗尿者，一咳就漏尿，不咳尿就留在那里，五苓散加人参。五苓散可以气化膀胱，人参补足，一补足一气化，再咳尿就不漏了。

人参令人不忘。孩子老是不上心，读书转头即忘，用人参、菖蒲、远志，菖蒲开心窍，远志可以有远大志向，人参令人不忘，三味药就是金榜状元汤。

《药性论》中讲到，人参专治虚人多梦纷纭。亏虚的人，梦一个接一个，一躺下去那梦就像放电影一样不停，嚼两片人参就好了。

《药类法象》讲，人参最善治肺脾气虚，补肺气。

有一个短气的患者，连二楼都上不了，一上就心慌心悸。含人参一周以后，上下完全没有问题。

以前有一个挑山夫，病倒了，这下家里的顶梁柱就倒下了。他发愁自己干不了活还拖累家人。碰到一个道人，让他将人参含在口里。然后就开始慢慢恢复，先是能走能上坡，后来就能挑扁担了。

有人做过实验，同样走3公里山路，一个人含人参，一个人没含人参。含的走完以后意犹未尽，容光焕发，还想再来3公里；没含的就在找哪里有凳子可以坐。可见人参是可以蓄力气的。

如果想提高记忆力，又有短气，有哮喘，那人参非升麻不能补上身之气，所以用升麻一分，人参三分，专门提升肺活量。

有一些唱歌的过来说这个高音老飚不上去，不要紧，升麻配人参，三份人参配一分升麻。升麻能够升，九地之气上于九天之上，再加点人参，打粉，用了之后补其上身之气。人参配升麻专门治疗大气下陷，例如胸塌陷，眼皮掉，疲劳，没劲，手脚不灵活。总而言之都有一个病根，就是元气亏虚，叫虚陷病，大气下陷，就用升麻人参。

这组药对用好了，就能够治疗当今时代的疲劳。而百病都不同程度的跟疲劳有关，所以能治好疲劳，就具备缓解百病的能力。

哈欠连天的患者，医生检查后说什么病都没有，就是一天从早到晚不停地打哈欠，吃了人参升麻就好了。

补中益气汤就有人参升麻，不想配药的可以去买补中益气丸。补中益气丸就可治神疲乏力。

《汤液本草》里讲到，肺经有热不相应，如果一个人肺热了，就不要用人参了，不要火上浇油。那用什么？要用沙参。

南方有好多有虚且有肺热的，皮肤发红，鼻子发红，口干苦，又很虚，无力。这种也要补，用沙参，所以南方的清补凉首药沙参。

《本草发挥》中记载，脾欲缓，急食甘以缓之，人参之甘以缓脾气。脾胃很喜欢缓慢的生活节奏。

哪个地方的人生活节奏最缓慢？少不入川，老不出蜀。就是说少年时有奋斗劲的千万不要到四川，因为一入四川，熊猫都会变得懒洋洋。传说熊猫是上古神兽，它的咬合能力仅次于北极熊，非常凶悍，非常厉害！一旦在四川生活了，整天懒洋洋的，哪儿都不想去啦，非常安逸，非常和缓。那脾胃一和缓，强大的不得了，连竹子竹节都啃下去，全化了。

一个人只要静不下来，平时吃西瓜都拉肚子。一个朋友，他吃西瓜拉肚子。我说简单，你试着按照我的说法去做：全神贯注吃西瓜法，就是说身体放松，手机关掉，吃的时候不要想其他事情，不看电视，凉瓜放到嘴边慢慢吃下去。像熊猫咬竹子一样，它可以从早吃到晚的，也没见它拉个肚子。非常和缓的时候，所有的气血都会聚到脾脏。所以有的时候根本不是脾胃不行而是没有静下来，没有缓下来。

有学生问，我发现在寺庙里头胃口最好，是不是有佛菩萨加持？我说，不！是你进到寺庙听到德音雅乐，加上寺庙的行动比较悠缓，大家比较从容，名利能够放下。在这样的环境下，你也变得和缓了。脾喜欢缓慢，缓和就养脾，在缓和和谐的环境里脾的能量可以发挥到最大。

假如脾胃真的很差，试着先过一种和缓的生活。一般一和缓下来安详进餐，时间延长一倍，用蚁食法，脾胃功能就恢复啦！脾欲缓，脾就喜欢缓。思则气结，那就脑中思绪放下，消化就变好。思的时候脉象就弦了，紧绷了！放松以后大脑灵光，脾胃也好。别人用人参黄芪补脾，老师用无私无欲养胃。

《主治秘诀》讲到，人参补元气，止渴生津，消渴症的可以用人参。气虚的可以用它。能补胃，胃虚的可以用它，比如胃下垂、胃动力不足。

《本草纲目》讲到，吃完饭就满身大汗的，叫自汗，自汗大多气虚，怎么办？用人参配五味子。人参五味子糖浆就这样来的，主五脏亏虚。人参配五味子能补五脏，司五脏。有些人说毛孔像网眼一样孔很大，汗都往外漏。人参五味子就补漏，可以治疗多汗症。

李东垣讲过，古人治大吐血，脉空者，重用人参，因为脱血者先要补气，盖血不能自生，须得阳气乃生，阳生阴长之意，有形之血不能速生，无形之气所当急固。所以人参能挽回元气于无有之乡，就是说元气亏虚要脱了，就用人参去回元。

《得配本草》中记到，人参得茯苓可以去肾中热（肾虚肾热）。茯苓利水，把热气从水道里头利走，人参补肾。

人参配当归可以活血，治疗痛经。人参配陈皮可以理气，治疗消化不良、乳腺增生。人参配磁石，可以治疗喘咳，气虚上浮，走两下气就浮起来，比如肺气肿。人参配苏木，可以治疗跌打，胸中有瘀血，以及喘促。

人参配菖蒲、莲子肉，可以治疗生完孩子后讲不出话来，叫产后不语症。有些人生完孩子以后，讲不出话，气提不上来，菖蒲能够开音声，莲子肉可以补中气。

人参配龙骨，叫人龙丸，可以摄精。人参加龙骨打成粉，敷在肚脐上，晚上流精的现象就会好转。

《仁斋直指方》讲，小孩子受惊以后，瞳孔都不正了，吓的眼珠子都歪了，怎么办呢？人参、阿胶各一钱，水一盅煎七分温服，日再服，一般一两剂即愈。

有人看恐怖片被吓傻了，赶紧用人参、阿胶。一补气一补血，血气一回来，神就回来了。

《圣济总录》记载，有一种胃冷，吃一点东西肚子就饱满，但是还觉得很饿，就是说很想吃又吃不下。很想吃是因身体虚弱，想要补能量，但是又吃不下，说明脾运化不了。那怎么办？那就通过运脾，用人参、附子、生姜气阳并补。人参附子生姜就可以提高炉底之火将食物给焚化，拓宽胃容量。

人参可以治疗肾亏，除了治刚才讲的膀胱失约，还治夜尿多，晚上常口含人参一片，夜尿就会减少。

以前大户人家女儿出嫁，要坐轿子，新娘不可以中途下轿子的，尿急了怎么办？不要紧，出嫁前含一片人参。

大家可以试一下，假如走远路有尿意，口含人参。人参补五脏，一吃下去尿在膀胱里头就气化，一气化了水液都到头面四肢去了。一旦气不足，尿立马到膀胱。人体要补气，而且一补气膀胱会变大，容量更大。

再如在孕妇临产前用糖煎人参水饮或口含人参片能增强孕妇体力，利于胎儿分娩。助正气，有大补元气之功。

独参汤可以催生。有一个患者临盆两日却生不下，打针也不应。小孩子头已经快出来了，产妇脉弱无力，面色苍白，声音低弱，很危险。这是典型的大气下陷，动一下人就要晕过去，气虚之极。赶紧嘱咐服用人参汤，一次服食30克，先后服三次共90克，产妇恢复力气，顺利产下孩子。

可是有些家里穷，买不起上好的人参，怎么办呢？用这几味药来代替：党参、黄芪各30克，当归15克，川芎10克，如果是冬天还要加肉桂10克。就这四味药，党参、黄芪、当归、川芎，叫代参汤。

石恩骏老先生有一个治失眠经验。有一个患者严重失眠彻夜不能睡，持续一周了，心烦到极处，眼前时常出现幻影，怀疑自己有精神病，用安神药也没效。刚好有上等的朝鲜人参，15克浓煎服，马上得到熟睡十小时。以后每天均用人参代茶来服用，一周以后失眠完全消失，精神恢复正常。

可见人参安精神有功，定魂魄有效，反证《神农本草经》。

石恩骏前辈讲，治癫痫每用人参加消痰定惊清肝熄风化瘀方中，常常有奇效。为什么呢？凡是久病之人，必伤损五脏正气。人参补五脏，安精神，定魂魄，止惊悸，除邪气，明目，开心益智，正宜用此。

独参治疗子宫脱垂效果奇特。以前有一个县令夫人生完孩子以后气喘吁吁，面色发白，经常大汗不止，子宫都脱出来了，回不去，怎么办？用上等高丽人参一两浓浆频服，两小时内子宫就提上去了，可见人参的升提固脱之功非常强劲。

经常有患者跟我讲，肛脱的，子宫脱垂的，崩漏，怎么办？我说买人参养荣丸跟补中益气丸一起吃，吃了就收了。

## 方药集锦

补气必须用人参，肺经有热不相应。

桂枝汤加红参就是离照汤。

《名医别录》讲人参主治胃肠中冷。理中汤，人参、干姜、白术、甘草，用干姜温中，用人参补气，补中益气，专治胃肠中冷，胃冷食而不化。

香砂六君子丸主治心腹疼痛，胸胁逆满。

有一个老中医专用人参配五灵脂治肝积。

张仲景的黄芪桂枝五物汤，专治血痹。

如果肝虚，用人参配白芍，可以治疗肝部的久积。胃虚了，胃里长结块，用人参配高良姜、半夏。肺虚了，肺里头长包块，用人参配桔梗。肾虚，肾积水积液，人参配五苓散。

咳而遗尿者，五苓散加人参，又叫春泽汤。

《药性论》中讲到，人参专治虚人多梦纷纭。

《药类法象》讲，人参最善治肺脾气虚，补肺气。

《本草发挥》记载，脾欲缓，急食甘以缓之，人参之甘以缓脾气。

用人参配五味子，专门主五脏亏虚，人参五味子糖浆就这样来的。

《得配本草》中讲到，人参得茯苓可以去肾中热，肾虚肾热。茯苓利水，把热气从水道利走，人参可以补肾。

人参配当归可以活血，治疗痛经。

人参配陈皮可以理气，治疗消化不良，乳腺增生。

人参配磁石，可以治疗喘咳，气虚上浮，走两下气就浮起来，比如肺气肿。

人参配苏木，可以治疗跌打，胸中有瘀血，以及喘促。

人参配菖蒲、莲子肉，可以治疗生完孩子后话都讲不出来，叫产后不语症。

人参配龙骨，叫人龙丸，可以摄精，所以晚上流精的可以用。

《仁斋直指方》讲，小孩子受惊以后，吓的眼珠子都歪了，怎么办呢？人参、阿胶各一钱，水一盅煎七分温服，日再服，一般一两剂即愈。

《圣济总录》记载，有一种胃冷，吃一点东西肚子就饱满，但还感觉很饿，那就通过运脾，用人参、附子、生姜气阳并补。

孕妇临产前用糖煎人参水饮或口含人参片能增强体力，促进胎儿分娩，助正气，有大补元气之功。

党参、黄芪各30克，当归15克，川芎10克，如果是冬天还要加肉桂10克。党参、黄芪、当归、川芎就叫代参汤。

独参治疗子宫脱垂效果奇特。

肛脱、子宫脱垂、崩漏，怎么办？买人参养荣丸跟补中益气丸一起吃，吃了就收了。

# 第20讲 半夏、黄芩、天南星

7月7日　星期日

轻松学歌赋，《治病主药诀》今天讲第30句，"痰涎为病须半夏，热加黄芩风南星。"

痰有很多种，燥痰、湿痰、寒痰、热痰、风痰、虚痰。

痰老咳不出来叫什么？燥痰。燥者润之，瓜蒌仁就可以让痰非常利索地咳出来。

曾经碰到中医学院的一个患者，咳痰辛苦得嘴唇都憋乌了。常规用温胆汤，还是不行。加了全瓜蒌30克，他说好舒服啊，这个痰一下子就咳吐出来了。

凡仁皆润，麻子仁可以润六腑之燥坚，全瓜蒌可以润胸肺之痰涎。下面便秘不通，上面痰气壅阻，那就瓜蒌跟火麻仁一起用，加到温胆汤里，大便、痰涎会非常滑利排出。

常流涎水，一条条垂下来，痰很清稀的叫湿痰。湿痰用什么？用半夏。半夏跟白术收口水是最快的。半夏白术燥脾去湿。

热痰用黄芩。痰一般储存在肺，肺为贮痰之器，黄芩清肺热，所以热加黄芩。

有一种痰，病人咳痰时手会抖的，像好多老年人咳吐痰的时候手都在抖，身体关节疼痛，那叫什么痰？风痰，这个痰带脚的，在身体里走来走去。有一味药专治风痰，什么药？胆南星，又叫天南星。小儿惊风常用天南星。

风痰的代表有什么症？老年人的帕金森，小孩子的癫痫。

巅顶被风痰所干扰，为风痰所占据，然后行为就会身不由己。癫痫的人，空气一不好，到密闭的空间，一生气激动或者吃了发物，痰就从胃里头上到大脑，就开始抽了。

我在五经富治了五例癫痫，有四例几乎都好转过来，有一例发作的次数减少。

中医对癫痫的后期保养调理非常有把握，我用的是什么汤？温胆汤。癫痫一定是风夹痰上脑，没有风怎么会动，没有痰怎么会胡言乱语？只要控制好风痰就等于掐住了这条蛇的七寸，打中了要害。无论老人还是小孩，是不可以离开治风痰的，无风痰不成癫痫。

肝胆为风木之脏，动摇的大多要治肝胆，你看人抖了就要治肝胆，决断不了的发抖，也治肝胆。温胆汤可以让胆突然间得到底气，能够决断，能决断的人就不会左右摇摆。

不能决断的人会左右摇摆。癫痫的人左右摇摆，决断不了，胆主决断功能很差，所以不可以吃太多难消化的，一旦肥甘厚腻吃多了消化不了就伤肺，再一生气，肝风把肺的乌云吹上头顶，马上发愁，眼睛往上吊，口中发出猪羊叫声，倒地不起。

这时候以温胆汤为主，加些天南星，重用半夏，可以祛风痰湿痰。平时要用四君子或者六君子来治脾。

为什么平时要治脾？脾乃生痰之源，是痰饮生产的基地。未生痰令其不生，治其脾也，已生痰令其下降，治其肺也。

通过二陈汤加枳实、竹茹、黄连、天南星来降肺，温胆汤可以降胆肺，六君子可以健脾胃。只要脾胃保养的好，癫痫断无发作之理。九窍不利，肠胃所生。九窍像乌云蔽日那样被痰浊遮住了，都是因为肠胃出问题。

我们先看半夏，前面讲过了，这里只补充一点。半夏是燥湿化痰的要药，黄芩是清热化痰的要药。

天南星也能燥湿化痰，只不过多了祛风定惊之功能，其定惊的作用比较强大。"天"就是头首，小儿惊风一般是头首出了问题，受惊吓了。"星"，以前秤星就可以定江山的。秤砣虽小压千斤，尿脬虽大无重量。这个星是定江山的，凭这味药就可以定。南，一般是南方的火，心火。风火上到颅顶，天南星就镇河山，可以把它镇下来。天南星就有把所有的痰浊往下压的作用，能压痰浊，祛风定惊。

跌打损伤可以用它，因为其能消肿散结。痰湿咳喘可以用它，因为其可以化痰。蛇虫咬伤可以用它，蛇虫咬伤局部会形成肿结，天南星是极品的蛇药，跟半夏一样，立马解除麻舌的载喉的。半身不遂可以用它，经络被痰浊壅堵走不动了，它可以破开经络的痰壅。

《神农本草经》讲到，天南星主积聚结气。现代主要用它治疗肿瘤。肿瘤科如果不擅长用天南星会被笑话的。因为无痰湿不做百病，肿瘤大多都是痰湿在局部凝聚，而天南星能够破痰消积，消肿散结。

我们碰到一些严重的乳腺增生，痰又多的，逍遥散加点天南星、半夏，消肿散结效果非常好。

我们学校擅长治疗子宫肌瘤的妇科专家，用桂枝茯苓丸加天南星、半夏，手到擒来，效如桴鼓。就是说普通的肌瘤，还是软的，桂枝茯苓丸就可以啦；已经成硬疙瘩了，天南星跟半夏，可以消肿散结。

《神农本草经》讲到，天南星治结气跟积聚。有形的叫积；无形的那团气，堵在那里检查不出来的，叫聚。不论是五积还是六聚，皆是气凝其痰火，痰气交阻。

梅核气太厉害了，老感觉咽喉有东西梗塞，半夏厚朴汤加天南星，为什么呢？天南星主积聚。

中医学一味药居然可以治身上 28 种包块。无论是咽喉的结核，还是脑里的积液，或者胸肺的结核，子宫的肌瘤，肝内的囊肿，用名方辨证论治加特效药都能展现神威。这种辨证思维方法，叫辨证论治加特效药。

结气就是肝气郁结。严重的肝气郁结头痛者，一生气头就痛，为什么呢？风将痰气吹到大脑。那用逍遥散加点天南星试试，它就下来了。半夏，意思就是让往上走的气下来。痰在头就可以降到咽，在咽就可以降到胸，在胸那它可以降到胃，在胃它可以降到肛门，所以二陈汤善用半夏居然可以润肠通便。

《本草拾遗》讲，对于金疮伤折瘀血，用天南星的根捣碎敷伤患处，不会破伤风，可以止瘀血续折伤，是上好的外用金疮药。

《日华子本草》讲，天南星主蛇虫咬伤，主恶疮疥癣，就是顽固的皮肤病。

《开宝本草》讲，天南星能够利胸膈，下痰气，破坚积，消痈肿。还可以散血堕胎，所以有胎元的不可以服用它。散血堕胎之药，偏偏就可以治疗肿瘤积块，所以到一定程度会发现中医治病就是用聚散。

比如肩膀太紧了，受寒凝聚太厉害，用桂枝汤温通温散开来。如果散的太厉害了，腿脚没劲，用补中益气汤把气聚到丹田去，就变得有劲了。北京有一个道医，切脉切聚散，通过脉象决定应该用聚药还是应该用散药。

聚药一般是一些补益的收敛的固精的药，把真元聚足。比如菟丝子偏固天真，锁阳子最止精漏，都是止固的。

半夏、天南星是散药。最近拼搏得厉害，熬夜，聚得太厉害了，结果浓痰聚在胸肺，加上吃黏粘煎炸烧烤之物，像浆糊一样粘在那里，赶紧用半夏、天南星。每抓个20克来煮水吃下去，胸中积聚就像拨云见日一样散开了。

《本草纲目》记载，天南星叫虎掌，意味着百兽都可以撕开。

恶病这个百兽碰到天南星这个虎掌就容易被撕破。囊肿，脂肪瘤，肚肠里的食积，子宫里的积液，卵巢囊肿，盆腔里的积液，富贵包，双下巴，总之就是囤积在一起的，百种恶病痰壅，碰到虎掌就会作鸟兽散！

天南星偏重将瘤结破开，半夏偏重下气，是把它降下来，两个配合可以成为克癌两大先锋。

天南星非常燥，所以要用牛胆汁拌制，这样就不燥了。

《仁斋直指方》记载，如果中风后口不开，用人参、菖蒲辅佐天南星，就可以开声音。治疗癫痫后口眼㖞斜，痰上大脑，痰阻清阳，用胆南星一味药就行了，如果怕吃了嘴发麻，就加点甘草、防风。

　　胆南星破包块的力量比较强，治无名肿毒。有些人的头上长了瘤突，用天南星配醋来调，加点麝香进去。先用小针刺破瘤突，再用这个药粉敷贴，每日敷两次，一般半个月就会消掉。

　　五经富有几个治疗无名肿毒的民间草医，经常到外面找半夏跟天南星。比如痈肿暴起来，要破又破不了，用点新鲜的半夏、天南星捣烂敷在上面，第二天不经意间就破掉了！

　　民间有个说法，半夏、天南星善咬开疮口，像刀和针一样，可以让疮口自动破开。

　　天南星的辛散作用是散而不守，其燥急之性强过半夏，它跟半夏的作用差不多，都是燥湿化痰，消肿散结，但是威力比半夏更猛。

　　如果说半夏是藏獒，那天南星就是狮虎，它们治痰积的程度不一样。

　　为什么要用胆南星？因为天南星太燥了，太猛了。胆汁就是苦降的。

　　《得配本草》讲到，天南星善入太阴经，太阴脾，太阴肺，所以风痰在脾跟肺，天南星的效果好。半夏化痰一般化肠胃中的痰，天南星一般化四肢的痰。

　　中风以后四肢动不了，一般用天南星；而口涌痰，肠胃的痰，那用半夏。半夏都是往下走，将痰浊从肠胃洗到肛门；天南星不一样，会窜到四肢去，将四肢的痰赶走。

　　天南星的速度更快。如果说天南星的速度如蟑螂，那半夏的速度就像地鳖虫。

　　如果吃天南星怕上火，加一点点黄柏就没事。黄柏跟天南星是绝配，小孩子惊风抽搐就用黄柏、天南星。

　　《本草汇言》讲，天南星开结闭，散风痰之要药也。若风痰湿痰闭阻七窍，非天南星不能开散。天南星其用有二，一治中风不醒之痰迷，二破除风痰阻挠肢体僵硬失觉。

　　《圣济总录》记载，头面皮肤长瘤，大的像拳头，小的像粟米，有的硬有的软，有的痛有的痒，不用针灸，只需生天南星一枚洗干净切碎，如果没生的用干粉也管用，滴入醋里调成膏，用小针微微扎瘤结周围，后将膏敷上去，将瘤全部覆盖。觉得敷药周围痒痒的时候，再换药，连续敷三到五日，瘤结几乎都能萎缩脱落。所以这叫一味枯瘤散，可以让瘤结枯萎脱落。

《中医杂志》记载，小儿口角流涎，天南星一两用醋调，晚上敷到涌泉，男左女右，用布扎紧，每次敷 12 小时，一般两次见效，最多四五次痊愈。

《名医类案》记载，有一个少年遇到盗贼，身体被盗贼用钗钗伤了，虽然贴了金疮药结了痂，可是还经常发热，疮口疼痛难忍，局部总是流水流湿。怎么办？用天南星打粉敷在创口上，脓血居然自动拔出来，随后疮口收敛身上不再发热，局部也不流水，没有留下后遗症。所以以后遇到金疮后遗症还是用天南星，金疮已出现它可以治，治不好的留下后遗症它可以收尾。

《中医杂志》记载，沈某，男，40 岁，常项背红肿热痛，发痒难耐，蔓延成片，严重到都不能点头，用抗生素治一个月没治好。中医诊断为发际疮，用一枚天南星磨成糊状，米醋调，棉签沾药敷患处，五日就好，随访五年没有再复发。

天南星能治疗乳痈。乳痈多发于肝气郁结。《神农本草经》记载，天南星破结气散积聚。

逍遥丸加天南星，散积功能如猛虎添翼。单逍遥丸治普通的气滞，肝气已经郁结了，就要加天南星、皂角刺、半夏。碰到严重的乳痈，乳小管堵塞，乳汁积聚，脉络不通，乳房就壅堵，怎么办？生天南星，治乳痈如神。

《开宝本草》中讲，天南星有除痰下气，攻破坚积，消痈肿，利胸膈之功用。

有一个乳痈发作的 26 岁妇女，她是生完孩子后三周发病，乳房红肿热痛，孩子根本没法吸奶。痈肿如鸡蛋大小，碰到就痛得不得了，还发冷发热。西方医学说这是乳腺炎，中医辨证是肝气郁结，肝郁化火，痰浊生热。用生天南星 2 克加全蝎一条研粉末后分两次服用，一天吃两次，才吃两天就好啦。这里用到动物药全蝎，能够解毒散结、通络止痛，做先锋；天南星能除痰下气，一路的这些"战利品"都被它收割了，两者配合专门攻克痈瘤肿毒。

假如不用动物药，只用天南星，多服几次也管用，只是不要想两天就能好。有的人太着急了，想快一点好，就以蜈蚣或者全蝎为引，这样天南星搜刮痰浊的力量会更强。如果说天南星是一个猛将，那么蜈蚣、全蝎就是它的坐骑。

如果不想用全蝎，也有办法，用葱白一根与天南星1克捣烂为丸，用药棉包裹，泡冷水后填在乳痈患者的鼻孔，乳痈发于左就贴右鼻，乳痈发于右就塞于左鼻，一日塞两次，两日疗程。这种敷贴法也管用，治愈23例，效果显著。

《圣济总录》记载，用天南星、防风各一两打粉，敷贴疮口可以防止破伤风。

有些人面部或者身上长疣，一个个的，醋调天南星末，敷之极效。

总结天南星：性走而不守，走经络，去血痹，逐痰浊，可以消肿散结，包括外伤和体内的包块，它里外兼治，外敷内服都可以散结消肿。总之，只要出现疙瘩、结聚、结块的，要想到天南星。

### 方药集锦

痰涎为病须半夏，热加黄芩风南星。

无风痰不做癫痫。

未生痰令其不生治其脾也，已生痰令其下降治其肺也。

半夏是燥湿化痰的要药，黄芩是清热化痰的要药。

黄柏跟天南星是绝配，小孩子惊风抽搐，用黄柏、天南星。

天南星是极品的蛇药。

《神农本草经》记载，天南星主积聚结气。天南星治疗各类肿瘤，非常有效验。

治疗子宫肌瘤非常专业的妇科专家用桂枝茯苓丸加天南星、半夏，效如桴鼓。

《本草拾遗》讲，对于金疮伤折瘀血，用天南星的根捣碎敷伤患处，不会破伤风，可以止瘀血折伤，是上好的外用金疮药。

《日华子本草》讲，天南星主蛇虫咬伤，主恶疮疥癣，顽固的皮肤病。

《开宝本草》讲，天南星能够利胸膈，下痰气，破坚积，效如桴鼓。

菟丝子偏固天真，锁阳子最止精漏。

《仁斋直指方》记载，如果中风后口不开，用人参、菖蒲辅佐天南星，就可以开声音。治疗癫痫后口眼㖞斜，痰上大脑，痰阻清阳，用胆南星一味药就行了，如果怕吃了嘴发麻，加点甘草、防风。

有些人的头上长了瘤突，用天南星配醋来调，加点麝香进去。用小针刺破瘤突后敷贴药粉，每日敷两次，一般的半个月就会消掉，这个就是治无名肿毒的。

天南星一味药乃治疥疮癣毒要药，直接外敷。

《本草汇言》讲，天南星乃开结闭、散风痰之要药。天南星其用有二，一治中风不醒之痰迷，二破除风痰阻挠肢体僵硬失觉。

《中医杂志》记载，小儿口角流涎，天南星一两用醋调，晚上敷到涌泉，男左女右，用布扎紧，每次敷12小时。

金疮后遗症也是用天南星。金疮已出现它可以治，治不好的留下后遗症它可以收尾。

后发际周围长疮疡，严重到不能点头的，可用天南星加醋外敷。

《开宝本草》记载，天南星有除痰下气，攻破坚积，消痈肿，利胸膈之功用。

《圣济总录》记载，用天南星、防风各一两打粉，敷贴疮口可以防止破伤风。

有些人面部或者身上长疣，一个个的，醋调天南星末，敷之极效。

# 白术、陈皮

7 月 8 日　星期日

轻松学歌赋《治病主药诀》第 31 句，"胸中寒痰多痞塞，白术陈皮两件增。"

胸中有痰，有风痰、寒痰、燥痰、热痰、火痰、湿痰，今天要讲寒痰。

何知寒痰？两个特点，第一痰是白色的，第二，痰质清稀的。白术、陈皮两味药，让寒痰立马化掉，效果极好的。

白术乃健脾圣药，陈皮乃燥湿化痰良药，两者配伍标本兼治，寒痰速去。

前面讲过白术，瘦人痰多，老是觉得胸闷，用白术就可以化痰消散痞塞闷胀感。重用白术可以通大便，记住是生白术 80 克。重用陈皮可以治疗乳腺增生。

陈皮治痞塞需重用。

陈皮很平和，用 5 克是简单的健脾燥湿行气，用 50 克才是破气消痞。

陈皮谐音"沉屁"。皮走肺，肺与大肠相表里，通过大肠可排气。通宣理肺之后，就可以排气。

陈皮别名"贵老"。为什么叫"贵老"？以老为贵，越老越贵。十年的新会陈皮 1 斤几百块，跟人参是等价的。

陈皮、半夏、枳壳这些药都是老的贵。以陈久入汤方，方知奏效奇。家里有老人的一定要备一点陈皮、枳壳、半夏，因为几乎很难找到哪个老年人不吐痰的。

体宜常劳，食宜常少。有个患者腿脚不利，痰多，我给他八个字：体宜常劳，食宜常少。饮食应该七分饱，身体应该常习劳，劳不是劳心，而是体力劳动。四体能勤劳，五谷就得消。饮食七分饱，肠胃好消化。

陈皮，服后令人安神定志。奇怪，安宁心神的一般都是朱砂、枣仁、龙骨、牡蛎，怎么陈皮也可以呀？我曾经用二陈汤治疗多例失眠，效果非常好。失眠的人有口臭，舌苔白腻，有痰，有反胃现象，二陈汤喝下去，胃好了，失眠也好了。

现在二陈汤温胆汤治失眠的报道很多。原因就是陈皮跟半夏这种陈久的药让人心平气定。

五经富的中年客家人喝茶一般用当年的茶，喝了觉得有火力有劲头；而老年人喜欢把茶留到第二年，喝了降气顺气。

陈皮越老，降气效果越好，越平和，吃了人不会觉得冲撞。

陈皮，意思就是说能够将浊气从皮肤一直下沉到肛门。陈也通沉，能沉降浊气，轻而易举。浊气下降，神清气爽，陈皮是这样安神宁心的。

有机会的可以买新会陈皮送给老年人，把陈皮打成粉拌入粥或汤里，老人吃了以后胸中寒痰渐渐散，肺里浊阴降肠中，心神得安宁。

陈皮主治口臭，因为陈皮芳香，芳香化湿，芳香能辟浊。

陈皮主治茶饭不思，脾伤也。陈皮能醒脾健脾。有的时候，看到食物没有欲望，将陈皮麦芽茶拿出来一泡，喝完两壶以后，下午胃口就来了。

陈皮可以治疗便秘，严重便秘重用陈皮50克，行气通便。

陈皮可以治疗呕吐呃逆。陈皮配合竹茹，降热呕。陈皮配合高良姜，止寒呕。

《神农本草经》讲，陈皮久服去臭，下气通神。久服去臭说明它降浊阴，臭气才会往下走，一味陈皮就是下气汤。它能够通神，通神就是升清阳。浊阴下降，清阳上升，神就很灵，孩子平时吃点陈皮茶，有助于提高记忆力和专注力。

《药性赋》讲陈皮可升可降，其用有二：一是补胃和中，治疗胃溃疡、胃里嘈杂、胃胀。第二消痰泄气，治肺里有痰痈，它可以让痰痈往下面排。

《本草纲目》讲，陈皮辛能散，温能和，大凡郁气不散，湿痰为患的百病皆可治。故陈皮治痰湿气滞百病，取其理气燥湿之功。

陈皮是治痰湿必不可少的药。病痰饮者，当以温药和之。陈皮性温。橘子肉性凉，而外面的橘皮是温的，这是造物的阴阳相合。如果平时吃橘子老是容易胃寒拉肚子，不要紧，烤陈皮泡茶喝，以后吃凉果就不容易拉肚子和胃痛。

陈皮同补药则补，比如说黄芪加陈皮，补气而不上火，加强吸收能力；同泻药则泻，比如陈皮配大黄，通便力更强；同升药则升，比如陈皮加到补中益气汤可以更快治疗倦怠嗜卧懒言少气，可以让七窍灵通；同降药则降，比如陈皮配到二陈汤里，有半夏、茯苓降痰湿的，加入陈皮让痰湿痰水拉出体外。

脾乃元气之母，肺乃摄气之仓，故陈皮为二经（肺脾二经）气分之药，随痰升降。

陈皮同杏仁联用可以治疗肠胃气秘，就是生气以后大便不通。诸气膹郁皆属于肺，人一生气肺就闭住，肺不能替大肠行气，用陈皮、杏仁一开肺，大便就排下来了。

陈皮配核桃仁可以治血秘，就是说精血枯燥的便秘。这种便秘表现为大便干结，口舌干燥。凡仁皆润，用核桃仁或者火麻仁，加一点点陈皮，润中还有一股推力。就像踩自行车觉得很辛苦，在轴承周围点上油，再把轮胎打足气，再踩就轻松了。

除了凡仁皆润，还有一个凡仁皆补。花生仁、芝麻仁、火麻仁、核桃仁，总之是仁类的，大多带有点补的作用，因为它是植物的精华。

火麻仁、黑芝麻仁、核桃仁叫通便三仁。这三种仁打粉，再加点陈皮，润肠通便效果更好。

市面上有好多保健食品，我一看就知道不是中医内行人配的。比如三黑养老粉，里面有核桃仁、芝麻仁以及黑豆仁，光有仁去润，没有行气药。如果在粉的基础上按 10 ：1 加点陈皮，就不会腻膈。不加陈皮，吃下去营养过剩会生痰。而加了陈皮，吃了能消痰，大便也通畅。

这就是"平常一样窗前月，才有梅花便不同"。平平常常的三仁粉，加一点点陈皮下去，像加了催化剂一样，能发挥强大的通肠补中润滑助消化化痰功效。

在任之堂的时候，有一次我们大家去拔花生，收了很多，吃多了容易撑胀，怎么办？煮花生时加点陈皮跟花椒，这个花生吃多也不滞胀。

虚不受补的，你就用点陈皮麦芽，或者平时喝一点陈皮茶，这个就比较能受补啦！

陈皮主皮，脾不消谷，气冲心肺，能够解酒毒。陈皮、生姜、葛根、茯苓、甘草、五味药，叫解酒汤。醉酒的人喝了，既可以醒酒又可以防止酒毒伤肝。

《得配本草》讲，陈皮配黄连猪胆，可以治疗小儿疳积消瘦发热。胆苦能退热，黄连能够清心火，小儿疳积消瘦，脾不健运，所以要用陈皮。

消瘦，是脾不健运，就用陈皮。发热，心经有火，就用黄连。消瘦又发热的人，就用陈皮配黄连。

陈皮得到菖蒲、麝香之类的开窍药就可以治疗乳痈。可以研成粉末，用酒来送服，治疗身体的疙瘩痈疮。因为诸痛痒疮皆属于心，麝香、菖蒲入心。麝香很厉害，它的香可不是飘出去的，是像射箭一样射出去的。陈皮配干姜可以治疗寒呕，吐清水的。

如果吐的是黄臭浊，叫热呕，陈皮配竹茹。

如果流鼻血，先看鼻血是鲜红的还是淡红的。突如其来的，鲜红的，是血热，陈皮配竹茹。如果红色很淡，清稀，就要用陈皮配干姜或者用归脾丸。这种情况是脾虚不统血，脾寒，不能够摄九窍。

陈皮配白术可以补脾，所以一个人发育不良，不长肉，没胃口，用陈皮配白术。瘦人一般用陈皮白术，吃了既不上火又能长肉，就是长肉二药。

减肥二药呢？苍术鸡矢藤，苍术雄烈可以将水分蒸发，鸡矢藤消积。

陈皮配人参可以补肺，是补肺二药。比如说走路气短，干活气短的，到药店里按 2：1 的比例抓药，人参两份，陈皮一份，打成粉，在干活劳动、爬山的时候舀一勺泡水喝，然后干活气喘吁吁的状态就没了。

陈皮配天花粉可以治疗咳嗽。咳嗽痰多的，陈皮就要配瓜蒌仁。陈皮配甘草专治痰阻中焦。

有人说唯有中满不食甘，但是你偏偏又要用甘草，那加点陈皮就没事了。中焦痞满又用了甘草怎么办？加陈皮，陈皮甘草等分，吃了既能补中益气又不会饱满难耐。

有人一吃补药就中焦满，感觉堵住了，那就加陈皮。

陈皮配藿香可以治疗霍乱，上吐下泻。陈皮配槟榔，可以治疗小肚子胀。陈皮配桃仁，治疗跌打有瘀血。陈皮配生姜半夏，可以降胃止呕。诸呕吐，谷不得下，小半夏汤主之。

有人说最近开车干活了，但是总觉得食物还在胃里，没有下到肠子的那个感觉，怎么办？半夏、生姜各 20 克，再加陈皮 20 克，煮水喝，食物就迅速从胃里下到大肠。这就是移食下肠方，可以将食物从胃里移到肠里，就不会在仓廪之关里堵得慌。

为什么叫小半夏汤？胃在人体躯干的中间叫半，食物在胃这里下不了。有些老中医就写"半下"。什么叫半下？食物在半中间，这方可以让其下到下焦去。陈皮配半夏能将陈旧的宿食从胃脘里排入肠中，生姜又号称止呕神药，所以配伍后能降逆止呕。

《医彻》这本古籍中记载，伤于食，必审其何物所伤，便有何药可制。

比如说到新疆去，到草原去吃羊肉，吃多了，腻膈，那就要选山楂化食，山楂化肉积。

如果是面食吃多了呢？有一次到西安古城，那里的面像皮带这么粗，刚开始吃觉得好过瘾，后来看到就躲了。怎么办呢？就用莱菔子粉。

如果是蛋吃多了呢？陈皮一般可以治这个。陈皮制蛋，就是说一天吃了五六个茶叶蛋，觉得腻在那里啦，这时就要用陈皮了。用山楂跟莱菔子都没有用陈皮好，陈皮专治蛋积。

五经富的特色美食之一是包粄。包粄吃多了，就要用本地的布荆子茶来消。

葛根制酒。葛根茶可以帮肝解毒。

杏仁制粉。米粉凉粉吃多了，用杏仁茶。

麦芽也可以制米面之类的。麦芽是麦子发芽了，麦子不出芽的时候就是一团壅滞之气，一冒芽就有了生机，吃多了大米、面，堵在那里，麦芽、莱菔子就能把它疏通开来。

麦芽还有一个重要作用，在众壅之中破壳而出。它专门治疗赌气包，噘嘴赌气的，它相当于大包穴。一看这个人就是闷葫芦，赶紧用麦芽，能破土而出。

麦芽取一个破壳之象，重用麦芽可以破瘤结、胆结石、肾结石、息肉、食积。

《本草衍义》中讲到，陈皮不但可以行胃气，还可以行肝气。所以乳痈胁肋痛，重用陈皮。我治疗乳痈用逍遥丸加陈皮，各30克，一切乳痈乳房胀痛碰到这个方子，都会变小变没了。

有一个患者在大吃大喝以后，胸中堵满，食物不下，百药难治。突然间这个人看到橘子就有点开心，就想吃，怎么办呢？橘红一斤，甘草、盐各四两，制成二咸散。连日饮之，忽觉胸中有物堕下，扑通一下掉到腹肠里，出了一身汗，拉出大便臭不可闻，至此胸中豁然。原来这是脾胃冷积。陈皮配甘草叫二咸，两个都是咸的，蒸饼为丸为润下丸，治痰堵胸膈特别有效。

急性乳腺炎的，用陈皮薄荷汤，陈皮一般用30 ~ 50克。乳房肿痛难耐的可以外敷，一般用药一到两天后就退下来。

《罗氏会约医镜》记载，失音不出，用陈皮三两水煮顿服，音声复出。

当然还可以加菖蒲，比如说练金刚狮吼功练到音声沙哑，陈皮配菖蒲，就是开音汤。

军训的时候要带什么？要带点陈皮，因为好多学生会把喉咙都喊破了。记住，声音不出，陈皮三两煎水，一次要用三两，90克，可以通一切气，胸咽肚腹胃肠肛门全通，这是出自于古籍的。

吴启光老先生有一个经验，重剂陈皮治乳腺增生包块奇效。陈皮80克，夏枯草、王不留行、丝瓜络各30克，四味药。夏枯草让肿结枯掉；王不留行可以通行一切的阻塞，虽有大王命令不留行也，大王叫它停下来它都不停；胸胁之间的脉络非常丰富，丝瓜络可以让胸胁之间的经络通畅，这四味药号称陈皮汤。

如果乳腺肿痛发热烫，就要加金银花30克、蒲公英30克。如果乳腺肿，舌苔很湿会流水，就再加半夏、茯苓各20克。如果乳腺肿又胁肋胀满，就加香附、青皮各15克。如果乳腺痛得不得了，加元胡索、川楝子各15克，号称金铃子散，一服下去痛就减轻。如果痰浊很多，不断涌吐黄痰，加瓜蒌、贝母各20克。

妇女乳腺肿结，缠绵难愈，有十年八年的，是冲任不调，要加菟丝子、鹿角胶。菟丝子偏固天真，把真元固一固，鹿角胶把它顶出体外，托出去。久治不愈就要用补。用此法治疗120例，痊愈的有80多例，明显见效的有20多例，好转的有9例，无效的有6例。也就是说用这个汤方，95%都可以治，而且90%能治好，7.5%好转，只有5%无效。这些人中，最少的服药18剂，最多的服了100多剂。如果再配合锻炼，有效率可能还能提高。

每个医生都有自己擅长治的病，并非什么病都能治。对于乳腺增生，必须会用陈皮汤。陈皮、夏枯草、王不留行、丝瓜络四味药，随病人寒热虚实去加减化裁。

有一个28岁的女病人，自觉乳胀满两年多，按之有明显肿块。医院检查增生严重，多次服药效果不理想。后来胸闷抑郁不能工作，两胁胀满，夫妻不和，结婚五年都没有生孩子，后来这肿块长得比鸡蛋还大。

肝郁以后这气血都不到子宫去，就没法怀孕。诊后重用陈皮汤连服15剂，肿块自动缩小，胁痛大减，再服60剂肿块全消，心情愉悦。

陈皮汤又叫好心情汤，所以不一定是乳腺包块才能用，不开心了，也可以用。如果不开心又发火了，就要用夏枯草。只是简单的不开心就用陈皮。经络堵塞用王不留行、丝瓜络，这个组合非常妙。所以这四味药叫通经络开心四药。

老师治过几个穷人，本来医生说可能要做搭桥手术的，吃了这个汤就好转了。二陈汤配橘枳姜汤，就是《伤寒论》张仲景的名方经方。橘枳姜汤，橘皮、枳实、生姜三味药。

陈皮得到生姜既行气又温暖，枳实得到生姜降气且不凉，枳实得到陈皮就降气而不破气，很缓和。枳实降落很快，陈皮很慢，像飞机一样可以缓和降落，所以这三味药配合非常妙。一切的生气、胸闷、胸闭、捶胸顿足，橘枳姜汤主之。

《鸡峰普济方》记载，治脾胃不调，冷气暴折。在古代，虽然没有空调和冰箱，但是天热时，古人也会吃凉的，吃太多凉的以后寒气收敛壅滞不通，就会中满而寒，其脉弦迟。怎么证明是中满？脉弦就是有堵塞，脉又跳得很迟，说明他有寒，迟主寒，弦就是气滞。气滞寒凝，简单，用陈皮四两、白术二两打粉，用木香汤送服，吃完就好了。

这是一个好方子，比如说吃了冷饮、冷果、冷饭、冷菜，甚至受他人的冷言冷语，冷漠的眼神，都可以用白术陈皮汤，这两味药打成粉，做成丸，就是温中行气汤，杏园春暖汤。

《普济方》讲老年人大便秘结，用酒泡过的陈皮，煮软，然后再烤干为末，每次用温酒送服两钱，就可以软化大便。

《太平圣惠方》记载，鱼骨卡喉，含陈皮也可以软下，但是陈皮的力量不如威灵仙。

总而言之，陈皮能燥能泻能缓能和，能随方药中的药势而行走。随补药为补，随泻药为泻，随通药为通，随破积药就能破积，随化痰药就可以化痰。

陈皮是非常好的一味药，不要以为它平和就不去用它，它猛起来也是很猛的。就像愚公，看他虽然很愚，想不到一旦想移山的时候，山都会让路。陈皮重用了，50克、80克，胸中好像有山堵住，它都能移开来。重用陈皮号称移山汤。另外，吃橘皮不会吃坏人的，走一条非常平和的路子。

王道无近功，不用搞得那么猛。比如一下子用青皮、枳实破气，三棱、莪术，破得太猛了，人都软倒在地下，瘤结还打不下来。倒不如用陈皮50克、80克服一个月，慢慢消掉。

今天学了陈皮，要明白，世间无神奇之药，只有平常之药，平常之药用到极处便是神奇。所以不要以为克癌就一定要用穿山甲、王不留行、水蛭、虻虫，用陈皮也可以，只是时间可能会长一点。

## 方 药 集 锦

胸中寒痰多痞塞，白术陈皮两件增。

四体能勤劳，五谷就得消。

饮食七分饱，肠胃好消化。

陈皮主治口臭，因为陈皮是芳香的，芳香化湿，芳香能辟浊。

陈皮主治茶饭不思，脾伤也。

陈皮可以治疗呕吐呃逆。陈皮配合竹茹，降热呕。如果配合高良姜，止寒呕。

《神农本草经》讲，陈皮久服去臭，下气通神。

《本草纲目》讲，陈皮辛能散，温能和，大凡郁气不散，湿痰为患的百病皆可治。故陈皮治痰湿气滞百病，取其理气燥湿之功。

陈皮配杏仁可以治疗气秘，陈皮配核桃仁可以治血秘。

陈皮、生姜、葛根、茯苓、甘草，五味药，叫解酒汤。

《得配本草》讲，陈皮配黄连、猪胆，可以治疗小儿疳积消瘦发热。苦能退热，黄连能清心火，小儿疳积消瘦，脾不健运，要用陈皮。

陈皮得到菖蒲、麝香之类的开窍药可以治疗乳痈。可以研成粉末，用酒来送服，治疗身体的疙瘩痈疮。

长肉二药陈皮、白术，减肥二药苍术、鸡矢藤。

陈皮配人参可以补肺，叫补肺二药。陈皮配天花粉可以治疗咳嗽。咳嗽痰多，陈皮配瓜蒌仁，陈皮配甘草专治痰阻中焦。

陈皮配藿香可以治疗霍乱，上吐下泻。陈皮配槟榔，可以治疗小肚子胀。陈皮配桃仁，治疗跌打有瘀血。陈皮配生姜、半夏，可以降胃止呕。诸呕吐，谷不得下，小半夏汤主之。

半夏、生姜各20克，再加陈皮20克煮水，一喝下去，食物就迅速从胃里移到大肠，这个就是移食下肠方。

古籍《古今医彻》记载，伤于食，必审其何物所伤，便有何药可制。

《罗氏会约医镜》记载，失音不出，用陈皮三两水煮顿服，音声复出。陈皮配菖蒲，开音汤。

吴启光老先生有一个经验，重剂陈皮治乳腺增生包块奇效，陈皮80克，夏枯草、王不留行、丝瓜络各30克，号称陈皮汤。

如果乳腺肿痛发热烫，加金银花30克，蒲公英30克。如果乳腺肿，舌苔很湿会流水，再加半夏、茯苓各20克。如果乳腺肿胁肋胀满，就加香附、青皮各15克。如果乳腺痛得不得了，加元胡索、川楝子，各15克，号称金铃子散，一服痛就减轻。如果痰浊很多，不断涌吐黄痰，加瓜蒌、贝母各20克。

如果妇女乳腺肿结，缠绵难愈有十年八年的，就是冲任不调，要加菟丝子、鹿角胶。菟丝子偏固天真，把真元固一固，鹿角胶把它顶出体外，托出去。

# 草豆蔻

第22讲

7月9日　星期二

轻松学歌赋《治病主药诀》第22讲，"胃脘痛用草豆蔻，若然挟热芩连凑。"

黄芩、黄连前面讲过了，简单回顾一下，有热用芩连，有寒用姜桂。

比如说一吃冷的胃就不舒服，肯定用姜桂，遇冷加重乃寒也，用温药和之。

如果是因吃煎炸烧烤痛，口腔溃疡痛，逢热则痛，火也，用芩连，黄芩黄连清之。

若然挟热芩连凑，只要是发热发火，黄芩黄连凑过来就好了！怎么证明发热发火？切脉，洪大有力乃热火，就是一切脉像高血压的。

有一个高血压患者眼目红肿，我让他买黄连。他吃完以后红肿退了，血压也降了。他问这个药也能降血压吗？我说，不！它能降火。血压高是由于气火引起的，这个一下去就见效。

眼睛红黄红黄的，有火。好，若然夹热芩连凑，刚好黄连解毒片有芩连。

又有一个舌头正心那里长口腔溃疡，正心长的是心经有热，用黄连上清片。为什么用黄连上清片？黄连清心火，上清是说心火往上，火曰炎上，他吃了两次就好。建议好到七成以后就不要用药了，别赶尽杀绝，让身体去恢复。

草豆蔻是芳香的，芳香药有三大特点：

第一，芳香可以行气。芳香的放在这里十米以外都可以闻到，这叫行气，气就行过去了。

草豆蔻治疗食滞效果好。什么叫食滞？饮食滞塞在胃里下不去。吃点草豆蔻粉，胃的蠕动加强，这叫芳香行气。

第二，芳香可以燥湿。舌苔白腻的，弄点苍术、厚朴、藿香、佩兰、陈皮、砂仁等芳香之品，打成粉，专门化水滑舌苔。

我碰到一个特别明显的水滑舌，舌头一伸出来口水直往下滴，一看舌苔白白的，有一层水在那里，像这个阴雨天的瓷砖一样，能滴水。用藿香正气散效果奇特，就是说三两剂下去，舌头就干爽了，为什么？因为芳香可以燥湿。水滑舌的人，一般喜欢吃点芳香的东西，喜欢吃香喝辣。后期舌苔一退，我叫他吃黄芪口服液，吃完就收住。因为我认为舌头流水跟身体流汗都是身体的阴液不固，藿香正气液是治标，靠黄芪治本。

第三，芳香可以冲动。凡是芳香药都可以让人有冲劲。

比如没有什么胃口的时候，加一些十三香放到菜里头，本来可以吃一碗，现在吃一碗半。因为胃肠有冲动，有冲劲，五脏有动力。

芳香冲动，什么叫冲动？有冲劲，像冲击波，动能蠕动，所以芳香药里有大量通便去积消肿的药。

积滞、便秘、肿瘤、包块、囊肿有什么共同特点？懒洋洋的，呆在一个地方不肯走，像果冻黏痰一样，停在那里走不了。这样我们就用点芳香冲动。

有人说，曾老师，我就是不想去活动，懒动，吃完饭就要睡两小时，屁股一坐到凳子上三小时都起不来。

不要紧，我有冲动散。其实治病就两招，让躁动的人平静，让懒动的人活跃。

我说你湿气重，吃点藿香正气胶囊。一吃下去，坐不到一个小时就想起来了，踢踢腿，走走，跑楼梯勤快了，也不坐电梯了。

在我看来藿香正气液能让胃肠蠕动加强，但不是简单地治上吐下泻。没有上吐下泻，但总是懒洋洋，也可以弄两包来吃吃。头重如裹，懒洋洋，腰圈如带五千钱，很沉重，就是湿邪为患，而湿就是懒。

人动作不够快，因为湿气重，怎么办？藿香正气把水湿一燥干，走路就非常轻快矫健。

霍香正气可以让人反应灵敏。假如抄经抄书等各方面速度不够快，霍香正气，芳香冲动，吃完以后人就敏捷了。在我看来它是敏捷汤。

历史上各类医家都没有这样解释过，只有我这样跟你解释，为什么呢？因为老师试效过了，在我眼里看病都是分阴阳的。阳亢太过了要镇肝熄风，阴柔死静太厉害了，都不爱动，那就霍香正气，恢复正气，将臭浊之气赶出体外。

比如治结石瘤块的，在辨证方里加一点点芳香药，威灵仙、细辛、草豆蔻之类的，石头就被推动了，人本来不想出去干活的就想干活了，这是香料的作用！

草豆蔻，主温中。中是什么？中焦，脾胃，所以胃脘痛用草豆蔻。这种痛是冷痛，因为草豆蔻是温的。吃寒凉饮，痛不可忍，草豆蔻。

草豆蔻芳香，芳香可以辟浊，可以去口臭。

《名医别录》讲去口臭气，草豆蔻主之。平时老是口气重的，一跟病人坐在一起，口气臭味就过来了。无论辨证用什么方，在此基础上加10克草豆蔻，病人吃过以后口水都甜了。草豆蔻可以治口臭，这是一个经验。

以前《医话》里头有一个患者口臭十年，人家见他避之如虎。他好郁闷，说自己没有朋友。诸事不顺，皆因自己修行不够。他找到老中医，给他用霍香正气加草豆蔻30克，一剂口臭大减，5剂口臭全消。这是非常好的口臭汤，想不到霍香正气也可以治口臭。

《药性赋》讲草豆蔻其用有二：一去脾胃积滞之寒邪；二止心腹新旧之疼痛。心腹，心跟肚腹疼痛。痛经它不是腹吗？少腹痛可以，心绞痛也可以用它。丹参配草豆蔻治寒凝血瘀，心绞痛。有些心绞痛的痛到后背去了，用丹参、草豆蔻。

《本草纲目》讲豆蔻治病取其辛热浮散，善于走而不守。我们形容一个人年纪轻轻，叫豆蔻年华。就是形容少女像刚发芽的豆蔻花，含苞待放，生机勃勃。年轻有什么特点？充满活力，好动，喜欢钻研。所以草豆蔻充满活力，满身热火，好动，它一进肚子立马走到手脚大肠去了，一到大肠里头就钻，立马放屁，非常好动。

除了好动，充满活力，草豆蔻还有一个特点，有干劲。它专门治疗郁闷不想动，肠胃不化食物，蠕动力差。李时珍讲，南方地处卑下，山峦瘴气多，脾胃多寒湿郁滞之病，故食料必用草豆蔻。但是过用这些芳香冲动的，眼睛会花。

有些人喜欢吃调料，拼命吃也不行，因为它会耗损阴液。芳香冲动是燥脾的，脾的湿被它燥完了，就燥阴液，所以不可以多用。调料都是少少地放，不能当饭吃。

草豆蔻可以解鱼肉毒。有些人吃了隔夜的肉制品等，肚子痛，赶紧弄点草豆蔻粉，它治肉制品不干净引起的腹痛。

像很多储存很久的食物，吃了肚子不舒服，要吃点草豆蔻，有助于推陈出新。芳香辟浊，芳香就是出新，辟浊就是推陈。吃草豆蔻的特点就是放屁。

草豆蔻性温，调冷气最速。这是《本草衍义》讲的。

若人虚弱不能饮食，胃肠不爱蠕动，《得配本草》记载，进食散有助于进饮食，草豆蔻、益智仁、砂仁三味药为主，有助于纳食进食，又叫见饭香。就是说能够让人看到饮食就像饥肠辘辘的老虎看到猎物一样，想要吞噬它。

《得配本草》讲，草豆蔻治疗太阴独盛之寒湿。太阴就是脾胃，太阴独盛之寒湿就是脾寒湿非常盛。知母能治太阴独盛之热。既寒又热的草豆蔻配知母，寒温并用。

朱丹溪讲，假如吃草豆蔻太热了上火怎么办？不用着急，这是积温成热，必用栀子。栀子可以解毒，解火毒，栀子凉心肾。所以吃草豆蔻，尿黄了，舌头又痛了，弄点栀子汤。

《史载之方》记载，豆蔻丸治小儿脏寒泻痢不止。五更泻可以用豆蔻四神丸。早上一起来就拉肚子，偶尔发生的可能是睡了凉席或者吹空调，忘了盖肚子，如果几个月都是这样，赶紧弄点理中丸加草豆蔻吃下去，晨起泻痢不止就会好。

草豆蔻一枚加乳香一块，用白面裹住微火焙熟，然后把草豆蔻打成粉，用米汤服下，治小孩子清晨起来拉肚子，水样泻的。

《仁斋直指方》讲草豆蔻治脾痛胀满。两边胁肋以下胀满，像有东西撑在那里一样，草豆蔻两个用酒煎服，可以去掉胀满。

《肘后方》有一个口臭散，将草豆蔻配细辛打成粉含在嘴里可以去臭浊。

现代研究表明草豆蔻能明显提高胃蛋白酶的活力。其实大量芳香温中化湿的药都有这个特点。比如说吃很多东西又消化不了，这时就要用点香料温中化湿。现在的中成药复方健胃片，主要成分都有草豆蔻。

草豆蔻在治风湿病里头独领风骚，这个经验少有人知道。风湿病有风有寒有湿，有经络痹阻，有瘀血，草豆蔻就能解决寒湿的问题。关节痛不外乎风寒湿，风寒湿三个敌人，草豆蔻把寒湿两个都搞定了。

关节痛，到处游走，风盛则行痹，这种痹痛是行走的，我们用点羌活、独活这类风药。

关节痛非常沉重，想举手都举不了，脚好像在水里抬不起来，这是重痛着痹，好像被水附着一样，肾着汤加草豆蔻。

还有一种，一冷就加重，天气一变化关节局部就痛得不得了，是寒痹，就用理中丸加草豆蔻。脾主四肢，持中州而灌四旁。发动机一带动，四个轮子就走。轴动则轮行，轴滞则轮停。理中丸一加草豆蔻，中焦之州脾胃就动了，那四肢就灵活。中成药散风通络丸以草豆蔻为主要成分。

草豆蔻可以抗动脉硬化，抗血栓。有一个叫抗栓再造丸，形同再造。脑子有血栓、有瘀血堵在那里化不了，用再造丸。嘴唇乌暗也可以适当用点草豆蔻，它把血栓溶化以后，血就会变清澈，变清澈以后嘴唇就会有光泽。

总而言之，草豆蔻非常适用于平时形寒饮冷伤肺，好食生冷伤脾胃，它能温中散寒，调中化湿。它为什么能治风湿？我研究过，十个风湿九个胃不好，胃好的话风湿不会发作那么厉害，胃一差风湿就来。

### 方 药 集 锦

胃脘痛用草豆蔻，若然挟热芩连凑。

《药性赋》讲草豆蔻其用有二，一去脾胃积滞之寒邪，二止心腹新旧之疼痛。

丹参配草豆蔻治寒凝血瘀，心绞痛。

进食散有助于进饮食。草豆蔻、益智仁、砂仁三味药为主，有助于纳食进食。

《本草衍义》讲草豆蔻性温，调冷气最速。

《得配本草》讲，草豆蔻治疗太阴独盛之寒湿。太阴就是脾胃，太阴独盛之寒湿就是脾寒湿非常盛。知母能治太阴独盛之热。既寒又热的草豆蔻配知母，寒温并用。

《史载之方》记载，豆蔻丸治小儿脏寒泻痢不止。五更泻可以用豆蔻四神丸。

《本草纲目》讲豆蔻治病取其辛热浮散，善于走而不守。

草豆蔻非常适合平时形寒饮冷伤肺，好食生冷伤脾胃，它能温中散寒，调中化湿。

《仁斋直指方》讲草豆蔻治脾痛胀满。两边胁肋以下胀满，草豆蔻两个用酒煎服，可以去胀满。

《肘后方》里有一个口臭散，用草豆蔻配细辛打成粉，含在嘴里就可以去臭浊。

# 黄连、当归

第23讲

7月10日　星期三

轻松学歌赋，《治病主药诀》第33句："眼痛黄连当归根。"

电焊工人经常眼珠子痛，属于声光电热刺激的，眼珠子发红，胀痛，用黄连芒硝熬水洗眼睛就好啦！在古代，黄连芒硝加点冰片熬水就是眼药水。

黄连苦寒清热，清的是心经之热。心为五脏六腑之大主。天君泰然，百体从令。天君若不暴怒，则群臣都拜服。黄连将心火一清，眼火、鼻火、嘴火、耳火、关节火通通都退。

前面讲过一个案例，清心火的黄连居然可以治关节痛，有些人理解不了。中医认为心为君主之官，它上火叫君火，其他脏腑是相辅的，就像朝臣一列，它们上火叫相火。

当要去清火的时候发现，真的辨不清是膀胱火小肠火，还是胃火肝火胆火，无论是什么火，只要用黄连就可以清。黄连、穿心莲都可以，也可以买含有黄连的三黄片、黄连上清片或者穿心莲片。

曾经一度流行穿心莲、黄连治百病，百种病都是火热引起的，而且摸下去脉大，脉洪大有力，包括高血压，高血脂，口腔溃疡，便秘，就用黄连解毒片或者黄连上清片，没有不应手起效的。所以这个老药在药店卖得很好，每间药店都不可缺少。

我在学校的时候也是，拼搏的学生几乎都会带穿心莲片。一拼搏就会忘了喝水，一忘了喝水火气就上来了，长口腔溃疡，眼珠子痛。穿心莲片搞一调羹混水喝下去，睡个觉，第二天起来火全退下去了。

年轻人就有这个好处，上火了直接清热就下去了。无论是眼珠痛、耳痛、中耳炎，还是口角溃烂，一旦摸下去，脉象搏指有力的则为实火，实火清之，实则泻之，那么穿心莲片或黄连上清片，任选一个就行。

哑巴吃黄连，有苦说不出。前面讲过了，黄连非常苦，四大苦药之一。黄连、苦参、黄柏、龙胆草，四大苦药。

用苦药的时候，要注意，怕病人吃了口吐清水，要加点甘草缓和。凡用纯寒纯热药，必用甘草缓其力。

有些人较麻烦，口腔溃疡上火一吃点凉的黄连上清，马上口泛清水，胃也凉，吃不下饭。不要紧，黄连配甘草等分，用10克黄连配10克甚至15克甘草。甘草为调中之国老。黄连是直接速降的，加了甘草就像飞机落地缓降一样。二者配伍降火会慢一点，但是身体能受得了。

甘草就像软垫子。打个比方，下楼梯，七八十岁老人一步一个脚印下去。十七八岁的小伙子一下子就从三个台阶往下跳，没有缓冲缓降的。这就是没有甘草的黄连。有甘草的黄连就是一步一个脚印慢慢往下走，不会伤筋骨。

用药的艺术在于用药把病治好，切中病机，同时再以巧妙配伍，不伤正气。

如果用清热泻火的黄连去治胃炎，胃炎是治好了，但把胃吃凉了，怎么办？中药既要治病，又要解决药物副作用问题，叫药悟。

大多数患者吃了风湿药会导致胃痛的，风湿关节痛好了，却得了胃痛。因为风湿药里头有好多消炎止痛的风类药很猛，吃下去那个胃里面翻江倒海像搅拌机在搅拌一样很难受。不要紧，事后用六君子丸就可以解过用风湿药。治风湿导致胃痛的后遗症，用香砂六君子丸。

有些人咳痰浓稠发黄，马上用清肺汤，清肺过度了，痰变清稀，胃凉冷，不爱吃饭、厌食。消炎过度，必伤中气。中气一伤则消化无力，消化无力则不思饮食，那怎么办？事后就用陈夏六君子丸恢复胃气。

在跟师期间，凡碰到大病到后期都要守中焦，调中土。要么建中汤，要么六君子汤，同时缓解前面治病药物带来的偏性。

过用黄连以后口流清水，手脚冰凉，怎么办？买理中丸吃吃，吃两颗下去就暖和啦！

《伤寒论》里最厉害的就是救逆汤。张仲景接的病人有好多不是一伤寒就找到他的，是经众医之手，束手无策，百药乏效时候找到他。张仲景就问他们，以前经过哪些治疗方法？病人就会说经过发汗吐泻等，现在手脚冰凉、流口水、头也痛……

干呕流涎沫，头痛者，张仲景就发现了这几个症状同时出现，一定是前面过用寒凉，吃凉果吃生冷，吴茱萸汤主之。吴茱萸汤，"吴姜大人"，吴茱萸、生姜、大枣、人参四味药。一吃下去，这些症状就缓解了。

张仲景《伤寒论》里面还有好多救逆汤。

比如说邪淫以后流精，那就桂枝加龙骨牡蛎救逆。邪淫过后还不断吃寒凉药，导致下体精关不固流精，桂枝加龙骨牡蛎可以救逆回来。

还有本来神识不定，用火疗法艾灸，居然发生癫狂控制不了神识，用柴胡加龙骨牡蛎救逆汤。就像现在好多人本来心神不定，还沉迷手机，不断受手机之火的烤，那是微火，微火久烧了身体也不行，心生烦躁，开始骂人，神识不受控制，微癫狂。甚至严重的癫痫事件，张仲景就发现这个效果好。很多名医是从失败的案例中站起来的，在我看来，一部《伤寒论》就是败中取胜的治病秘诀。大家对里面的救逆汤要特别留意。

有一个课题专门研究《伤寒论》里面的救逆汤。就是说过用热药把身体热坏的要用什么药来救，过用凉药导致大便稀溏的要用什么药来救，吃生冷导致腰酸的要用什么来救，全部都有。

下面，我们来看当归。当归一般分头、身、尾三部分。头介于地表，像皮肤一样。一般出血用当归头，头能止血。当归身呢，身子一般是饱满的，稳定在那里不轻易动，所以身子补血。尾巴呢，很多根须，像胡子一样。根须的特点是不断向土壤深处钻，它能走，将营养水分汲进身体来，它能传输。

根须善钻、善传输，是其两大特点。根须不善钻，就吸不到更深层次的营养，不善传输，到深层次的营养就不能运送到枝干去。

痛经，血瘀，通不了，就要用当归须当归尾。如果贫血，嘴唇煞白，脸色苍白如纸，就要用当归身补血。补血必用当归身，破血行血当归须或者当归尾。

有些医生不告诉你这些秘诀，治痛经的有效药，他写一个"乌龟尾"20克。这上哪里找呢？在药店里找遍都找不到。原来这是当归尾巴，归尾。

归尾兼生地，治跌打损伤的，没有贫血，只是局部瘀血，用归尾兼生地，不是归身兼生地。归身就是当归身，贫血虚弱不可少。当归尾就是跌打瘀血不可无。

细辛、威灵仙、当归尾，全部像铁丝一样善于钻，善钻者莫如此。还有穿破石，我去挖过，那根深的可以达到十几米以外，一身金黄，穿破在石头缝隙里行走，还有很多黄色的小须须，有些石头缝隙都被撑开来，极善钻。

善钻之药擅长破积聚。当归尾巴可以破积聚，当归身子可以补虚劳。一个人既虚又有堵，怎么办？全当归一起用。或者虚的用黄芪，堵的用三七，黄芪配三七也非常好。

当归最善治的就是月经病，它补血活血，调经止痛。所有月经病，月经不调、痛经等，只要用上当归都会好。

妇人腹中诸急痛，当归芍药散主之。配伍为当归、芍药、川芎、茯苓、白术、泽泻。当归、芍药、川芎治血，妇人以血为用，白术、茯苓、泽泻治水，血不利则为水。血瘀堵过后，水湿代谢会障碍。

有些妇女说好渴啊，怎么水还喝不下。当归芍药散一下去，血水一旦运行起来，这个病就好了。

厉害的医生，已经不局限在治病。不会问得了痛经病还是头痛病，而是观察血水分布均匀与否。分布不均匀就用调血的当归、川芎、芍药，用调水的茯苓、白术、泽泻。如果还有一些气的，就用四逆散，这是秘诀。

人生病不过就是气血水失调，如果讲阴阳失调大家可能不能理解，但讲气血水就好理解啦！

暴饮暴食，水失调。

七情波动，气失调，用四逆散。

懒动不勤劳，久坐，看手机，久坐则血瘀，血失调，用四物汤。

气血水：气，小柴胡或者四逆散；血，四物汤；水，五苓散。老师用这几个方子灵活变化，几乎无病能出如来的掌心。

经常发怒，要戒嗔怒，用四逆散。

不爱动？就用四物汤。

经常忘了喝水，喝了也代谢不了，用五苓散助水代谢。

五苓散助水代谢，四物汤助血代谢，四逆散助气代谢。

治病，今天传的是绝技，气血水辨证法。在中医基础理论里，叫气血津液，属于水的范畴都叫津液，我用一个水去代替。

痰饮也要治水，五苓散、二陈汤都能治水。

曾经治过一个妇人，在吃药之前懒动，在家里连地都不扫了，经常催丈夫去扫。后来我给她吃四物汤，桂枝汤，一吃呢，阳气一补足了就自动起来扫地了。

我的一个治痛经方子，不用修改，一出去救治多个痛经的患者，无一例外全部变好！就是一个人服用好了，介绍给其他人，其他人用了也管用。方子是什么？小四五汤！小柴胡汤、四物汤、五苓散，这种方子很容易将妇科的痛经调好。还有月经期间的那些杂证也能一起调好，比如经期鼻塞，眼睛痛，头痛等。

月经期间出现的各种杂症，也用小四五汤。小柴胡汤调气，表里升降出人靠它。四物汤调血，女人以血为用。五苓散调水，血不利则为水，血脉不通畅以后，腿就会像象皮腿，好大好粗。所以小四五汤可以减肥，可以减小腿。想减肚子可以加一些山楂、鸡矢藤、苍术。

有些人想减肥，我说要讲清楚到底想减哪，是要减富贵包、双下巴，还是要减水牛背，还是要减将军肚，还是要减小腿肉……因为不同的引药配小四五汤就有不同的减肥之效。

要减小腿，小四五汤加牛膝木瓜。倘然伤一腿，牛膝木瓜知。

要减肚子，小茴香木香再加小四物汤。小茴与木香，肚痛不须疑。

要减腰部，小四五汤加杜仲。杜仲入腰肢，用个二三十克，腰就像壁虎一样灵活了。

要减富贵包，小四五汤，加颈三药。

要减双下巴，小四五汤半夏厚朴汤。

有时候不一定要加一味药，而是调一个药阵。半夏厚朴汤所治咽中有炙脔，不一定是真正感受到的。不要拘泥于小四五汤或者半夏厚朴汤只治梅核气，吞之不下，吐之不出。我有一个新的研究，用半夏厚朴汤治双下巴。半夏厚朴汤加保和丸，十例里头八九例都有效果，三五例完全治好，其他的靠锻炼。治病必须是药医三分病，养生靠七分，这个不可以违背。学习经方，我们要继承发扬，要推陈出新，要学习加思考。

当归性温，味甘，甘甜的。它的辛散力量很强，所以在药房里一打开当归柜，那个味道一闻一辈子记得。家里有些母亲就用当归煲老母鸡，补血的。

当归有两大奇效，调月经问题是它的本分，还有一种超常规使用的，我要讲。

有一位国医大师用当归50克治疗老年便秘，效果奇特！为什么呢？因为脾虚的人过用当归就会拉肚子，便秘的人不就是需要拉出来吗？他转念一想，当归质润，晒干的切下去还很润。凡是润的东西，喝下去轻轻的一用力大便就能出来。老年人没有多少个是气血很足的，都是干瘪的。所以当归重用30～50克治疗老年人习惯性便秘。

皱纹一出来就可以用当归了，当归乃除皱神药。好多药典上面其实已经讲了这个功效，只是没有用这种现代化口吻表达。当归是质润的，是补血的。血虚有什么表现？老年人就干瘦干瘪的，满脸皱纹像人参，一道一道的。

当归配黄芪，叫当归补血汤，气血一足就饱满了。人所以饱满者，不外乎气血。气血一足就饱满了，皱纹就看不到了。一旦缺少津液了，就会干瘪，像树枝一样。

一些人手脚不够灵活，没办法做一些弯曲幅度大的动作，叫筋硬症，我们要用什么去养筋？用血去养筋，血就是筋的润滑油，筋如果泡在血里头，血足的时候，那筋拉下去没事。植物条"血气足"的时候，拗下去再放就弹回去了；干枯的时候，一拗下去，就断了。

可以用养筋汤治疗膝盖痛，治疗老化症，治疗练瑜伽筋不够柔软，疲劳以后血气亏，贫血，下蹲起来头晕目眩。

如果把筋比作一条龙，那血就是龙身上的那些云。云从龙，风从虎，有雾气出现才会出现龙腾。筋要靠血来养。当归养筋是出了名的。老年人便秘、筋伤、抽筋可以用当归配小伸筋草，这样筋就得养了，就不抽筋了。

还有当归用于夜咳，这是秘密，一般用5～10克。

有人说咳嗽好严重，咳好几个月，晚上咳嗽更厉害。

干咳燥咳，当归。湿咳，干姜、细辛、五味子。一到晚上咳，干姜、细辛、五味子。已经干咳了，就要用点当归去润它，紫菀、百部或者紫菀、款冬花加点当归都可以润肺。

当归可以润肺，润肠，润血脉，润筋骨，润躯干，润皮肤。当归号称妇科圣药，就是这样来的。圣就是它在这个领域里很强。

《神农本草经》讲，当归主呃逆上气。老中医的经验，有些人咳嗽老治不好，晚上咳得厉害，加5克当归，好了。

主寒热邪气在皮肤。就是邪气在皮肤，特别是老年人皮肤干燥发痒，当归配山药非常好。老年人晚上老是搔皮肤，皮肤皲裂，是因为皮肤缺少津液滋润，用了当归山药，晚上这种干痒症就会减少。

主妇人漏下绝子。妇人崩漏，怀不上孩子，当归补血，助生子。

主诸恶疮疡，大凡创伤都会伤到血，当归就能活到血。

《本草求真》讲，血滞能通，血虚能补，血枯能润，血乱能抚，俾血与气附，气与血固，而不致散乱而无所归耳，故名当归。这句话应该背下来。

血滞能通，血滞有什么表现？满面乌暗，嘴唇发干发青，舌下络脉怒张。

血虚能补，血虚有什么表现？满面惨白，心慌心悸，蹲下去起来眼冒金星。

血枯能润，血枯有什么表现？经常流精伤精，像个小老头一样，十七八岁看起来像七八十岁。

还有眼痛黄连当归根，哪种痛要用当归？那种老是觉得眼睛没有眼水的，拼命点眼药水都没有用的。

看庄稼已经干枯了，拼命往叶面上浇水没用，水要大量的浇到根上。当归就是根部入药，以根走根，它就是灌溉肝气血，养肝血的，养五脏血，偏重于走肝，肝开窍于目，肝气血一足，眼中就有眼水。

当归配枸杞子就叫"人体眼药水"。黄连配蒲公英就是眼部上火的"灭火器"。

血枯还有什么表现？去看指甲上的月牙，月牙长不出来也属于血枯。桂枝汤加当归，桂枝汤走上肢，再加当归就把月牙调出来了，所以服桂枝汤加当归长月牙。

可以去看手指指腹，指腹皱也是血枯表现。赶紧用当归、黄芪，一下去指腹就像蒸笼里头的馒头被吹饱满了。黄芪令气能化，当归能补水。

有些患者或者运动员，要锻炼胸大肌，当归、黄芪再加王不留行，叫丰胸汤。要锻炼背阔肌，黄芪、当归配姜黄，叫壮背汤。要壮臀，肾着汤加黄芪、当归。要壮小腿，黄芪、当归加牛膝。

客家有一种说法，小腿肌肉很饱满，像陶瓷罐一样，一般生育功能很强。

一般小腿比较细的，生育功能不太好。所以要壮小腿的，练泰山压顶跟蹲趾桩，同时配合服用壮小腿方，黄芪、当归加牛膝。记住要用怀牛膝，加怀牛膝小腿才会变大。假如想要小腿变细的，就要加川牛膝。这是不一样的，川就是"穿"过去。怀是"怀孕"，变大。怀牛膝多补，川牛膝多通。误用川牛膝，会下胎的。有胎元的，不要用川牛膝。

《名医别录》讲，当归主湿痹。身体很重，手举不起来必重着，要用当归。当归为什么主湿痹？因为凡痹症，痹者痹阻不通也，所以肯定有不通。湿呢，就是水，血不利则为水。血液运行不利索了，局部就会生湿。

有些人湿气重，怎么办？跑步，多跑两圈就好了，连续坚持一个月，基本上七成的湿气退了，再吃薏苡仁、赤小豆这些活血又利水的药就好了。不然光吃药三分治，没办法全好，光七分练也不圆满。三分治跟七分练一结合，就圆满了。

《日华子本草》讲，当归治一切风，治一切血，补一切劳，去恶血，养新血及主症癖。癖指长包块。

刚才提到，《本草求真》讲当归血乱能抚。有的时候一下子被吓到了，好像魂不守舍，要做一件事情却记不起来，这是心中那一滴血被吓乱了，血乱能抚首当归。要把血重新归到心中，就当归加枣仁，一喝下去注意力就能集中了。

学校里有大量努力读书的孩子，先是疲劳，逐渐的，别人一吵他就睡不着觉、神经衰弱，神经衰弱以后，就会神神叨叨，非常容易激动。这样就很容易跟室友干起来。这时血与气已经不附了，那怎么办？当归、枣仁。枣仁宁心安神，当归活血，再加3～5根竹叶心，清烦躁，以心入心吃了就不热了。这就是宁心安神汤，有古籍记载。

《药性论》讲当归破宿血。宿血是什么？宿是宿舍，血在那里停住啦！血不肯走，成为死血，血肿。

有一个患者很奇怪，年轻的时候摔断过手，虽然续回去了，但是一到冬天这只手很凉，一到夏天就没问题。我说太好治了，桂枝汤加当归补血汤。一剂药手就暖了，血就过去了。每年冬天在天气最冷前服五剂药，冬天手就不凉了。如果痛就加威灵仙，不痛的话加点鸡血藤。鸡血藤比较大，通大血脉，大血脉一通一般不会堵。痛的一般是小管络，所以要加藏红花或者威灵仙。

带状疱疹后遗症怎么治？后遗症的那种痛绝不是大经络痛，而是小的，像头发一般的小管络痛，这种就要用威灵仙、红花。

有一次碰到一例带状疱疹后遗症，我用全瓜蒌 30 克，红花 10 克，再加四逆散，六味药，很有信心，五块钱以内就抓到啦！

他说吃了 20 剂药，稍微好一点，晚上不痛，白天还痛。我看了一下，原来用的是川红花，不是藏红花，川红花跟藏红花不一样的，藏红花有一股野劲。什么叫野劲？把盒子盖上，那味道都能冲出来。轻轻地掀开盖子，那味道直往鼻子里钻，冲到脑子里去了，挡都挡不住。

川红花味道不是那么凶猛，口感也不是那么钻心钻人，但是力量就达不到，不像藏红花，在高原里头耐冻耐霜耐雪。

这个难不到我，用川红花也能治好，加丝瓜络、威灵仙、王不留行、路路通。后遗症就好了。

看古籍写了破宿血，但是根本不会用。原来带状疱疹后遗症就是宿血，跌打，崴伤，骨折愈合后手不够灵活，都是有宿血在那里。只要将宿血打通了，就可以恢复往日的灵活。

患者虚冷可用当归，既虚又冷的，手脚冰凉的。当归主金疮，又主虚冷，又冷又长疮，那不就是冻疮吗？当归四逆汤，就是绝妙冻疮方。就是说每年冬天都长冻疮，在天寒地冻前多服几剂就没事了。或长了冻疮，服药可以快一点好。冻疮大多是体内气血不足，寒气约束在那里，血气走不了。局部走不动成了疮，那走动了就没事了。所以用当归四逆汤，让四肢百骸都充满温暖。

《主治秘诀》讲到，当归其用有三：第一，心经本药，补心血的。第二，调和血液；第三，治诸病夜甚。

第三条非常重要，各种痛，头痛、耳痛、目痛、耳痛、肚子痛，还有肺咳，只要晚上加重，当归加 5 ~ 10 克，叫治诸病夜甚。《黄帝内经》记载凡百病者，多以旦慧昼安，夕加夜甚。

比如脚肿的，早上起来好一点，白天也比较平稳，一到夕阳西下脚肿加重，晚上就走不动了，这叫一日之间的变化。

再引申一点，旦就是春天，昼就是夏天，夕就是秋天，夜就是冬天。好多人，尤其老年人，过不了冬天。

随着地球的运行，有二十四节气。在冬至跟夏至，有的人的身体固不了肾精。而保住精很重要，能延年，是续命芝，延年药。

先王以至日闭关。赶紧把门一关，不接客，不接众，然后在里面静坐打盘，睡觉休息。守住元气，把这个关节过去了就好啦！根据二十四节气调养，其实就叫过节养生，为了把这个节交过去。

血乱能抚，当归就有助于过节。比如说，交接病作，就是发现这病有规律，到某个节气它就厉害，这种可用当归，用四物汤调血。

天气变化就犯病的，四物汤。一到夏至或冬至加重的，四物汤。一到春分秋分加重的，四物汤。反正不好过节的，都用四物汤。一气周流，血一循环好了，就好过了。所以四物汤是让人好过方。

《得配本草》讲，当归配伍神妙。配茯苓可以降气，比如可以降腰部湿气。配白芍可以养血，贫血的可以用它。颈椎僵硬的，当归、白芍就让其柔缓了。配人参、黄芪，可以补气，所以气短乏力神疲懒言，就用当归、人参、黄芪。配红花可以让闭经得到通行，治疗月经逆行，比如说，月经期流鼻血的，用红花、当归，血就下去了。

当归治产后中风。产后被风吹了，手发抖，嘴麻，当归配荆芥。

《慎柔五书》里面有个重要经验，凡生病用补脾补命门之药皆燥剂，需用当归以润干，防木燥而起火也！

这句话太妙了。假如用一些风湿药温阳药，比如附子，要用点当归来滋润。用藤类药，比如清风藤、络石藤，太燥了，燥动，要给点滋润的当归。不然一吃燥药就上火了。

用黄芪上火的，加点大枣、当归就不上火了。也可以加鸡血藤，或者加陈皮，总之让气血流通起来就不上火，让气血瘀在一处就上火。上火就是气血瘀在一处，流通了就不火啦。假如我们把窗户都关起来，人会觉得好热，窗一打开就觉得流通，感觉好凉快呀！

何梦瑶有个经验方，咳嗽日轻夜重，属于阴虚燥咳，二陈汤当归主之，特效。

张锡纯的《医学衷中参西录》讲，一少妇身体弱，月经量一次少于一次，张锡纯就想到了血虚则少，每日单用当归八钱煮之服用。才用几个周期，月经就正常啦，可证明当归生血之妙。月经来临前，当归八钱（24克），现在得用到 40 ~ 50 克，因为现在的药力不如以前了。

张锡纯的另一经验，有一个人四十岁得了尿血症，用一两当归煮酒服之就好了。当归煮酒饮，治疗尿血症。

血虚以后不固，归脾丸可以治疗尿血症跟崩漏。尿血缠缠绵绵，非常久。久病多虚，归脾使血有所归。当归就最擅长归血，血有所归，谓之当归，使脾主统血功能加强。

《外科证治全生集》里一个方子救了很多人，就是小便不通，大便通。大便能通说明腑气可通，小便不通说明气机闭塞，不得已时要插尿管的。怎么办？赶紧用药，这药下去可以免除导尿之苦。当归一两，川芎五钱，柴胡、升麻各二钱，仅四味药！水两碗煎到八分，一服即通。孕妇及老年人气虚力弱者，要加人参一钱。

好方子只有四味药而已。当归、川芎，当归下行血海，柴胡、升麻提气，气化则水可出矣。

岳美中岳老有一个经验，治疗肾结石的时候用当归去润它。另外，当归有兴阳作用，阳痿的，用补精药配合当归可以有助于兴阳。阳得阴助则生化无穷，阴得阳升则泉源不竭，所以阴阳要调配好。

张锡纯的弟子静明治痢疾，常于消导化滞药中加当归一二钱，大便遂觉通畅，足证当归润肠通便之效。就是说拉大便老拉不出来，感觉粘在那里，叫里急后重。用芍药汤，里头有当归，大便一下子就滑出来了。理血则便脓自愈，调气则后重自除，调气理血，痢疾自愈。

所以用木香、黄连去调气，那些脓血就会排走。用当归、白芍去理血，清的好快。所以木香、黄连、当归、白芍，就是治痢疾的神药。

《圣济总录》有记载，当归、白芷各等分为末，每次服两钱，用米汤服用，专治大便不通，通便散，为什么呢？白芷入阳明，当归润肠。

现在研究表明当归对各种肿瘤痛、妇科肿痛、气凝血滞的效果最好。晚期患者放化疗或者动手术之人也可用当归去扶正抗癌。还有心肌梗死的，也可以通的。

### 方药集锦

眼痛黄连当归根。

在古代，黄连、芒硝加点冰片熬水就是眼药水。

用药的艺术在于用药把病治好，切中病机，同时再以巧妙配伍，不伤正气。

干呕流涎沫，头痛者，吴茱萸汤主之。

假如痛经血瘀通不了，就要用当归须、当归尾。如果贫血，嘴唇煞白，脸色苍白如纸，就要用当归身补血。补血必用当归身，破血行血当归须或者当归尾。

当归尾可以破积聚，当归身可以补虚劳。

妇人腹中诸急痛，当归芍药散主之。

有一个国医大师用当归50克治疗老年便秘，效果奇特！

当归乃除皱神药。

当归用于夜咳，一般用 5 ~ 10 克。

当归可以润肺，润肠，润血脉，润筋骨，润躯干，润皮肤，多厉害！

《神农本草经》讲，当归第一个功效主咳逆上气。

老年人皮肤干燥发痒，当归配山药非常好。

《本草求真》讲：血滞能通，血虚能补，血枯能润，血乱能抚，使血与气附，气与血固，而不致散乱而无所归耳，故名当归。

当归配枸杞子就叫人体眼药水，黄连配蒲公英就是眼睛上火的灭火器，专门灭眼火。

当归、黄芪再加王不留行，叫丰胸汤。

川牛膝误用了，会下胎的。如果有胎元的，不要用川牛膝。

《名医别录》讲，当归主湿痹。

《日华子本草》讲，当归治一切风，治一切血，补一切劳，去恶血，养新血及主癥癖。

《药性论》讲当归破宿血，患者虚冷可用当归。

当归四逆汤专门治冻疮。

《主治秘诀》讲，当归其用有三：第一，心经本药，补心血。第二，调和血液。第三，治诸病夜甚。

《得配本草》讲，当归配伍神妙。配茯苓可以降气，比如可以降腰部湿气。配白芍可以养血，贫血的可以用它，颈椎僵硬的用了当归、白芍就柔缓了。配人参、黄芪可以补气，所以气短乏力神疲懒言，就用当归、人参、黄芪。配红花可以让闭经得到通行，治疗月经逆行，比如说，月经期流鼻血，用红花、当归，血就下去了。

当归治产后中风，产后被风吹了，手发抖，嘴麻，当归配荆芥。

《慎柔五书》里面有个重要经验，凡生病用补脾补命门之药皆燥剂，需用当归以润干，防木燥而起火也！

何梦瑶有个经验方，咳嗽日轻夜重，属于阴虚燥咳，二陈汤当归主之，特效。

张锡纯的经验，一两当归煮酒饮，治疗尿血症。

《外科证治全生集》有一个方子可治小便不通，大便通。当归一两，川芎五钱，柴胡、升麻各二钱，仅四味药！水两碗煎到八分，一服即通。孕妇及老年人气虚力弱者，要加人参一钱。

阳得阴助则生化无穷，阴得阳升则泉源不竭。

张锡纯的弟子静明治痢疾，常于消导化滞药中加当归一二钱，大便遂觉通畅，足证当归润肠通便之效。

木香、当归、黄连就是治痢疾的神药。

《圣济总录》记载，当归、白芷等分为末，每次服两钱，用米汤服用，专治大便不通，是通便散。白芷入阳明，当归润肠。

# 茯　神

**7月11日　星期三**

　　轻松学歌赋《治病主药诀》第24讲，"惊悸恍惚用茯神。"

　　这里有两点，一点是惊悸，第二点恍惚。

　　惊悸，晚上孩子老是哭，受惊了，弄点茯神粉冲服或者煮粥，就能够宁心安神。还可以加点蝉蜕去惊悸。你看那蝉白天叫得那么猛，晚上一点声音都没有，蝉蜕就能够治夜啼。晚上啼叫撕心裂肺，伤痛欲绝，这个是惊悸。

　　还有一种心血少的，妇人莫名其妙觉得心慌，一过性心肌缺血，蹲下去起来头晕目眩要晕倒。有一个汤方就有茯神，专门养心脾，什么汤方？归脾丸。它主治心肌缺血，头晕目眩，心悸怔忡，虚得好像有人要捕捉他一样，这是惊悸。

　　那恍惚呢？不清楚，看不清日月隐晦。茯神能够恢复神明。茯者复也，复神，恢复神志。神志昏沉就会出现恍惚状态，神光具足就会清利清亮清明。

　　你看一个人额头乌暗的，用茯神可以恢复其精神。这样来理解茯神，就比较能灵活运用了。一个人转头即忘的，用茯神。没精神就善忘，有精神就牢记。

　　古人称人参、茯神、五味子、菖蒲、远志为状元汤，什么叫状元汤？就是说服完它，考试考第一，其能增强记性，让心安神定。茯神就是安神定志的。

　　凡大医治病，必当安神定志。其中茯神配菖蒲，就是安神定志二药组。

　　恍惚通糊涂，这个人稀里糊涂的，做事情有头无尾，逻辑混乱，多弄点茯神吃吃，就不会手忙脚乱，做事情有条理。

功名看器宇，事业观精神。没有精神的，用茯神。若要观条理，尽在言语中，讲话语无伦次，用茯神。

像中风偏瘫的患者，讲话语无伦次，用茯神。如果你能买到松根茯苓，上等的茯神，那真是渣都舍不得丢掉，打粉，然后一天一调羹，有助于缓解中风之后反应迟钝痴呆。

以前这是太医院里专属，一旦挖到茯神进贡朝廷，能拿到赏赐的。为什么呢？皇子皇孙要读书啊，调一些茯神膏、茯神羹、茯神饼、茯神丸给他们吃，把孩子养的聪明伶俐。

所以愚傻呆笨的就用茯神来恢复精神。

还有小孩子癫痫，儿童脑瘫，也用服茯神。菖蒲、人参、茯神就是开窍丸。

凡是药物带仙、带灵、带威、带神的都不简单。

调神乃中医的上乘境界，当对疾病用各类穴位都无计可施的时候，就多选择带神的穴位调神。神还有另外一种意思，伸，就是伸张正气。

茯神的功效，宁心安神，利水，治小便不利。

六味地黄丸里有三补三泻，熟地、山药、山萸肉，茯苓、泽泻、丹皮。丹皮泻肝，泽泻泻肾，茯苓泻脾，肝、脾、肾三阴的浊水浊热就可以从这里出去。熟地、山药、山萸肉补肾、补脾、补肝。三阴的阴精得到满壮，三阴的浊水得到排泄，这就是六味地黄丸推陈出新那么厉害的道理。

《药性论》讲茯神主惊痫。惊痫指受惊以后癫痫，所以癫痫药里常常重用茯神。

我曾治过一例癫痫，茯神用到30克，每两三个月就发作的现象就没了。

癫痫，大脑里头有一滩水下不来。茯苓一般只利皮以下的水，而茯神可以上达脑中，因为它有松根穿过去。松根是很强大的，咬定青山不放松，可以钻入脑窍，这是带有松根的厉害之气。

有人说找不到上等的茯神，怎么办？想用但没有，教大家一个替代的方法，买茯苓，然后挖松根，合用可以起到一定的效果。实在没办法，用松节也行，松节也有安心神的作用。松节适当配一点茯苓，就有入颅脑宁精神的作用。

《本草再新》记载，茯神治心虚气短，配人参效果最好。中老年人心肌缺血的，非常适合。

《名医别录》记载，茯神能养精神，主五劳。劳损者，劳损精神为难治，劳损肌肉容易医治。

如果是劳损肌肉，我会用牛大力大枣这类甘甜之药。如果是劳损精神，就要用茯神跟人参。劳损也有劳损三宝。上等的消耗身体叫劳损神，用人参、茯神，"参"通"神"。中等的劳损气，用黄芪、山药补气。下等的劳损叫劳损形，比如干活过度了，那就弄点大枣、生姜、坚果（核桃），可以补气力，让气力回来。

同样是五劳七伤，一个农民工过来我就开补中益气丸，一个知识分子过来我就开归脾丸。为什么？

农民工大多用的体能。这个农民工一过来，肯定是身体透支了，劳累过度了，服用补中益气丸，将中气形气补回来就行了。而知识分子大多用的是精神，归脾丸有茯神，能归心脾，养心脾之血，能将精神补回来。

是不是消耗体能式的人，一望过去就知道了，不知道你再切脉。手一伸出来，粗粗的，短短的，起着老茧的，不用讲了，虚了就用补中益气丸。手如棉，一生不动刀和镰。手如削葱根，专拿笔杆子。这种林黛玉式的，全部是用神过度，用归脾汤。

有修炼的人，一眼看不出来的。因为文武兼修的，没有偏哪一方。但是大部分人都没办法做到文武兼修，练体能加读古书是很难的。

《本草纲目》记载，风眩心虚，非茯神不愈。

海丰有一个老师，他的妻子得了眩晕，已经求医十年没治好，坐车都没办法坐，反正一上车，头就晕眩，要倒地。

我问是不是耳朵嗡嗡响会耳鸣，他说对呀！不用讲了，我已经知道什么病了。水饮上冲头顶，不要当头晕医，要当水饮医，茯神 30 克，泽泻 30 克，白术 20 克，再配合随证加减几味药，服用下去肯定有效。就是说觉得天旋地转的，耳朵又嗡嗡响，是水饮上冲，叫心虚风眩，就是风带着水吹上去。

怎么知道是不是风水病？像坐在船里头，大风一来水就波荡，你在船里也摇来摇去。就是老觉得头摇来摇去，像晕车晕船一样。风动千尺浪，痰饮痰水攻上脑袋了。

《药品化义》记载，茯神体重，重可以去怯，性温补可以补怯弱。所以胆怯弱小的，要用茯神，神不守舍者用茯神。四君子汤用茯神，用其神能守舍。

学子读书老容易心猿意马，我们用茯神，降伏其心，茯有降服之意。

叶天士曰：茯神味甘平，得中正之气味。具备有天地之正气，所以能够辟一生之不祥。比如说诸风掉眩，风动于肝木，心动则五脏六腑皆摇。有些人肝风动了，治心就好了。肝风是将军，它听君主的，肝一定听心的。

心愉快的时候，肝怒不了，动摇不了。愤怒的时候，赶紧讲点欢喜的事情，心经一乐，怒火就平。茯神就通过降服心神，令虚风止息。

心动则五脏六腑皆摇。心动了，不能够安宁，治中风的好多名方里头都有茯神。

茯神还有一个作用，止口干。这点一般人理解不了。它利水，怎么能够止口干？利水，口不是更干吗？原来它是淡渗利湿，把湿气利下去，又能将津液渗到嘴巴，它非常甘淡的。所以治糖尿病的方里经常会用到茯神。

张颖安讲到，离松根而生者为茯苓，抱松根而生者为茯神。就是说同样是茯字辈的，抱住松根长的就是茯神，没有抱住的就叫茯苓，茯苓的品阶就低一点。

好像跟着贵人一起学习的，跟着圣贤在一起的，就神，而跟不上圣贤的，就是凡人。药物的组合都可以看出配伍之妙。松树底下长的茯苓，即使没有抱住松根，其品阶也比离松树远的高一等。为什么现在茯神少了？第一，需求量大；第二个，松树遭到过度砍伐，使很多上等的茯神都灭绝了。

《名医别录》讲，茯苓大多入脾肾，茯神大多入心脾。也就是说茯神走得更高。茯神可以入心脑，所以治失眠方里头用点茯神效果相当好。

《百一选方》中有专治心神不定的朱雀丸。心神不定，恍惚不悦，就是说健忘，不快乐，去皮茯神二两，沉香半两，共同打成细末，炼蜜为丸，如豆子大，每服二三十丸。严重的心神不宁，要用人参汤送服。如果不严重用米汤就好了。茯神就是让神能够安伏，沉香让气能沉丹田。

心思不定，看相算命。找相士先生看相算命的人，很多都适合用朱雀丸。因为无事不登三宝殿，去佛庙或者道观里摇签的，肯定是有不能了决之事。常会出现心神不能专一，心神恍惚，心神迷离，或者心神晦暗。这种人，吃点朱雀丸就能神安气定。

治虚劳烦躁不得眠，用《圣济总录》上面的方子。茯神、人参、枣仁三味药打粉，每次服一两调羹，可以治疗劳累以后睡不着觉，以及有些人越疲劳越睡不着觉。人参、枣仁可以解除疲劳，茯神可以安其精神。

酸枣仁汤有哪几味药？川芎知草茯苓煎，茯苓最好换用茯神，川芎、知母、甘草、茯神，再加酸枣仁五味药，专门治越虚越烦，越虚越睡不着觉。

年轻人本来应该在虚的时候一躺下去就呼呼大睡，但是今天劳累过度反而睡不着。用茯神酸枣仁汤。酸枣仁配茯神，一个养心肝血，一个伏心脑的神。

现代研究表明茯神有镇静作用。同样两组动物，一组动物服用带有茯神的溶液，另一组服用没有茯神的。结果服过的，人走过去它不容易惊扰，而没服过的，人走过去它很容易受到惊扰。

奇怪，挖药汉怎么知道这地方有茯神？看这个地面，一到松树之间，一排千松林里，只要挖到过几次茯神，就能知道茯神的生长特点。原来这地方干爽，微微丰隆膨隆，土很松，下完雨以后这个地方最先干，有茯神！

所以它像干燥剂一样，能燥湿，又是淡渗的，入腹通筋骨，走三焦让三焦可以运化。

千年古松，上有菟丝，下有茯神，就是说以古松为引，能够找到菟丝子和茯神，菟丝子偏固天真，茯神最宁精神。我很向往这种生活，千株松下两函经，练得身形似鹤形。千年松上面缠绕着菟丝子，代表大脑神经元非常敏捷和发达，下面长很多茯神，永远不担心会潮湿，因为下面有干燥剂茯神。

《上古天真论》讲，人体的天癸，天生的精元真元，也就是先天之本，好多体伤都是先天之本伤到了，如长期熬夜的，都要用茯菟丸。

## 方 药 集 锦

惊悸恍惚用茯神。

茯神的功效，宁心安神，利水，治小便不利。

《药性论》讲，茯神主惊痫。

《本草再新》记载，茯神治心虚气短，配人参效果最好。中老年人心肌缺血的，非常适合。

《名医别录》记载，茯神能养精神，主五劳。

《本草纲目》记载，风眩心虚，非茯神不愈。

《药品化义》记载，茯神其体沉重，重可以去怯。性温补，补可去弱。

茯神还有一个作用：止口干。

《名医别录》讲，茯苓大多入脾肾，茯神大多入心脾。

现代研究表明茯神有镇静作用。

# 黄柏、泽泻

7月12日　星期五

轻松学歌赋《治病主药诀》第25讲，"*小便黄赤用黄柏，涩者泽泻加之灵。*"

前面讲过黄柏苦寒清热，降火从顶至踵，无论什么样的热，只要小便转黄，黄柏都可以用。这里不再多重复。

再看泽泻，涩者泽泻加之灵。泽泻的气势好大，河泽之水都可以泻掉，所以它是走水药。尿黄的时候用黄柏，还有尿涩痛，那就用泽泻或滑石。这两味药就是小便涩滞神药。

有一个80岁老人得了前列腺炎，排尿时老觉得里面有刀刮，这种感觉叫涩痛。当时我第一次开方时，没有叫他包煎，整个滑石粉放在药罐里头，六味地黄丸加滑石。他说，吃了有效果，不过很难吃，糊的。滑石能够滑利诸窍，泽泻可以利水通淋。什么叫淋？淋就是淋漓，尿不顺畅，前列腺炎就是这种情况。

急性前列腺炎，滑石泽泻联用；慢性的还要加黄芪、党参，因为慢性多气虚。

泽泻入膀胱肾，治疗水肿胀满痰饮病。它的功效是利水渗湿。它还能泻热，对结石患者效果好。泽水泻出去，流水可以漂石。水流的速度够快，身体不会有垃圾堆积。

《名医别录》记载，泽泻能够止淋沥涩痛，逐膀胱三焦停水，水蓄膀胱，膀胱积液，盆腔积液。就是每次尿不多，又很有尿意，黄芪、泽泻就可以让每次尿多并且尿得有力。

所以碰到一些患者，说每天要上几十次厕所，每次都尿一点点，用黄芪、泽泻，河泽般的水一次就可以泻掉。为什么要加黄芪？有它才有推动力。

泽泻可以止泄精。一般的遗精泄精怎么会用泽泻啊？原来有一种病叫残精败血。残精败血是精窍堵住了，受刺激了经常会泄精，泽泻叫通因通用，一次给你刮干净。

有一个读书人得了遗精病，三天两头精就漏出来，用了大量的补药都补不住，越补越漏。医生说泽泻可以止漏精，开30克泽泻熬水，一次吃完就好了。把里面的残精败血排干净以后，反而相安无事。

就像家里有老鼠每天晚上都在吵，怎么弄它都没办法。把所有的家具都搬出去，家里空荡荡，没东西了，老鼠就没地方藏了。遗精叫水湿下流，泽泻就能将身体的水湿搬运出体外，让你睡觉安宁。

《日华子本草》讲，泽泻主头眩耳虚鸣。有一种病叫美尼尔病，病人耳朵嗡嗡作响，舌苔水滑，起坐眩晕，天旋地转。这种就是脑里有水湿，痰饮上攻。

好像挑水一样，挑起来水会摇来晃去，所以身体多水饮的，很容易晕车。

有人说晕车，用姜片怎么没有效果？那就用点白术、泽泻，支饮苦冒眩，泽泻汤主之。白术配泽泻两味药重用可以治疗耳朵嗡嗡响，舌苔水滑。

古人用的苓桂术甘汤，也有白术、茯苓，还可以加泽泻。就是耳朵响，晕时感觉天旋地转，这种水饮眩晕的，用天麻都没用，但泽泻就有办法把水从大脑带到膀胱并排出来。足太阳膀胱经从后面上升到大脑，到眼睛下来，所以头脑里天旋地转，叫水饮攻头，膀胱一利水，上面就清净了。

泽泻可以下乳通血脉。为什么可以下乳？水乳交融，泽泻能利水，水行乳也行。为什么可以通血脉？血不利则为水，水不利瘀为血。局部水流通不利就会瘀为血。比如某个地方的水淤久了，水会变成暗黑色。如果有新鲜水注入，流通了就变清澈了。泽泻就可以流通水湿，等于流通气血，可以化瘀血。

我们碰到面黑的肾病的，经常用到泽泻。膀胱的水流通以后，面色就会好转，有光泽。泽泻汤、五苓散皆用泽泻行利停水，将停留下来的水利出体外，泽泻是利水的最要药。

肺有积水，肝有囊肿（囊肿就是一泡积水），卵巢囊肿，脑里有积液，这些水湿我们都可以用泽泻配土茯苓。单泽泻比较平和，配土茯苓就比较硬气。土茯苓像推土机，比较霸气。两味药可以去身体的水停饮蓄。停痰留饮比较清稀的，它管用。用二陈汤加泽泻，专门治疗胸肺有积液。胸肺有积液的，二陈汤胸三药加泽泻，能将积液从膀胱利走。

《药类法象》讲，除湿圣药——泽泻，治小便淋沥，去阴间汗。有些阴囊潮湿可以用泽泻，但是不可过服，过服令人目盲。过服利水之药，眼睛缺水干涩，就会暗淡。所以用泽泻时为避免眼珠子暗淡，要加一味熟地。熟地色黑，可以恢复目中睛光。熟地跟泽泻是很好的药对，补而不腻，泻而不伤。

好的药对必须有这些特点，补而不堵，利而不虚。这样用药就可以久服，于人无伤。符合中道，不偏颇。

《药性赋》上讲到泽泻其用有四：一，去胞垢而生新水。治胞宫积液，盆腔积液。二，退阴汗而止虚烦。阴汗指阴部出的汗。还有白带异常、狐臭这些也是阴湿之物，都可以看作阴汗。三，主小便淋涩仙药。四，疗水病湿肿灵丹。

泽泻主小便淋涩仙药，赞誉很高。以后碰到前列腺炎，用黄芪、泽泻、白术、冬瓜子。前列腺炎一般热久会虚，用黄芪补，泽泻通，白术健运，冬瓜子泻，滑利。

前列腺炎等生殖系统的疾病，叫土塌水陷。这个词语在中医界里非常厉害，把五行一半都讲到了。土往下一塌，压迫了，久坐的人容易得前列腺炎。所以要多走路，大步走。水陷，水湿不能气化，掉下去，刺激尿意，尿频尿急。

那怎么办？培土利水。黄芪、白术培土，冬瓜子、泽泻利水，这四味药可以称为前列腺四药。

泽泻是疗水病湿肿灵丹。

一个人胖胖的，说要减肥，先问是怎么肥的。是吃多肉吗？不，是喜欢喝冰箱的东西，现在喝水都肥，吃素了还肥。走路很累，不想走远，上二楼都想坐电梯……

这种胖是水胖。我准备进入古籍世界里为你量身定造一味药，你等一下。我就打开《神农本草经》一看，泽泻服用使人能行水上。什么意思？并不是说一个人服用泽泻就能水上漂，而是有在水上踏浪而来那种感觉。就是说服用泽泻，将水湿利走以后，就像黄鹂鸟在树梢跳来跳去，飞来飞去一样，非常轻盈。

疗水病湿肿之灵丹这句话也说明了，水胖要用泽泻。因为水湿而身体肥肿臃肿。诸湿肿满，皆属于脾。白术、泽泻就治喝水都发胖的人。

喝水都发胖，叫水胖，又叫支饮，就是说身体有很多水，走路一晃像挑水会晃。五苓散就是减水胖最好的药，因为五苓散里头有白术、泽泻。

《本草纲目》讲，泽泻甘淡，淡渗利湿。湿热的可以用泽泻配黄柏，黄柏去热，泽泻去湿。舌苔水滑又带黄，用泽泻去其水滑，用黄柏去其黄赤。

《得配本草》讲，泽泻配白术治疗支饮。支饮就是非常清稀的痰饮，比如口中动不动流清口水的，用白术、泽泻，治其本，让水湿在脾里健运，从膀胱排走。

泽泻可以解酒毒。比如说喝完酒又吹到风，可用泽泻配白术、葛根去酒毒，健脾利膀胱。利膀胱可以减轻肝的压力，健脾可以增强肝的抵抗力。因为木生于水，而成于土。

《本草思辨录》中讲到，猪苓、茯苓、泽泻三药皆淡渗利湿之物，其功用全在利水。它们是利水三大悍将，三焦之水碰到这三味药都会下来。

有句话叫疑难杂病找三焦，一些疑难杂病要治水治痰，水湿是痰之母，无水湿不生痰饮。所以我们用二陈汤可以治其痰饮，再加泽泻治其水湿。所以治疗怪病用得最多的就是二陈汤。

茯苓的利水一般带补的，猪苓一般淡渗利湿，可以抗癌症肿瘤的水湿，泽泻的利水是消水，它和猪苓利的水比较大。

《医林绳墨》中讲，有阴汗者或至阴之处，或两腿之间行走劳累，汗出腥臭，以泽泻为末研汤服用。

现代研究发现，泽泻可以利尿降压力。膀胱的尿排得干净，人的压力就减轻。

西方医学治高血压有三个思路：强心、扩血管、利尿。尿一利人就轻松了。我们常用丹参、穿破石再配合泽泻治高血压，丹参配泽泻，活血又利尿，压力就减轻了。

压力大到要捶头的，赶紧服用泽泻、茯苓、猪苓，利水三大悍将一下去，压力减一身轻，叫无水停一身轻。

朱良春朱老有一个经验，泽泻利大小便，轻身减肥。大家一般只知道泽泻利水，但很少知道重用超过30克可以利大便。一般30克以内利小便，30克以上大便也能利。为什么呢？它能往下走，大小便都往下走。对于单纯性虚胖、高胆固醇血症、脂肪肝、高血压等，大小便不够通畅的，用这个降脂减肥汤，其中就要重用泽泻。这个汤方是时代方，非常好用的。

重用泽泻，治耳源性眩晕。

张某，女，农民，眩晕如坐舟车，耳鸣嗡嗡作响，恶心呕吐半个月，根本没法生活。家人扶去就诊，诊断为美尼尔病，消炎三天，症状没有一点缓解，来寻求中医治疗。

用泽泻70克，白术25克，姜半夏15克，水煎服。喝完以后，患者居然在夏天拿锄头去干活，没事了，这就是白术泽泻汤。

支饮苦冒眩，泽泻汤主之。痰饮攻上大脑，眩晕，难受得饭吃不下，觉睡不好，白术、泽泻重用，加半夏燥湿降气。这个案例出自《重剂起沉疴》

这本书上面。这本书上有很多重用某味药取很好效果的。

《经验方》记载：肾风生疮，用泽泻、皂角刺水煮烂以后，焙干为末，炼蜜为丸服用。皂角刺擅长开破肾里头的风疮囊肿。这两味药配伍很高明，单用泽泻，有时候水不肯下来，因为有些积液积水有一个水囊，不是说想请它走它就走的。像地板里有一些水湿，不是用扫把一扫就走的。蓄水池用一两年，周围长青苔黏腻，即使把水缸的水放完了，结果青苔还在那里。人呢，久坐或年老，脏腑里也有"水垢"。这时只有请动钢刷刷走青苔，药物中的钢刷就是皂角刺。有刺能消肿，有刺能开破，有刺善攻坚，可以攻破这些癥瘕积聚。攻破后，洗刷洗刷，泽泻的水一冲，就干净了。

服用皂角刺泽泻丸，人有一种感觉，怎么喝水变甜了？因为身体的垢腻已经去除干净了。如果觉得越吃口味越重，那身体就不对了。

这也是重口味方，如果家里有老人口味很重，皂角刺、泽泻炼蜜为丸，他服用以后就很容易尝出咸，放一点盐就够了。为什么？将身体的垢渍去掉以后，人体感觉就会灵敏。泽泻是非常灵敏的一味药，泽中之灵，让人恢复对万物的体察能力。

我有一个超级记忆方。看到舌苔水滑的，最近记忆力减退，反应变慢，比如平时骑车一点问题没有，现在骑车老容易撞到，一不留神就碰到，踢伤。这类人的灵觉被水湿覆盖，水湿蒙窍导致记性不足。就像起雾了，颅脑为水湿所覆盖，用白术、泽泻这两味药除湿，大脑就清爽，是非常好的药。

皂角刺配合泽泻就能治疗这些水疮水饮，这个取象非常厉害。像一些水停肝胆囊肿包块，泽泻利不出的，就只能加皂角刺、穿破石，再加泽泻才能利得出，就可以将它清理掉。

它有点像要清理街道的一些乱摆乱放现象。一般人员去清理不了的，警服一穿，刀枪一带，一溜烟的全部清开了。泽泻是一个不带刀枪的人员，而皂角刺、穿破石就是带刀枪的人员，两个一起去，一个负责搬运，一个负责镇守。

一些肝胆肿瘤包块积聚，用水冲也不走，就喜欢像青苔一样粘在石壁上。但是拿刀片或者剌刮两下，水再一冲就走了。药物之中带锐利的皂角刺、穿破石、两面针、苍耳子，所有带刺的，就有这种作用。

今天讲了治瘤三大要法：第一要用带刺的药。第二要用利水的药，因为水可以洗涤一切垢渍。第三要用补气的药，正虚则留积，正气足则积自去。

一大肠癌患者，肚腹鼓胀，医院基本上没有更多治疗手段了，他就看中医。诸湿肿满皆属于脾，治湿的神药就是五苓散。由于病人久病，加黄芪80克补其虚，由于水湿要能破开来，所以加了穿破石、苍耳子、皂角刺。

药一用下去，病人的尿量增至平时的三倍，尿完以后肚子瘪下去了，胃口又开了，水湿一去，吃饭也香了，身体也轻健了。

治疗包块肿瘤不能够离开这三大法，补虚，通积，排水。补虚叫养其真，通积叫顺其性，排水叫降其浊。所以今天不是传方法，而是传道。只要真元充足，水湿排泄有劲，加上经脉通透，何病之有。

真元充足，草木飞仙。真元不足，人的形体就像槁木，半截身体在土里。我们就会用一些补真元的黄芪、党参，再配合利水的五苓散让他轻身，五苓散有泽泻，服后如人行水上。

**方 药 集 锦**

小便黄赤用黄柏，涩者泽泻加之灵。

黄柏是热转凉的一个药，温转寒的药，不可以过用。一切热火的疮痈肿毒都可以用黄柏。黄柏就是治疮要药。

急性前列腺炎，滑石、泽泻联用。慢性的要加黄芪、党参。

《名医别录》记载，泽泻能够止淋漓涩痛，逐膀胱三焦停水，水蓄膀胱，膀胱积液，盆腔积液。

《日华子本草》讲，泽泻主头眩耳虚鸣。

支饮苦冒眩，泽泻汤主之。

泽泻可以下乳通血脉。

《药类法象》讲，除湿圣药泽泻，治小便淋沥，去阴间汗。不可过服，过服令人目盲。

《药性赋》讲，泽泻其用有四：一，去胞垢而生新水。二，退阴汗而止虚烦。三，主小便淋涩仙药。四，疗水病湿肿灵丹。

黄芪、白术培土，冬瓜子、泽泻利水，这四味药可以称为前列腺四药。

《得配本草》讲，泽泻配白术治疗支饮。

泽泻可以解酒毒。比如说喝完酒又吹到风，可用泽泻配白术、葛根。去酒毒，健脾，利膀胱。利膀胱可以减轻肝的压力，健脾可以增强肝的抵抗力。因为木生于水，而成于土。

朱良春朱老有一个经验，泽泻利大小便，轻身减肥。30克以内一般利小便，30克以上利大便。

重用泽泻，治耳源性眩晕。

《经验方》记载，泽泻治肾脏风生疮，泽泻、皂角刺水煮烂以后焙干为末，炼蜜为丸服用。

如果家里有老人口味很重，皂角刺、泽泻炼蜜为丸。

治瘤三大要法：第一要用带刺的药。第二要用利水的药，因为水可以洗涤一切垢渍。第三要用补气的药，正虚则留积，正气足则积自去。

治疗包块肿瘤不能够离开这三大法，补虚、通积、排水。补虚叫养其真，通积叫顺其性，排水叫降其浊。

# 枳壳、当归

7月13日　星期六

轻松学歌赋《治病主药诀》第26讲，"气涩痛时须枳壳，血痛当归上下分。"

气滞可以用枳壳，枳壳、枳实叫破胸槌。胸中如物梗阻，气堵血瘀，它一捶下来就破开来了，所以叫破胸槌。

有一本书叫《趣味中药》，里面讲了每味药很有趣的一面，包括别名都论述的非常好，还有简验方。

其中有一个一味枳壳散。气上逆，一味枳壳即愈。无事常生闷气，枳壳主之。枳壳下气降气如神，几乎用了枳实枳壳的都会放屁。

大承气汤里头除了有大黄、厚朴、芒硝，还一定要有枳实。枳实降的是胸中的痞气。胸满用枳实，腹满用厚朴，胸腹都堵，就枳实、厚朴。两味药时常携手共同通六腑，下胸腹闷气。

"血痛当归上下分。"前面已讲过当归。只要血痛了，无论血虚血瘀，都可用当归。当归有个本领，虚能补，瘀能通，血乱能抚，血枯可润，使气与血固，气不跟血乱，血能够归其位，故名当归。

再看枳壳，宽中快膈，化痰消痞，散气消肿，气不顺者用枳壳。

《药性论》讲，遍身风疹，肌中如麻豆恶痒，用枳壳。

枳壳可以治风疹恶痒，就是说皮肌痒到好像深层次里头有虫一样，用枳壳。凭什么枳壳可以治皮肤的恶痒？机理是什么？为什么不用艾叶、苦参、地肤子、白藓皮这些祛湿热的？

这要用全息疗法来解释。

皮肤下面是肉，皮肉之间充满毛细血管，所以割开来就有血。肺下面是脾胃，肺跟脾胃之间是心脏。枳壳能降胸肺之气。它能让胸中之气通过放屁排出体外，这是降胸于肠胃。胸是肺所主，胸肺主皮毛，肠胃主肌肉。所以肌肉长不好，赶紧调肠胃。身体瘦不长肉的，肠胃都不好，肠胃一好身体噌噌噌就长壮了。

所以老年人久病体弱的用参苓白术散，把肠胃搞好了，多长两斤肉身体就强了。小孩子老是感冒打喷嚏的，玉屏风散或者参苓白术散，就是长肉汤。脾胃好了，脾主肌肉能力加强。

枳实叫破胸槌，能将胸中闷气一直破到肛肠去。枳实能将皮毛的这些瘙痒破到肌肉，随着血液循环代谢走，再借助泽泻之类的利水通淋，就从血里淡渗到膀胱排掉，痒就从尿里头排走了。

也就是说普通人看皮肤是皮肤，中医看皮肤就是肺。鼻子呼吸的时候，皮肤也在开合。普通人看破胸槌破到肠胃就是肠胃，中医看肌肉就是肠胃，肌肉就是肠胃的助手，皮肤就是肺的下手。

肺主皮毛是怎么理解的？主是君主。肺主皮毛，皮毛是肺的臣子，肺是皮毛的君主。君主肺气一降，那皮毛的气就降到肠胃中去啦。所以厉害的人不用皮肤药治皮肤病，而是用降肺药治皮肤病。可以用半夏厚朴汤治皮肤病。咽喉如有炙脔，咽喉痒，半夏厚朴汤加点四逆散或荆芥防风止痒。病人一吃咽喉不胀痛堵塞了，皮肤也好啦！降气就是从天降到地，从胸降到腹。如果皮肤是天，那肌肉就是地。如果说皮肤是胸肺，肌肉就是肠腹。那肌肉的浊阴灌到皮肤来才瘙痒。有些人吃了发物，一旦不消化，从肌肉钻到皮肤就痒。

《药性论》讲的皮肌中如麻豆，好像有个东西塞在那里，奇痒难耐，遍身风疹，用蝉蜕、荆芥都不管用，放点枳壳下去，气一降，痒就降了。

顽固的恶痒，不要老盯着痒不放，我们要用四妙散加点枳壳或者二陈汤温胆汤。温胆汤、半夏厚朴汤加点枳壳都是治奇痒难耐的好方。

没有说温胆汤治痒症，张仲景也没有说半夏厚朴汤可以治瘙痒症，但是我们可以解到这个程度，而且临床用到得心应手。因为我们是从人体生理入手的，是按中医基础理论来的。所以理论扎实以后，学到一个知识点就可以触类旁通。

枳壳又主心胸腹结气。就是说常愁肠百结的人，肠子就像绳子那样打结，经络就会长疙瘩，长一些郁气，这叫结。这时非枳壳不能破，枳壳能把这个气理顺。心有千千结，思则气结的，枳壳。

欲寡精神爽，思多气血衰。思多气血衰，我们就用当归补气血。思多气血结，像乱麻一样理不顺，我们就用枳壳把它理顺了。

思虑过度的人，你要分清楚他是气血衰还是气血结。气血衰就用归脾丸，气血结就逍遥散。气血衰，归脾丸要重用当归。气血结，逍遥散要配枳壳。

两胁胀有痰气，用枳壳。痰阻气滞，枳壳能降气化痰。痰随气升降，而枳壳是橘科的，橘科的大多有这个特点，能化痰顺气，治痰气交阻一切病。有哪些病是痰气交阻？痰可以化生为血脂，满面流油，枳壳配荷叶，吃完以后面就干净了。荷叶配枳壳，打成粉，就是消脂下气散。用枳壳、麦芽、荷叶也可以。

水桶装水久了以后，那个桶壁上有青苔污垢，那就是脂，油油的滑滑的。你要把它洗干净了就会很透亮。人饮食不当、劳累过度久了，血脉跟皮肤也有一层像水垢一样的东西，这时候就可以用荷叶去通。叶通皮通肺，叶脉像肺开合一样，它有光合作用，会呼吸的，而且像皮肤一样很薄。

再看麦芽，芽通肝，肝能生发，木能疏土。就是说脂肪板结了，麦芽一过去就帮你松土了。枳壳又读枳壳（qiào），宽中下气。把这些浊阴降下去。这些是泡茶方研究的学问。

用酒浸泡枳壳的根后放在嘴里可以治疗牙齿痛。

枳壳可以治疗关膈壅塞。关膈壅塞这种病不简单，吃东西就会吐出来，食物下不去。茶饭不进者死，茶饭不思者病。茶饭不思了，保和丸加枳壳。茶饭不进了，梗阻了，可能就是食道癌，枳壳茶就可以预防食道癌。

如果茶场由我经营，我不会单卖茶叶，而会用茶叶来做药，比如消积茶，那茶叶就变成了良药。

在绿茶里头加些麦芽、穿破石，就是降血压茶，因为麦芽疏肝，穿破石通脉。在绿茶里头放一些山楂、枳壳，就是降血脂茶。运动锻炼加上服用茶饮，身体的血脂就会降得很快。

像山楂，老母鸡炖不烂，丢几个下去就炖烂了！所以身体的一些硬肉、硬疙瘩、瘤结，丢两个山楂下去烂了。

有一个西安的妇科医生，她最擅长治子宫肌瘤。我问她用什么药，是不是桂枝茯苓丸？她说是有这个方子，妇人癥瘕，桂枝茯苓丸主之。不论是癥的结块，还是瘕的结块，只要是结块的，桂枝茯苓丸都可以。还有一个秘密就是要加山楂。为什么呢？

桂枝茯苓丸加火力，山楂在里面发生化学反应。

关膈壅塞，水谷不入，用枳壳打先锋开胃。一味枳壳散，就是茶饭不思的良药。也可以用焦三仙、枳壳，叫枳壳焦三仙。

为什么当时我愿总结余老师的经验？那时天天都有小儿食积的，都是开那个方子加减，枳壳、桔梗、鸡矢藤、四君子，还有焦三仙，效果都很好。学生天天开，却把握不住要领。

那天我心血来潮，要作个方歌。有这个方歌，大家就会用老师的消积汤，专治小孩子厌食。

余老师治小儿厌食有两招。第一招，提高脾的运化能力。第二招，帮助胃降浊气到肛门去。他用枳壳、桔梗、鸡矢藤、焦三仙帮助胃把浊气送到肛门，再用四君子健脾，脾宜升则健。

脾宜升则健。那往下降的呢？是胃宜降则和。像搅拌机，只有不断地旋转上升，里面才不会打结，将泥沙水充分搅拌均匀，才可以做建筑。人也是，胃脾之间要做圆运动。人的脾一上胃一下，脾一上胃一下，人才会有动力，才会有干劲。

治消渴（糖尿病）也是这个思路。让病人脾宜升则健，胃宜降则和。胃降胃口就好了，脾升口舌就生津了，就舒服了。

明白这些道理，我就琢磨出来了方歌！

一味鸡矢藤消积。消一切积，肿瘤的积，食物的积，子宫肌瘤的积，肠胃的积。

二药枳桔调气机。枳壳、桔梗让心胸中大气一转，可以调气机，枳壳降气到肛门，鸡矢藤把积消开，枳壳、桔梗顺气降到肛门。

三仙健脾开胃气。焦三仙既能健脾又能调胃气，让身体对食物有欲望，这样正气就来复啦！怎么知道有正气？看到食物很高兴说明最近身体好。一看到食物不高兴，身体就不好了。

四君补养脾中虚。有些人老是厌食，脾都不爱动了，无力了，这时吃消食的药没用，要补才有力。

这个方子不单是治疗小儿食积的，一切疲劳体虚、脾虚胃滞的病都用它。

当时我只讲一遍，他们就都会治小儿食积了。所以我们中医普及手就要有这个本领，编方歌丝丝入扣，传道传到心坎上去。

《本草纲目》讲，枳壳利气下气，气下则痰喘止，气利则痞胀除。痰喘痞胀可以用枳壳。温胆汤，二陈汤加了枳壳竹茹，就可以将痰从胸一直降到肛门，排出体外。

枳实、枳壳有利肠胃快胸膈之说，让胸膈肠胃觉得很爽快。故仲景治胸痹痞满以枳实为要药。凡诸方治痔疮痢疾，大肠秘塞里急后重，皆以枳壳为秘宝。枳壳是治疗痔疮的秘宝。

古人讲宽中下气，枳壳缓而枳实速也。枳实质重，走得比较快，下得快。

枳壳比较轻，所以大多降胸中之气。素有枳壳治高，枳实治下之说。

肺都气炸了，用枳壳。已经形成结块的，摸得着的，用枳实、木香。觉得闷胀，但是摸着没有结块，拍片检查也没有结块，那就用枳壳、木香。

实是扎实的，壳是虚壳。所以假聚用枳壳，真积用枳实。这是实跟壳的辨别要领。

它为什么有这么强大的作用？

《本草分经》记载，泻痰气有冲墙倒壁之功，仅二药而已，莱菔子、枳实。莱菔子、枳实联用，从咽喉到肛门任何地方有痰，都能消融痰油，降气下行。

《本草求真》记载，气在胸中用枳壳，气在胸下用枳实。气滞用枳壳，气已形成积聚用枳实。但是单用枳实、枳壳利气还不够，肠胃虚证的配白术，实证的配大黄。

比如说瘦人生气用枳实白术。如果这个人本来就是"土张飞"，很霸蛮，他生气了长结块，就要用枳实配大黄。符合实则泻之，虚则补之的原理。

一味药要用得如神，除了知道它的药性外，还要知道病人的寒热阴阳属性。知道阴阳了，治病就在掌握之中。

《得配本草》讲了配伍的原理。枳壳消痰气，宽肠胃。怎么样治疗风疹？配地肤子白鲜皮。怎么样治疗肋骨疼痛？配合生姜桂枝大枣。怎么样治疗呃逆？配合木香竹茹。怎么样治疗拉肚子？赤白痢，拉出来的东西白白红红的，用黄连、木香加枳壳。怎么样治疗胸中痞满？槟榔加枳壳。怎么治疗胸中有热痰？小陷胸汤连夏蒌，小陷胸汤加黄连、半夏、瓜蒌，再加枳壳，胸中的痰就消掉了。怎么治疗便秘？枳壳配甘草。枳壳甘草汤，小儿便秘效果良。怎么治疗痔疮肿痛？枳壳加痔疮上药槐花地榆。地榆槐花，痔疮效佳。怎么治疗生完孩子后肛门脱出，子宫脱垂？枳壳配合黄芪煎汤，喝一部分，另一部分拿来熏蒸、浸泡，浸泡过后肛肠就缩回去了。黄芪配枳壳一升一降。脾虚者最宜。脾虚力弱，力弱才会脱陷。

严重便秘的枳壳要用到 30 克、50 克。不要用 5 克，那样没效果。就像打钉一样，用一棒的力打不进，得用十棒的力。脱肛常常少不了黄芪、枳壳、升麻三味药。这三味药是一切脱垂的要药。

有些人中风以后嘴唇往下掉，眼皮也耷拉着，就可以用黄芪、升麻、枳壳。我认为这是抗疲劳三药：黄芪、升麻、枳壳。如果老容易疲劳，就可以用。

为何枳壳可以用到脱肛、胃下垂、子宫脱垂？

天地之间的道，总是欲降先升，欲升先降。龙要从高空往下扑，它的头要先抬起来。升麻就是把袋口拉起来，下垂的胃袋就被拉起来。这时候枳壳可以将胃袋捋顺，黄芪将胃变大。

有些人体质差，经络不通，用了黄芪，牙龈就上火，头晕目眩，鼓牙包了，为什么呢？因为气血没通。不是黄芪不行，是没有锻炼，经络没搞通畅。所以我们用补中益气汤一味的上升，孤阴不生，孤阳不长，就要加点枳壳。

有些老年人便秘，脱肛，补中益气汤加枳壳一吃就好。不然，单吃补中益气汤便秘更厉害。单吃枳壳的话，会堕气，也会下垂，觉得没力。两个一配，枳壳往下降，补中益气汤往上升，形成一气周流，升降调和。阴阳调和百病消，升降调和身体健。

枳壳还是增高散。我接诊了一个四五十岁的病人，把他从一米七三治到了一米七五！他说，曾医生，我不相信，怎么年老了还可以长高。怎么吃了你的药我长高了 2 厘米。我说，他原来一直觉得生活压力很大，人的背是驼下去的。所以量出来的身高不是他真正的高度。结果我给他补中益气汤加枳壳，四君子加枳壳、桔梗、木香，按这个思路一用药，他说老放屁，浊气一降，人就往上升，然后就长高了。

## 方药集锦

气涩痛时须枳壳，血痛当归上下分。

胸腹堵，枳实与厚朴。

枳壳，宽中快膈，化痰消痞，散气消肿，气不顺者用枳壳。

《药性论》讲，遍身风疹，肌中如麻豆恶痒，用枳壳。

顽固的恶痒，不要老盯着痒不放，要用四妙散加点枳壳或者二陈汤、温胆汤。温胆汤、半夏厚朴汤加点枳壳都是治奇痒难耐的好方。

枳壳主心胸腹结气，关膈壅塞。

思多气血衰，用当归补气血。思多气血结，像乱麻一样理不顺，用枳壳一下子把它理顺。

用酒浸泡枳壳的根后放在嘴里可以治疗牙齿痛。

茶饭不进者死，茶饭不思者病。茶饭不思的，保和丸加枳壳。

关膈壅塞，水谷不入，用枳壳打先锋开胃。一味枳壳散就是茶饭不思的良药。也可以用焦三仙枳壳，叫枳壳焦三仙。

一味鸡矢藤消积，二味枳桔调气机。三仙健脾开胃气，四君补养脾中虚。

《本草纲目》讲，枳壳利气下气，气下则痰喘止，气利则痞胀除。

凡诸方治痔疮痢疾，大肠秘塞里急后重，皆以枳壳为秘宝。

古人讲宽中下气，枳壳缓而枳实速也。

素有枳壳治高，枳实治下之说。

《本草求真》记载，气在胸中用枳壳，气在胸下用枳实。气滞用枳壳，气已形成积聚用枳实。

枳壳加减：

　　风疹，枳壳配地肤子、白鲜皮。肋骨疼痛，枳壳配合生姜、桂枝、大枣。呃逆，枳壳配合木香、竹茹。拉肚子，赤白痢，拉出来的东西白白红红的，黄连、木香加枳壳。胸中痞满，槟榔加枳壳。胸中有热痰，小陷胸汤连夏蒌，小陷胸汤加黄连、半夏、瓜蒌，再加枳壳。便秘，枳壳配甘草。枳壳甘草汤，小儿便秘效果良。痔疮肿痛，枳壳配痔疮上药，槐花地榆。

　　产后脱肛，子宫脱垂，枳壳配合黄芪煎汤，喝一部分，另一部分拿来熏蒸跟浸泡，浸泡过后肛肠就缩回去了。

# 桃 仁

7 月 14 日　星期日

轻松学歌赋《治病主药诀》第 27 讲，"痢疾当归白芍药，疟疾柴胡为之君。"

这个前面都讲过了。为何痢疾要用当归、白芍？调血则便脓自愈，理气则后重自除。

如果肛门重坠，拉又拉不出，这叫后重，那就要调气理气。调理气的用木香、槟榔。如果大便脓血那就要活血，它已经在血分了，所以就要用当归、白芍。

"疟疾柴胡为之君。"现在疟疾比较少了。以前疟疾发作起来真是吓人，像癫痫一样，忽冷忽热，俗称打摆子。大脑里阳气不够，而供往大脑阳气的有两条路线。一条是前面的任脉。平时多练在任脉的喉咽，可以防止大脑早衰。第二个是后面的督背。督背里最狭窄的穴位是陶道穴。草医秘籍里有这种说法，将胡椒切开，一半扣到陶道穴位上，用胶布固定，可以防止疟疾。它可以通开陶道穴。

我有在陶道穴上面做穴位敷贴的经验，可以治癫痫病，颈椎颅脑缺氧，记忆力减退。

内证观察的高人发现，陶道是整条督脉非常狭窄的地方，这个地方打通以后平时不容易发烧发热。狭窄之处不通就容易着急，会生火生热。

柴胡能退往来之寒热，所以是疟疾的主帅。有本书叫《本草害利》，专讲草木里的主帅、主药、主将。想要注解妙药、圣药、神药、要药的时候，必须先看《本草害利》。它既讲最好的，也讲其不足。将军擅长打仗，勇敢是其本事；但是将军也有不足，容易杀伐过度，容易粗心。

补药像慈母，可以补人，但是其不足之处是补多了生火，反而滋腻了，慈悲多祸害就是这样来的。比如用大量熟地、当归补血，想不到一补腻了人胃口都没了，吃不了饭了。男的试着去吃一下女人的补血膏，多吃两碗下去，一整天都不想吃饭，腻住了。所以我们不但要看到它的利，也要看到它的害。

下一句，"血痛桃仁与苏木，气滞青皮与枳壳。"

血痛一般是什么痛呢？针扎一样的刺痛，血滞了，是有形的血。无形的叫气滞。像打篮球，被对方的肘一顶，这个胸肋就瘀了。胸肋瘀了，可以看得到的，晚上睡觉这个地方会一阵一阵的痛，不会换地方。就是瘀血这个地方老痛，它不会突然跑到肚子去。所以此时用桃仁与苏木，就开四物汤加桃仁、苏木，治疗一切血痛。

跟人打架，小腿被踢到，起了一个大包，彻夜疼痛难受，开出四物汤加桃仁、苏木，腿伤再加牛膝。

桃仁能活血祛瘀，润燥润肠。凡仁皆润，大便不利的可以用。桃仁、杏仁、火麻仁、郁李仁、松子仁、柏子仁，这叫诸仁丸，可以润肠通便。

除了润肠，仁类药还有一个作用，可以补中。核桃仁、瓜子仁、花生仁，凡是仁都是植物的精华汇集，用来传宗接代。所以仁类药凡仁皆润，凡仁皆补。在古代，仁类药大都可以助长生育繁衍。

芝麻仁密集，代表繁衍生息非常多。我们可以用九蒸九晒的芝麻仁来治不孕不育。配点桃仁来通，芝麻就补。如果通补掌控好了，就是入了中医之门。纯补益容易腻，纯通容易虚。掌握了通补，就掌握了用药的大法，就像将军主帅掌握赏罚一样。

《本草经疏》记载，凡经闭不通，由于血枯而不是一般的郁滞，像产后腹痛、血虚这些情况，桃仁要加补血药。四物汤加桃仁，可以治疗血虚经闭不通，但孕妇禁服，因为它能破血动血。

《名医别录》记载，桃仁通月水。看到没有，通畅月水。所以经闭不通的，脉瘪软的，尽量少用桃仁。脉弦硬有力的，用桃仁破血通经，一通即愈，所以它有破癥瘕之说。

桃仁可以消心下坚，除卒暴击血。就是说打拳击被暴击局部血肿，可以服桃仁粉。

拳击俱乐部、武术学会等最应该备的是三七粉，但三七现在贵得很，可以用桃仁粉，便宜很多，照样管用，并且桃仁还带补。

假如我在学校武术协会担任会长，我要让会员们受伤了好得容易一点，不要耽搁锻炼。简单，打伤打瘀血了，晚上回去就服桃仁粉，还可以买点酒用酒送服，及时服用，将来就不会留下痹痛。

桃仁主咳逆上气。咳嗽，气往上冲，不润滑，用桃仁可以润肺，润大肠，润心肝。

《药性赋》讲，桃仁其用有二：第一，能治大肠血痹之便难。有一种大便秘结要用桃仁，就是看嘴唇，嘴唇发乌的必用桃仁。因为他便秘已经引起血痹了。嘴唇不乌的，麻子仁丸就好了。第二，破大肠久蓄之血结。血结在肠，大肠息肉，肠痈，慢性阑尾炎，反正肠腹有瘀血，大小肠刺痛，用桃仁。

愁肠百结的，初结在气分，久结在血分。

有些人思虑过度，开始是肚子胀，后来就刺痛。肚子胀的时候用青皮、枳壳、厚朴，肚子刺痛的时候就用桃仁、苏木、郁金。

《本草衍义》讲，桃仁主老人虚秘。什么叫虚秘？大便秘结，没有力量排，排便后要坐半小时才可以走路，叫虚秘。就是干一下活就要在田埂上躺好久。亏虚以后肠道没有动力拉大便，这时桃仁要跟柏子仁、火麻仁、松子仁等配成五仁，炼蜜为丸，起到仁类药善通畅的效果。

《本草纲目》讲，桃仁破血要带皮尖。桃仁有个皮尖，像铁钉一样，上面小下面大，尖善破，它可以破血逐瘀。

肝囊肿，肝疟寒热，就是肝里长了个囊肿老是发冷发热，小柴胡汤加桃仁。

风痹骨蒸，这个风湿痹痛，骨蒸劳热用桃仁。李时珍碰到更年期综合征，晚上翻来覆去睡不着，骨头里发热，还痛，如果只是光骨头发热，晚上睡不着觉，用百合、知母就好了，降金生水，骨头得到滋润，就像天布云霓，地上干旱就会减轻；如果骨头还痛，那就要加桃仁。为什么呢？风痹骨蒸，桃仁加百合、知母。养阴润燥的同时破血除瘀，这个思路非常好。

桃仁用于鬼疰疼痛。就是说"见鬼"了，关节肌肤疼痛。

产后血痛，桃仁很好用。桃仁可以破恶血。桃仁主大肠周围有恶血，久蓄之恶血或者子宫肌瘤，产后恶露不绝，不能推陈出新。桃仁加到生化汤里头，生化汤宜产后尝，归芎桃草酒炮姜。这个桃仁在生化汤里非常有用。生化汤如何生化？它能生出新血，化掉恶血。生完孩子以后胎盘残留，老是出不来，排不干净，用桃仁。

古人将桃仁打粉，用酒送服。穷人用这一招就好了。如果是富人，配得丰富一点，加点当归、炙甘草、炮姜，用酒服。桃仁在产后起到强大的生化作用，能够推陈出新，尤擅长推子宫之新血。

张仲景有一个专门治疗子宫里长包块，恶血推不出来的方子，叫什么？妇人腹中如有癥瘕，桂枝茯苓丸主之。桂枝、茯苓、桃仁、赤芍、丹皮五味药，可以让子宫的血都破出来。

凡是肌瘤包块都有一个特点，就像太极，太极刚出来是两团浑圆之气，最后聚气成形。包块也是这样造化的，一定是先有气聚在这里，到一定程度就会成结，成结后就会成为瘀血。

人身体就是气血水，气聚的时候就有水饮在里面。气聚的时候我们用桂枝将其散掉，让它不要再聚向子宫。桂枝一下去可以从心脏到子宫里。你看子宫能蠕动就是心脏给的动力，心脏动力变强一点，子宫里的那些气就聚不了啦。收缩舒张能力小，什么脏垢都在这里聚。收缩舒张能力变大，就没有脏垢聚在这里。

　　像我们龙江的水，为什么这么清澈？因为龙江水每日起码起伏有一尺。水库晚上蓄水下去一尺，白天放水又上来一尺。一吞一吐之间江水永远干净，有一点点恶气马上就被吞吐掉了，所以这里的生机很旺。一般水一蓄起来就有浊水，久了浊水就变死水。

　　人也是，先是浊阴不散，最后就变成死气沉沉。桂枝的第一个作用就是增加心脏动力，心脏舒缩非常妙的时候，子宫里也留不住这些血聚。这是治气。桂枝的第二个作用，治水。气行则水行，气滞则水停。你看肌瘤包在一起，周围是一滩水，津液不流通嘛。有什么药可以分化这些肌瘤的水，让它四散掉？茯苓最擅长分化三焦之水。疑难杂病找三焦。茯苓能够分化三焦水饮，身体的肌瘤囊肿就被分化掉了。现代研究说茯苓有抗癌的效果，就是分化三焦水停。

　　气滞散了，水停分化了，剩下一团瘤结在那里，就是积血了，怎么办？积血就要找带尖的，能破的。桃仁带尖还能破，破血逐瘀。所以有桃核承气汤，有瘀血到发狂都可以用它。桃红四物汤，有瘀血到痛经都可以用它。

　　桃仁带尖，可以破，赤芍、丹皮在后面，就是围着桃仁的两个助手。赤芍就是王朝马汉，丹皮就是张龙赵虎。桃仁就是展昭，功夫最高。那桂枝是谁？桂枝就是包拯。它正大阳光，没有哪味药比桂枝更阳光。《伤寒论》首方就是桂枝汤。

　　据说用桂木做成钉，钉到的树会死掉。桂枝极具有阳刚之气，至阳，它能让身体气化，消掉包块。中医治包块肿瘤只有一招，行阳气化。

　　吕洞宾的《百字铭》讲到，白云朝顶上，甘露洒须弥，人就没病的，满口都是津液。

　　所以我治糖尿病就是走气化这条路子。水分要千口一杯饮，每日不少于两升到三升，服以桂枝为主的汤方。

　　以桂枝、肉桂为主的汤方：桂枝汤，桂附理中丸，肾气丸。桂枝汤气化上焦阳，桂附理中丸气化中焦阳，肾气丸气化下焦阳。一气化就是白云朝顶上，再千口一杯饮就是，甘露洒须弥。

《百字铭》里有治病的大方针，就是阳化气，阴成形。阳化气以后就不咽干口燥了，阴成形以后五脏就不会饥渴如饿鬼一样。

刚才讲了，桂枝是包拯，那么茯苓是谁？茯苓就是公孙策，专门出谋划策，从里面分化分消包块积聚的。桂枝跟茯苓真的是绝妙配对，用于任何地方的水包囊肿。

肝囊肿，桂枝、茯苓加桃仁、丝瓜络、郁金。肾囊肿，桂枝、茯苓加杜仲、赤小豆、黑豆。肺里有积液，桂枝、茯苓加枳壳、桔梗。脑里有积液，桂枝、茯苓加土茯苓。痛风，也就是脚里有积液，桂枝、茯苓加地骨皮、骨碎补。

这五味药非常妙，有主子桂枝，有辅手茯苓，所以叫桂枝茯苓丸。有暗中行刀兵之令的桃仁、赤芍、丹皮，一个团队就起来了。

《药性解》讲，桃仁主悦颜色。可以让脸色很美。

从相学推出来，人其实有108岁的寿限，因为上庭管36岁，中庭管36岁，下庭管36岁，三个36是108。36天罡，72地煞，总数也是108。

相学里头有三道破相，早年忌四门起雾。四门起雾，好像隐隐的有一层晦气在上面盖住，俗话讲的印堂发黑。四门起雾就要用桃仁。因为印堂在阳明，桃仁刚好就破大肠。我们懂得中药的时候，不但会看相，还会易相，用药去挪移他的相貌。

中庭最怕山根不齐。山根鼻梁骨一塌陷，说明父母亲要孩子的时候，精血比较弱，所以山根隆不起来。

下庭最忌下巴无收。下巴没有收取，像瓜子脸没有收的，四门起雾的，要服桃仁白芷，悦颜色，能够开朗。山根不起的要服苍耳子，通督脉，可以壮山根。苍耳子通督脉，再用辛夷花通开。下巴不收的就要用一些能收下巴的，金樱子、芡实、乌药、益智。下巴尖翘的，晚上容易遗尿。好多瘦人尿频急，像瘦山的水一下子都流下来了，固不了。下巴一肥墩起来，就能够固住水土了。固不住怎么办？金樱子芡实。

用桃仁泥可以做面膜敷脸，桃仁、白芷都是非常好的面膜。因为凡仁皆润，它润燥，可以治面斑。悦颜色破血逐瘀以后，自动浊降清升，颜色变好。

《得配本草》讲：如果胸肋痛，桃仁配元胡。如果肝跟胃打架，生气以后胃痛，桃仁配川楝子。如果生气以后乳房痛，桃仁配香附。如果来月经以后身体发热，小柴胡汤加桃仁。治热入血室最厉害的方子就是小柴胡汤加桃仁。

有一个汤方现在已经研发为中成药了，大黄䗪虫丸，治硬皮病或者皮肤病，皮肤有瘀斑，老年斑。五劳虚极羸弱，腹满不能饮食，食伤、忧伤、饮伤、房室伤、饥伤、劳伤，经络荣卫气伤，内有干血，肌肤甲错，两目暗黑，缓中补虚，大黄䗪虫丸主之。

给病人拿药时还要注重行为心理学。我们非常恭敬地对待药，病人吃药就会有很好的效果，叫敬胜百邪。比如说拿药的时候很小心，一粒一粒地数，然后怕浪费，这会令病人马上静下来。如果随便拿，就会显得不太珍贵。

以前的人把制药的工序发挥到淋漓尽致，这个水平就可以治病。像病人一来会观察炼药房，一看所有的排兵布阵整齐严肃，所有的药物都是那么有光泽，药柜都非常有秩序，严谨，所以他一进来燥气就退下去了，对医生生起信心。信心一起，病气就下去。我们医生要擅长"经营"气场，不擅长"经营"气场的医生不是好医生。好的医生气场占三成，用药占七成。

古籍讲到，大黄䗪虫丸有桃仁，治疗肌肤甲错。什么叫甲错？就是一错一错的，有瘀血。

千金苇茎汤，桃仁、薏苡仁、冬瓜仁加上芦根，治疗胸中有瘀血，痰浊交阻。

桂枝红花汤，治疗妇人血气结胸。

桃仁还可以治疗带状疱疹。瓜蒌红花桃仁汤，红花、桃仁加瓜蒌，治带状疱疹后遗症。

为什么桃仁跟红花是很好的朋友？红花，小如蚂蚁，但是它的性味极野。我闻过川红花跟藏红花。藏红花一闻整个人就会退避三舍，那气味太野了，非常有野劲。红花一进到身体，那些细络就被它钻通啦。那些粗络呢，粗络就由桃仁负责钻通。桃仁配红花，大小通吃。

带状疱疹后遗症，神经像撕裂一样疼痛，桃仁、红花再加瓜蒌效果很好。因为瓜蒌去痰，桃仁、红花去瘀血。

凡疼痛如针扎，久治不愈的都是痰瘀交阻。瓜蒌就是胸胁，而带状疱疹大多在胸胁。久病入络，入络最厉害的就是桃仁、红花。怕它们力量不够，再加丝瓜络带到络中。王不留行、穿山甲也可以用。穿山甲用穿破石代，用路路通代。这些方法治疼痛后遗症，非常管用。

脖子里长瘰疬包块结节的，记住，普通的痰饮吞吐不利，就用半夏厚朴汤。严重吞吐不利了，半夏厚朴汤要加桃仁。桃仁是仁，仁皆润，吞吐不利的时候肯定有东西阻在咽喉，像石头很重推不动，桃仁一下去，加两个滚筒就推动了。

凡仁一般都是椭圆形、圆形的，圆润，擅长润滑，就是积聚包块病邪的润滑油。半夏厚朴汤吃了咽喉微开，可是还有东西梗在那里，加桃仁就不梗了。

若有梗塞感，必用桃仁。患者觉得有哽噎感，家里亲人过世之后哽咽抽泣，久久觉得咽中有包块，弄点桃仁粉就小酒一喝，哽噎感就化掉了。

有个形瘦的中年男子，瘰疬，大如龙眼肉三四枚成串，用一般的药化痰降火都无效。不得已另辟蹊径，桃仁为主帅，再调动大黄䗪虫丸为主，想不到一服用，这个包块就化掉了。

半夏厚朴汤对普通的痰结有效，可是痰瘀交结了它力量就不行了。因为它有治气的厚朴，治痰的半夏，但没有破瘀的。破瘀用桃仁，桃仁、苏木一下去，这个结就会被打碎。

我觉得桃仁更像竹林里头的鬼怪。有的时候我们进到竹林里，一进去就听到嘟嗒嘟嗒，叫竹鬼。仔细去看，原来是嘴巴长长的一只鸟，啄木鸟，啄木鸟嘴巴很尖，它不断地啄。桃仁带皮尖，那一点尖就是破的。所以桃仁尖加红花破血的力量很强大，破瘀血的。结块就靠它来破。

有个妇女月经通不下几个月，五心烦热，就用桃仁、红花、当归、牛膝四味药等份打成粉，每次三钱，用酒调服，一吃就好啦。这是非常厉害的组合，下面堵住了，火就往上升，桃仁、牛膝、红花把血往下一破，当归再补足劲，就好了。

桃仁是可以杀虫的。古籍记载女人阴户生疮，作痛如虫咬，或作痒难忍，用桃仁、桃叶等份捣烂熏洗，就可以见效。

## 方药集锦

痢疾当归白芍药，疟疾柴胡为之君。

柴胡能退往来之寒热，是疟疾的主帅。

血痛桃仁与苏木，气滞青皮与枳壳。

《本草经疏》记载，凡经闭不通由于血枯，而不是一般的郁滞，像产后腹痛、血虚这些情况，桃仁要加补血药。四物汤加桃仁，可以治疗血虚经闭不通，但孕妇禁服，因为它能破血动血。

《名医别录》记载，桃仁通月水，可以消心下坚，除卒暴击血，主咳逆上气。

《药性赋》讲，桃仁能治大肠血痹之便难，破大肠久蓄之血结。

《本草衍义》讲，桃仁主老人虚秘。鬼疰疼痛，关节肌肤疼痛，产后血痛，桃仁都很好用。桃仁可以破恶血。

妇人腹中如有癥瘕，桂枝茯苓丸主之。

桃仁治任何地方的水包囊肿。肝囊肿，桂枝、茯苓加桃仁、丝瓜络、郁金。肾囊肿，桂枝、茯苓加杜仲、赤小豆、黑豆。肺里有积液，桂枝、茯苓加枳壳、桔梗。脑里有积液，桂枝、茯苓加土茯苓。痛风（脚上有积液），桂枝、茯苓加地骨皮、骨碎补。

《药性解》讲，桃仁主悦颜色，可以让脸色很美。

《得配本草》讲：如果胸胁痛，桃仁配元胡。如果肝跟胃打架，生气以后胃痛，桃仁配川楝子。如果生气以后乳房痛，桃仁配香附。如果来月经以后身体发热，小柴胡汤加桃仁。治热入血室最厉害的方子就是小柴胡汤加桃仁。

五劳虚极羸弱，腹满不能饮食，食伤、忧伤、饮伤、房室伤、饥伤、劳伤，经络荣卫气伤，内有干血，肌肤甲错，两目暗黑，缓中补虚，大黄䗪虫丸主之。

有个妇女月经通不下几个月，然后五心烦热，桃仁、红花、当归、牛膝四味药等份打成粉，每次三钱，用酒调服，一吃就好了。

古籍记载，女人阴户生疮，作痛如虫咬，或作痒难忍，用桃仁、桃叶等份捣烂熏洗，可以见效。

第28讲

# 苏 木

7月15日　星期日

轻松学歌赋《治病主药诀》第28讲，"血痛桃仁与苏木。"

昨天讲了桃仁，今天讲苏木。苏木是跌打损伤、破血去瘀的要药。如果没有瘀血，不要用它，否则会破身体的正气。有瘀逐瘀，没瘀伤正。

中医基础理论讲，瘀血者面色黧黑暗黑，嘴唇发乌发紫，舌下络脉怒张，脉象涩。涩为血少或精血伤，精血伤了过不去叫涩。感受是局部刺痛难耐。刺痛就是瘀血的特征。

《药性解》中讲到，苏木破产后恶血、疮疡死血，一切跌打损伤瘀血，调月水，去瘀血，和心血，排脓止痛，消痈散肿，专入血分。这些瘀血、死血都可以用。

还有一种死血，动完手术以后局部有伤口，瘀血在里面，刮风下雨的时候手术伤口处好痛。

我碰到一个动了腿骨手术的，以前刮风下雨没事，动完手术以后刮风下雨就好痛。就是不自在，睡也不自在，吃也不自在。桃红四物汤，可以加一些鸡血藤、苏木、郁金，吃完了血瘀散去，局部疼痛大减。

有人跟你讲，动完手术后伤口处老是痛，固定不移。痛者不通，加上血瘀，就以桃红四物汤，加苏木为主帅，能够治疗死血。动完手术之后，里面有些血死在里面，那叫瘀血，所以用苏木去瘀血，生新血，调月水，止痛。

还有一种叫痈疮，用清热解毒的金银花和消痈圣药连翘，还一定要加活血去瘀的。为什么？痈疮局部先是红黄色，红黄色为生发之色，到后面变成白色、黑色，局部有黑血死血了，我们就用香附配苏木。香附乃痈疮要药。一味香附散就是痈疮良药。有人专用一味香附治疗痈疮。因为疮痈原是火毒生，会形成气凝血聚。

我们看仙方活命饮，一去悟它的方就知道了。它的思路不外乎清热解毒，活血化瘀，消肿排脓。仙方活命君银花，金银花清热解毒，重用金银花活血化瘀。防芷归陈草芍加，当归、芍药可以活血破血；消肿排脓的白芷、穿山甲；带刺的植物药，破血最猛的是天钉皂角刺。一个破开来，一个让血对流，第三个把毒热清下去，就是疡毒开手第一方。

我现在可以不用去记仙方活命饮，知道理法了就可以更灵活。记住要重用金银花，金银花的剂量常常是其他药物剂量的总和。也可以加疮痈圣药连翘，治疗疮痈可以用。

我曾接诊一例满面长疮痈的病人，痘疮很严重，如黄豆粒大小，千疮百孔。

余老师就有一个经验，凡碰到面疮千疮百孔的，应该当作疮疡来治，用疡毒开手第一方仙方活命饮。就是说这个疮就是在局部，疮口会流脓水和血水的，叫恶疮、死疮，严重的会危及生命，用仙方活命饮。一剂下去疮痈不痒了，为什么？它有风药，防芷归陈草芍加，防风、白芷就可以作为风药，风药可以治疮疡。吃完以后，这个面疮渐渐就退下去了。

我治疮很多例，县城中学的那些弟子长痤疮，都是以这个方子为基础。痤疮初期，重视解毒跟溃坚消肿散结。痤疮日久，重视活血。痤疮长期低陷恢复不了，要注意健脾。所以没有什么长在哪里难治的疮，只要分阶段就好调。

《日华子本草》记载，妇人血气涩痛，或失音，可以用会厌逐瘀汤加苏木或者菖蒲。

大家要把握好五逐瘀汤。

肚腹痛，胸腹少腹痛，用少府逐瘀汤。胸胁痛，用血府逐瘀汤加苏木。胁肋痛，用膈下逐瘀汤加苏木。头项痛，用通窍活血汤加苏木。咽喉痛，用会厌逐瘀汤加苏木。全身上下都痛，却说不清楚具体部位，用身痛逐瘀汤加苏木。

背方歌时，必须要将五逐瘀汤背下来，那是一生受用的。有很多医家就是掌握了逐瘀汤，便在临床上大展手脚，威风八面。

《药鉴》讲，苏木乃血家要药，少用和血，多用破血。就是说少量用调和气血，大量用破血，会让人虚。

活血化瘀的药，小剂量的用，活血为补。像金鱼缸一样，一线水滴下去，它能增氧，这个金鱼游的很舒服，就好精神。如果用一盆水不断地倒下去，里面翻江倒海，那金鱼就会紧张不安，撞来撞去。它觉得水势太急了，会害怕的，难受，很消耗。破血就会亏虚。

苏木与川芎同用，散头目之血热。以前的跌打伤医生很厉害，他翻开眼皮看白睛，有瘀点的，是上半身被打。上半身有个点的，是被棍子戳。一整片的可能就是被椅子打。但是不要紧，无论是哪个地方有瘀点，苏木配川芎去眼中有瘀斑。

苏木配红花能治疗产后瘀血。生完孩子后腹痛老去不了，或者做完剖腹产手术，伤口处老痛，苏木配红花。

苏木配皂角刺同用，能够逐痈疽之死血。皂角刺有刺能消肿，再加苏木活血，肿消血化，瘀肿死血就散掉。

苏木与四物汤同用能治骨蒸劳热之血枯。四物汤润血，苏木活血。

《本经逢原》讲苏木善破血下血，产后血胀闷欲死者，苦酒（苦酒就是醋）煮苏木浓汁服用。醋性酸收，酸涩收敛涤污脓。最近感觉身体很滞腻，反应不灵敏，拌点凉拌菜，加点醋吃了能涤污垢。

老师治疗包块有秘诀。用带刺的皂角刺、穿山甲、两面针，两三味药就行了。可以不用穿山甲，改用穿破石或者苍耳子。苍耳子也带刺，像小钢丝球，一个个小球，浑身带毛刺，就是狼牙棒，狼牙棒非常厉害。这几味药，再加苦酒（就是醋）煎，醋水各半。那么既有刺去开破，刺破一切包块包膜，又有醋去溶解。

有时候，用了带刺的来消肿，用了酸涩收敛涤污脓的醋或者山楂，这两招还不够，还得用养阴的增液汤。为什么？加水。就是说包块更容易得到冲洗。

产后大虚，一般不可以用攻的。除了苦酒加苏木，还要加人参。参苏饮，用人参补气，气足了就会苏醒过来，补中带泻。

苏木还能开泻大便。古方里头有一些大便秘结的，用桃仁、火麻仁，麻子仁丸，加点苏木进去，开泻大便。

若因恼怒导致经闭，可重用。有些人恼怒了，伤肝，而肝藏血，因此，恼怒以后，气脉怒张就会瘀血，气得脸如猪肝色，乌云盖顶，黑了，血都死了。

有些人生气以后常说："真是气死我了，气死啦！"其实是真的气死啦，体内的血细胞死了，怎么办？不要紧，有苏木。枯木复苏。木是肝，一生气肝木就枯了死了。像秋天凌冽的罡风吹过来，叫秋风怒斩，就落叶凋零。苏木活血化瘀，一顺气，重新恢复生机，妙手回春，这个木就条达，又开始抽枝吐嫩。

《本经逢原》讲，若因恼怒气阻经闭，宜酌情加用苏木，此法凛然可宗。

有人说，曾老师，我怎么吃了逍遥散还不好？我会说，加点苏木。因为逍遥散大多偏重于气分上，小气可以。但是已经生大气了，气得牙齿咬得咯咯响，面如猪肝色，气死了好多血细胞，就要加苏木调血，让这些恶血排出去。恶血不去，新血怎么会生呢？苏木少用则活血，多用则破血。已经有恶血了，就必须多用破掉它。就像警察，少用几个可以管好街道治安，多用了，来一两百个就可以破大案。

《主治秘诀》里讲，苏木发散表里风气。可以用苏木破枯血、恶血、死血。

比如说有瘀血，想用红花，可是红花太贵了。《本草求真》讲，苏木功同红花。所以囊中羞涩者可用苏木代红花。

比如说要用通窍活血汤治疗脑瘀血，但是找不到麝香，不要紧，用白芷、苏木、皂角刺三味药可以代替麝香。余师讲的。三味药可以代替一味很厉害的麝香，这叫三个臭皮匠胜过一个诸葛亮。

所以我们要学代用法，一些名贵药、绝迹的药、禁用的药，或者稀有动物的药，我们要用代用法。

《得配本草》讲，苏木配人参可以疗产后气喘。产后大多有瘀血，气喘是气虚，人参苏木补气破血。

苏木配乳香，可以治疗血风口噤。来月经的时候受风了，嘴巴讲不出话，小柴胡汤加乳香、苏木。

如果是跌打损伤，苏木加酒跟四物汤一起煮。现代人把苏木用到心肌梗死的比较多。苏木多用于心肌梗死胸痹，有缓急止痛之效，一般要用到二三十克。

《重剂起沉疴》上有个案例，有一个农民，跟周围人斗殴打架，腰伤胸伤，常走路气喘，然后咳血胸满，两年余，服药无效。后来用一味苏木六两打成粉剂，每日服一调羹，治疗半个月就恢复过来。

打架斗殴的病人，别忘了苏木，它可以在跌打损伤里头建奇功。三七较贵重，麝香稀有，红花代替品多，唯独苏木比较踏实，非常实用。

《摄生方》记载，凡指断或者刀斧伤，用苏木粉末敷之，再用蚕茧包裹，效如桴鼓，数日痊愈如故。就是说它还可以作为金疮药。

胡氏方讲，生完孩子后气喘面黑欲死，此乃气虚血瘀，用苏木二两，水两盅煮一盅，加人参末一两煎水服用，神效不可言。

《圣济总录》讲，治破伤风的独圣散，就用苏木，不计多少打成细末，每服三钱，用酒调服。为什么破伤风这么严重的病要用苏木？比如说撞伤了，那风要从伤口钻进来怎么办？血行风自灭，治风先治血。有些老者容易中风，赶紧给他调血行血。血一旦行动了，这个风就会灭掉。

如果产后咽干口燥，又气喘，《妇科玉尺》讲，用苏木、麦冬、人参三味药水煎服。

夏天气喘口干，人很累，当作产后气喘来治，人参、麦冬加苏木。夏天无病常带三分虚，所以要用人参。夏天容易伤阴，要用麦冬。久虚之后必有瘀，所以要加苏木。王清任在《医林改错》上讲，周身之气通而不滞，血活而不留瘀，气通血活，何患疾病不愈。这句话真的是中医的名言，只要一读起来，治病就有信心、有把握。

可以弄一个补气活血方，也是很好的保健方。人参、麦冬补气阴，苏木化瘀血死血。一方面将血络打通，一方面往里面送能量，推陈出新。用苏木去推陈，人参、麦冬去生新，生的是气阴，去的是瘀血。

有一个患者60岁，手上尽长老年斑。他问我用什么方子，我说平时就用黄芪、党参加点活血的苏木、郁金代茶饮，吃完以后，手回嫩。我们客家人叫返嫩，返就是回的意思，嫩就是少阳，嫩苗返嫩了。面上有皱，手中有斑，其斑暗黑乃瘀血也。故用苏木加进四物汤或者黄芪人参四物汤（参芪四物汤），可治老年斑。桃仁能悦颜色，苏木可以破瘀血，使人面若童子，如果觉得活血太厉害，可以加一点补气的平衡一下。这就是血痛桃仁与苏木。

## 方药集锦

血痛桃仁与苏木。

《药性解》中讲到，苏木破产后恶血、疮疡死症、一切跌打损伤瘀血，调月水，去瘀血，和心血，排脓止痛，消痛散肿，专入血分。

痤疮初期，重视解毒跟溃坚消肿散结。痤疮日久，重视活血。痤疮长期低陷恢复不了，要注意健脾。

《日华子本草》记载，妇人血气涩痛，或失音可以用会厌逐瘀汤加苏木或者菖蒲。

肚腹痛，胸腹少腹痛，血府逐瘀汤加苏木。胁肋痛，膈下逐瘀汤加苏木。头项痛，通窍活血汤加苏木。咽喉痛，会厌逐瘀汤加苏木。全身上下痛却说不清楚部位，身痛逐瘀汤加苏木。

《药鉴》讲，苏木乃血家要药，少用和血，多用破血。

苏木与川芎同用，散头目之血热。

苏木配红花能治疗产后瘀血。

苏木与四物汤同用能治骨蒸劳热之血枯。

《本经逢原》讲苏木善破血下血，产后血胀闷欲死者，苦酒（醋）煮苏木浓汁服用。

《本经逢原》讲，若因恼怒气阻经闭，宜酌情加用苏木，此法凛然可宗。

《主治秘诀》里讲，苏木发散表里风气。可以用苏木破枯血、恶血、死血。

《本草求真》讲，苏木功同红花。

白芷、苏木、皂角刺三味药可以代替麝香。

《得配本草》讲，苏木配人参可以疗产后气喘，产后大多有瘀血，人参苏木补气破血。

苏木配乳香，可以治疗血风口噤。来月经的时候受风了，嘴巴讲不出话，小柴胡汤加乳香、苏木。如果是跌打损伤，苏木可以加酒跟四物汤一起煮。

《摄生方》记载，凡指断或者刀斧伤，用苏木粉末敷之，再用蚕茧包裹，效如桴鼓，数日痊愈如故。

胡氏方讲，生完孩子后气喘面黑欲死，此乃气虚血瘀，用苏木二两，水两盏煮一盏，加人参末一两煎水服用，神效不可言。

《圣济总录》讲，治破伤风的毒圣散，就用苏木，不计多少打成细末每服三钱，用酒调服。

如果产后咽干口燥，又气喘，《妇科玉尺》讲，用苏木、麦冬、人参三味药水煎服。

苏木加进四物汤或者黄芪人参四物汤（参芪四物汤），可治老年斑。

# 甘草（上）

7 月 16 日　星期一

轻松学歌赋《治病主药诀》第 29 讲，"枳壳青皮若用多，反泻元气宜改作。"

行气理气破气之药，中病则可，不可以大量长期用。过量使用会觉得好累好疲倦，不想动，因为里面的气行过度了。

近几年流行一款茶，大家可能听过，叫小青柑，就是将未成熟的橘子破开，掏掉果肉以后放些茶叶进去，制成泡茶方。这泡茶方有好处吗？有！乳腺增生的妇女喝这个小青柑可以行气。小青柑外面的青皮行气，里面的茶叶解毒降火。行气可以治肝气郁结，降火可以治肝郁化火。一个小小的小青柑就包含降火跟解郁法。

肝气郁结的，郁结于眼睛，眼就会胀痛，小青柑加几朵菊花。郁结于咽喉就会哽塞，小青柑加点马勃、板蓝根。郁结于胁下则会刺痛胀满，小青柑加点橘子叶。郁结于少腹就会堵闷，小青柑加点厚朴。

不过，有些人反映，天天喝后觉得没劲，不想再喝啦，什么问题？这就是枳壳青皮若用多，反泻元气宜改作。

此时要做出调整。要么在茶叶里头加点甘草，和中之国老；要么像逍遥丸一样，在柴胡、薄荷行气的基础上，怕它过了，还加点当归、白芍养肝血，使它不动血耗真。

不单是枳壳青皮，凡是气药中病即止，不可过度。不开心，郁闷过度会长结节；消耗过度了，行气过度了，就会累、疲劳。所以不要把一个不开心的人又治成疲劳的人。不开心的人叫肝郁，疲劳的人叫气虚。

以前有一例乳腺增生的，她听说橘子叶好，就猛放，吃了感觉疏肝解郁，胸都开了。可是吃了一个月之后，怎么拿铲都觉得重？我跟她讲，赶紧拿红参片来含，把散掉的气追回来，含两天气力就恢复了。我说好药也不可以长久地服，是药三分毒，那毒并不是真的毒死你，而是说药有偏性。

不单是枳壳、青皮，橘子叶也是，只要是气药，能破气、行气，都要谨慎久服常服。如果迫不得已要久服常服，可以跟大枣、山药炼蜜为丸。

缩泉丸很厉害，它有气药，乌药行气很厉害，加点益智仁、山药进去，防止行气过度。

给大家传调制泡茶方心法：灵活掌握甘甜益力跟辛香行气这动静二药。

甘甜益力为静药，比如大枣、山药，饱满的甘甜的，吃了能益力气。肉苁蓉、火麻仁、熟地、锁阳、菟丝子，这些种实类的，服用下去人的真元会充满的。

辛香行气的是动药，行气散结的木香、郁金、香附、青皮、枳壳，弱一点的陈皮、炒麦芽，再强大的三棱、莪术。

灵活掌握助行气和补益的药，行气让人不郁结，补益让人不疲劳，不郁结加上不疲劳，哪还有什么病？

配伍药物的时候，就要灵活掌握住调阴阳动静。用动药青皮、枳壳，动过度了就累，所以用行气药的时候加点大枣。

用四物汤、四君子这些静药的时候，就要特别加点动药。四君子特别喜欢陈皮、半夏。四物汤喜欢桃仁、红花。加上桃仁、红花叫桃红四物汤。陈皮半夏加进去叫陈夏六君子丸。

四君子是一派束脉的药，吃下去人的精气神会收敛收束，补疲劳的。但是怕补而滞腻，加点陈皮、半夏行气再降气。以熟地为首的四物汤滋血补血偏腻，那怎么办？加点桃仁、红花，让一派死水流通，就变活水了。

我认为世间病总的离不开郁跟虚这两个字。怎样过不抑郁的日子，那要疏肝理气，用药物木香、郁金、枳壳、青皮。虚呢，老觉得没力，神疲乏力，不想干活，坐下去就不想起来，手脚懒洋洋，用牛大力、巴戟天、腰三药、四君子、五子衍宗丸补精，也叫补精力。筋疲力尽，筋疲——五子衍宗丸，力尽——四君子。

有一对夫妇，男子精力和精子活力不够，数目又减少，怀不上孩子。我就轻松地开四君子配五子衍宗丸。为什么用这方子治不孕不育？余老师讲了，这叫培土下种。一语惊醒梦中人，四君子就培土。

种地的首先要将地耕厚、耕丰满、耕疏松，用四君子、五子衍宗就是下种播种，脾肾并补。

治疗筋疲用五子衍宗丸，治疗力尽用四君子，四君子补力气，五子衍宗丸就壮精神下种。两个同时用，四君子补养脾中虚，五子衍宗丸强壮腰精力。几个月后精子活力上来了，数目也增多了，就顺利怀子了。

当时我就感受到平常之方可以疗疑难之病，在于对医理精辟的认识。

我对两个词语的理解非常深入。一个是筋疲力尽，一个是愁肠百结。愁肠百结的要服用一些辛香行气的药，解郁。筋疲力尽的要服点甘甜药，甘甜益力生肌肉。像四君子，五子衍宗丸，服用起来口感还可以，因为它没有去火下火败毒的苦药，都是以甘甜甘温为主。

不管什么病，在我看来一个要恢复逍遥的状态，一个要恢复精充神满的状态。无论是癌症还是小感冒，都用这种治法。然后再看方子，所用阴阳动静之眼去看，就通了！

不然不会有这句话，若人识得阴阳理，天地都来一掌中。天地之间的各种学问，都在阴阳的世界里。识得阴阳理，就等于撒网拉住了网眼，骑马扯住了马缰绳，开车握紧了方向盘。

好，下一句，"凡用纯寒纯热药，必用甘草缓其力。"

甘草又名美草，很多汤方都需要它。所以有一种说法叫十方九草，十个方子九个都有甘草。甘草又叫蜜甘，就是说其甘甜，甜如蜜。

蜜有两种作用：一，解毒。被蜜蜂蛰了，用蜂蜜涂上去，可解蜂毒。蜜可以解咽喉痛，牙龈上火。一调羹上等的蜂蜜吃下去，咽喉上火、口腔溃疡立马减轻一半。可以用疗效去检验蜜之真伪。二，蜜有补中益力气润滑的作用。

甘草可以补中益气的。补中益气汤重用甘草。服用黄芪、甘草两味药以后，夏天觉得力从脚底涌出。煮黄芪汤用 60 克黄芪，再加 10 克甘草，然后走路就会觉得雄赳赳气昂昂，自觉有力从脚底涌出。这是服药的效果。

有人讲，夏天了，最折腾的就是最热的时候，不热的时候花生不熟，一到最热的时候就赶上花生大收，就要出去采收。大部分人都会劳作脱力，回来不想吃饭，眼睛发暗，呼吸都没力，反正就是一个字，累，睡觉也恢复不了。怎么办呢？黄芪甘草，黄芪 80 克，甘草用一二十克，叫益力汤。甘甜益力生肌肉，甘甜益力壮气力。耗散太厉害的，可以加点五味子。农忙时候来两杯，可以防脱力。

甘草又名国老，和中之国老。就是说可以调百药的。药里配伍恐怕会相互打架，凡用纯寒纯热药，必用甘草缓其力。

比如用纯热的桂枝壮心阳，如果没有放甘草，心阳壮起来后又掉下去了。加了甘草就像点火又加油，就可以烧的久。

比如有人便秘，大黄三片吃下去，虚的人会泻个不停的。而用大黄三片，生甘草 10 克，拉干净了会自动止。为什么？甘能缓急。所以用大黄纯寒药，用甘草可以缓其力，不会拉过度、寒过度。

用附子、桂枝纯热药，用甘草去缓其力，不会热过度。本来心就没力了，不会吃完以后跳得好厉害，反而躁扰了。

如果碰到心跳得很乱的，中医有个什么方？炙甘草汤。心动悸，脉结代，炙甘草汤主之。觉得心嘣嘣跳，像兔子一样乱撞的。有些人一碰到这种现象，吓得脸色都发黑，会不会下一刻就死掉？赶紧服用炙甘草汤。

中山有一个朋友，心动悸脉结代十年，每隔一段日子就发作，心脏像兔子一样要冲出来。后来得益于经方，重用炙甘草汤，吃了不到十剂，全好了，从此未再发作过。

切脉发现跳两下停两下，一般人摸到都不敢开方。张仲景已经讲过，心动悸，脉结代，炙甘草汤主之。结就是打结了，代就是一代一代的，有间隔。

炙甘草汤稳定心律。只要懂得炙甘草汤，家里的老人就有福啦！因为70岁以上的老人心脏都不怎么好，而炙甘草汤是保心的良方。

如果嫌平时抓药煲药麻烦，那就买一罐炙甘草，再买一些参片，两个一起煮水，吃了也可以缓心脏。

甘草又叫灵通，非常灵通。它的作用广大，严格来说有五大作用：

第一，生甘草清热解毒。咽喉炎，上火的，生甘草配桔梗，桔梗用二三十克，生甘草用一二十克，煮水，治咽炎。

考完试以后有个小家伙咽喉痛。我说白天喝少水啦，用桔梗甘草汤。喝两天咽喉痛就退下去了，不然老觉得咽喉红红的，好像火在烧。桔梗、甘草清热解毒。桔梗如舟楫之剂可以使甘草之力徐徐作用于咽喉跟肺。

第二，甘草调和诸药。刚才讲了用药时怕互相打架，用甘草。

第三，甘草补中益气。中气虚了用它，黄芪甘草汤、炙甘草汤以及补中益气汤。

第四，甘草可以抗焦虑。这种说法大家一般听不到，这是我读古籍后悟出来的。

古书上讲甘草可以缓急。焦虑的人哪个不像热锅上的蚂蚁，既然能缓急不就能缓焦虑吗？这个脑子一转，又是一个新的方向。专门用甘甜益力的药去对付焦虑。

有次碰到一个老阿姨，她出门不敢走太远，否则手就开始抖，心就开始跳。饿的慌，龙眼尝。心焦急，甘草帮。如果心焦急了就找甘草去帮。抓一把龙眼肉，再去药店去抓点甘草来煲水喝，这种走远路之后心慌脚没力的劳累现象就好了。

这就是西方医学说的低血糖。我们中医用甘甜益力就好啦！甘草、龙眼肉、大枣都行，煮成一锅甘甜汤，治疗低血糖的效果非常好。只要饿的慌，一饿人就慌手脚的，就服用这个。

有些人说，晚上睡不着觉。那简单，用醋制甘草，或者五味子、甘草煮水。五味子将五脏一收，甘草缓急，让五脏不焦虑，就能入睡了。失眠的人有哪个很从容淡定的，大多是一动就着急的，用甘草可以治失眠。

第五，甘草能止痛！痛症可以用甘草。

现代研究发现甘草有类激素作用，并且没有激素的副作用。

我们中医有个才子，弄了一个类激素汤，就是重用甘草，还要加一些陈皮、麦芽之类，它就不会甘壅。不然用过量后，甘壅，就不想吃饭啦。加点陈皮下去，这个药吃起来既可以行气又可以补中。陈皮配甘草就是动静二药，一动一静。

乳腺增生久不化，肯定有疲劳和郁结。用陈皮30 ~ 50克，甘草一二十克，化其郁结，解其疲劳。

在十八反十九畏歌里头，有一句叫藻戟芫遂俱战草，大戟、海藻、芫花这些一般都不要轻易跟甘草配在一起。抓药的药童，一般要先背这个。他自己抓药不要轻易将这些药抓在一起，如果别人的药方里有这个，也不要轻易抓给他。

十八反十九畏是入门必背。以前的药童，老师会开一个方给他，有时有些东西就开反了，一发现要马上送给老师，做一些调整。

做药工不是按方抓药就行的，也有标准，要能审药。对剂量，对药物有没有缺，对配伍有没有出现问题等，三查七对。

总而言之，中满之人忌服甘，惟有中满不食甘，临证还须究端的，必须要仔细认真。

哪种类型是中满的？呕家多中满。所以呕吐药一般不会用甘草。竹茹小半夏汤，不能加甘草，否则狂呕更厉害。惟有中满不食甘，就是中焦痞满的。

还有酒家，酒家的人一般湿气比较重，而甘草助湿。凡是补腻药一般都助湿。嗜酒的，酒渣鼻的，诸湿肿满的，脾倦怠的，甘草会把水分再揽到身体里，加重湿。土能固水嘛，虚胖肥胖的人，甘草要少用一点。

生甘草偏于解毒清热，调和诸药，炙甘草偏于温中补气，但是两个都可以缓急止痛。关于甘草还有文献记载，我们下一讲再谈。

## 方药集锦

凡用纯寒纯热药，必用甘草缓其力。

惟有中满不食甘，临证还须究端的。

行气理气破气之药，中病则可。

肝气郁结，郁结于眼睛，眼睛会胀痛，小青柑加几朵菊花。郁结于咽喉就会哽塞，小青柑加点马勃、板蓝根。郁结于胁下则会刺痛胀满，小青柑加点橘子叶。郁结于少腹就会堵闷，小青柑加点厚朴。

四君子特别喜欢陈皮、半夏。四物汤喜欢桃仁、红花。桃仁、红花加进去叫桃红四物汤。陈皮半夏加进去叫陈夏六君子丸。

筋疲——五子衍宗丸；力尽——四君子。

黄芪甘草，黄芪80克，甘草用一二十克，叫益力汤。甘甜益力生肌肉，甘甜益力壮气力。耗散太厉害的，可以加点五味子。农忙的时候来两杯，可以防脱力。

生甘草清热解毒。咽喉炎上火，生甘草配桔梗，桔梗用二三十克，生甘草用一二十克，煮水，治咽炎。

甘草五大作用：清热解毒，调和诸药，补中益气，抗焦虑，止痛！
现代研究发现甘草有类激素作用，并且没有激素的副作用。

藻戟芫遂俱战草。

生甘草偏于解毒清热，调和诸药，炙甘草偏于温中补气，但是两个都可以缓急止痛。

第30讲

# 甘草（下）

7月17日　星期日

轻松学歌赋《治病主药诀》第30讲。我们来看昨天未讲完的甘草。

文献记载，甘草主治五脏六腑的寒热邪气。

肺郁了，桔梗、甘草。肝郁了，芍药、甘草。脾脏冷了，消化不良，干姜甘草汤。心脏没动力，桂枝甘草汤。肾脏阳衰，没有力量，尿频急，附子甘草汤。

甘草跟不同药物搭配效果不同，可以调五脏六腑的寒热邪气。大肠不通了，胸闷面赤，大黄甘草汤。口腔溃疡，尿黄赤，黄连甘草汤。咳吐热痰脓痰，枇杷甘草汤，枇杷叶配甘草。

甘草能坚筋骨。它为何能坚筋骨？土能够夯实水跟木，水就是骨，木就是筋。一个地方只要有堤坝，湖不泻，树木就旺。没有堤坝，水就泻掉了，树木不旺。如果以后碰到，缺钙，骨质疏松的，熬点黄芪甘草汤，还可以加点牛大力或者巴戟天、锁阳、菟丝子，对钙的吸收就强了。

如果想要筋骨更密，可以加点金樱子、芡实、乌药、益智，把它固住。这药方表面上是治尿频的，治夜尿多的，实际上它可以让骨钙巩固，让身体密度增高，叫坚筋骨。

哪种类型的人最喜欢坚筋骨？第一，老年人；第二，虚劳虚弱之人；第三，大病久病之人；第四，习武练武之人；第五，运动员。运动员也需要坚筋骨，筋骨坚，他就跑得快，耐力就好。

骨头跟筋都是连在肉上的，而甘草甘甜益力生肌肉，肌肉丰隆以后，骨头就不容易走位。

我曾碰到一个经常脱臼的患者，一不小心就脱臼，怎么办呢？医生给他开了补中益气汤，就不脱了。要把脱臼当作脱肛、胃下垂或者子宫脱垂、眼睑下垂来治，因为都是脱，脱就是肌肉的巩固能力下降啦。吃了几十副以后，身体的筋骨就不容易脱了。

将来如果碰到老是一不小心就脱臼，做事情稍微过度就脱力，要坐倒在地上，好久都缓不过来的，用补中益气汤，黄芪配甘草，或者直接黄芪甘草汤，黄芪60克，甘草10克，这是厉害的坚筋骨方。黄芪固卫表，固让其变得密；甘草，补中益气。

芍药甘草汤可以治疗抽筋，为什么非要加甘草？芍药缓急止痛，只治抽筋的标。甘草要干什么？坚筋骨。剂量要多大？要跟芍药等量，芍药20克，甘草也要20克。抽筋不就是筋疲了，筋紧了嘛，甘草一下去就让它坚牢。

有一个严重咬牙的患者，咬的咯嘣咯嘣响。医生说咬牙就是肌肉剧烈抽动，不能松弛。好，芍药、甘草重用50克，牙属于阳明管，所以加白芷，整个头面都属于阳明管。几剂下去就不会紧了，不会咬牙咯嘣咯嘣响了。咬牙，紧张之象，就是风动，所以就用芍药甘草。筋骨不坚牢用甘草。

坚筋骨这三个字太重要啦！它是抗衰老的要诀。

《神农本草经》里，凡是有坚筋骨效果的药物大多是延年续命的。因为筋主升发，以拉长为要义。肾主封藏，以密实为长年。骨头要越密实越好，筋要越舒展越好。

我背书的时候时常会压手，压手可以疏肝，听课时可以壮精神奋发；拉筋就是解郁，背书时不会郁闷；肝主生发，拉筋以后肝的生发之力会非常强，人就处于一种年少好学的状态。

哪种类型的人学习寿命非常长？筋拉得很好的，能很好地做瑜伽的。练武术可以延长学习寿命。那些终身学习的人大多有一两套锻炼身体的方法跟经验心得。平时我们除了服用甘草黄芪坚筋骨外，还要拉筋。

《神农本草经》讲，甘草长肌肉。肌肉属于土，甘甜益力生肌肉，甘草是甘甜的。

哪种类型的人容易掉肉？大肉已脱，一般是重病大病后期。对于大病重病后期的人，我有一个招，黄芪甘草牛大力汤，就这三味药，可以加点甘甜的枸杞子进去，天天熬这个汤或者加小米之类进去煮粥，能长肌肉。

想增肥，就要在中药世界里头找甘甜益力的药，吃了人会丰隆丰满。

土能生金。肺病老治不好，必须寻到其母脾胃中去，所以用参苓白术散。甘草可以调慢性咳嗽，健脾胃，土好了这个金就好了。

肉能长皮。皮肉皮肉，皮是长在肉上。肌肉功能好的，皮肤一般很好。所以我们可通过甘草长肌肉生美肤。

甘草配玫瑰花汤，可以美肤，疏肝解郁又可以生肌长肉。肉长好了，皮肤不会差。用甘草配点桃仁，桃仁能悦颜色，让人颜色喜悦，脸上有光。桃仁是破血活血的，甘草能补中益力气，所以甘草桃仁汤就是美容方。加四物汤，专美女子容。加四君子汤，善美男子容。男子以气为用，女子以血为用。

善长肌肉的人，必定是中医里头比较厉害的人物。要擅长用甘草的长肌肉功能。

甘草倍力气，甘甜益力倍力气。练武的时候，担子挑不起，服点甘草汤。炙甘草煮汤，服用之后人的力量会变大。

甘草治金疮肿，解毒。甘草能够清热解毒，治一些金疮肿痛，刀割伤，局部红肿。生甘草汤偏重清热解毒，炙甘草汤偏重于补中倍力气。

《名医别录》上讲，甘草能解百药毒，为九土之精，安和七十二种石，一千二百种草。就是说这么多种矿物，还有草药的偏性，它都可以安和。某味药吃了容易肚子痛，加点甘草。

我们五经富有佛手柑（香橼），这个是特产，它其实就是晾晒以后蘸甘草末。蘸甘草末的和没蘸的不一样，把甘草打成粉以后，将佛手柑放在甘草粉里滚来滚去，就粘了很多甘草粉。切碎了放在嘴里含嚼，既有佛手柑理气解郁的效果，还有甘草解毒之功。

小小的一个地方特产，既有行气解郁，解毒消肿的效果，还有补气长肌肉的效果。加了甘草，佛手柑就不一样了。

甘草能止渴，可用于消渴，糖尿病。不要以为糖尿病人吃不了甘甜之物，甘草是大自然形成的，甘甜益力，甘能缓急。糖尿病消渴的人，一饿起来如狼似虎，用甘草就缓急了。

甘草止咳嗽。甘草是土，土者缓也，咳嗽气急也。我一般不看病名，只观察病象。咳嗽就是一种抽、拘急之象，想让它和缓，那就用甘草。

《药性论》讲，甘草主腹中冷痛，要加干姜，遇热药则热。

甘草除腹胀满。一般中满不食甘，但为何腹胀满还要用甘草，不是前后矛盾吗？那种突然间腹胀满的一般不用甘草，可是已经腹胀几个月了，时不时胀满一下，就偏偏要用甘草配厚朴。这叫虚人腹胀，朴姜半草人参汤主之。这是张仲景的方子，非常精彩。朴是厚朴，姜是干姜，半是半夏，草是炙甘草，参是人参。

炙甘草、人参补中，治三虚，就是虚人。朴姜半，半夏下降咽喉，生姜降胃，厚朴降肚腹，上中下三庭都往下降，再加上人参、甘草补虚。人参、甘草只能控制在三成，朴姜半要控制在六成。按照这个剂量去治疗，三天两头肚腹胀的情况就会好。虚人腹胀，不要忌讳甘草。

《治病主药诀》讲了，中满不食甘。这句话严格来说应该是"唯有实证中满不食甘，虚证中满可用甘"。

《药类法象》讲，用热药时用甘草辅助能缓其热。所以吃砂仁容易有火气的，加点甘草就没事了。用了干姜容易上火就加点甘草。

有一次一个长期口腔溃疡的，舌头痛得要命，用封髓丹，砂仁、黄柏下去了，甘草也下了，怎么还痛。一看炙甘草只用到10克，加量用到30克，口舌的痛胀感就消下来了。

这是土能伏火。像红薯窑一样，把热气灌下去，铲一铲土，它还是烫的。得铲更多，铲下去整个红薯窑就温和了，不烫啦！所以一铲土只是缓急，更多铲土就是降火，这就是剂量之秘。

最近口腔溃疡，一时火起，用导赤散。如果反复火起，几个月都好不了，炙甘草用30克，加封髓丹，火就下去了。

寒药用之缓其寒。比如说大便秘结，我们要用大黄去攻它。但是大黄一推动，恐怕胃寒就发作，通了大便胃又伤了。不要紧，大黄甘草汤，通便而不伤其胃。

甘草可以解热毒，所以咽喉肿痛可以用它。有一个复方甘草片，治疗咽痛和久咳效果好。复方甘草片，专门清利咽喉的。

为何附子理中丸用甘草？因为恐附子热窜上，甘草可以把它收到中焦来暖。为何调味承气汤用甘草？因为恐大黄泻下过猛，甘草可以保一下胃。要善用甘草来保胃气。

甘草、黑豆救人过百。食物中毒，甘草、黑豆煮出汁水来，自行饮之。其实轻度中度的农药中毒、砒霜中毒，及时服用黑豆甘草水都可以救！严重的，神仙也难。黑豆能够导毒从小便出，甘草可以中和肠胃的毒。

我认为，现代的许多食材都有激素、农药、化肥的污染，蔬菜里头有很多残留毒素，所以每个月煮一两次黑豆甘草水来喝，还是很有必要的。一是未病先防，二是有病先治，三是防小病变大病。

有人说中医是慢郎中，其实不然，快下手的话就是快郎中。不要等到五脏六腑重金属中毒已经严重了，才想到要去治疗。我们用甘草黑豆加点神曲，平常吃一些就可以解残留农药、残留除草剂、残留重金属。

《本草备要》讲，甘草补脾胃不足而泻心火有余，心急者必以甘草缓之。急性子的人一般可以用甘草，而且可以重用甘草。

小柴胡汤重用甘草，可以治疗急性子。一个人肝郁化火，小柴胡汤重用甘草、黄芩。肝气郁结，重用柴胡、半夏，升肝降胃。已经化火了，舌尖红，尿黄赤，就要重用甘草、黄芩。这是用柴胡汤的寒热剂量之秘。

如果想解毒，解百药毒，甘草一般要冷服，甘草汤热服效果没那么好。可是补中益力气呢，这个汤方一般要热服。

《本草崇原》讲，甘草治金疮刀斧伤。刀伤以后局部老是红肿好不了叫金疮伤，怎么办？重用甘草！凡毒物埋于土中久则无毒。这种取象厉害！现在好多垃圾处理用填埋法。万物生于土，复归于土。厨余埋到土里一段时间过后，全部被吸收。土能覆盖吸收毒物，所以用炙甘草汤可以解这些疮痈肿毒，无名肿毒。

今天教大家治无名肿毒的方子，内外兼治。首先要知道一味叫苦刺的药，南方专有，擂茶里的主帅。它身上带刺可以消肿，味苦，可以解毒，是消肿解毒的妙药。再看无名肿毒，身体任何地方的肿，无论是跌打肿伤，还是吃了煎炸烧烤，都用苦刺。

如果加甘草效果更好，为什么呢？甘草解无名之肿毒，能够培土性，如同毒物埋入土中久则毒自化。

把甘草跟苦刺打成粉，做成茶包，身体有痤疮肿，就冲一包来喝，就退了，也不会伤人。平时看手机、熬夜，眼睛一下子红肿热了，调一小包来喝，就舒服了。

《得配本草》讲，甘草配桔梗能清利咽喉。配黑豆汁能解百药毒，奇验。配陈皮可以和气解气。一个人恨得咬牙切齿，陈皮甘草汤加香橼。配茯苓可以解湿胀，这是甘草的妙配。

《本草新编》讲甘草乃夺命之药，不可以忽视。上中下解毒之妙神效无比，调和百药有非凡功力。

普通便秘用什么方？生甘草泡茶。生甘草放在茶壶里头泡茶，一般便秘的吃了后大便就很通畅。为什么呢？张锡纯讲，甘草生用则通。古籍里讲甘草有一个药效，叫通十二经，要生用。炙了就补中。生用通十二经，冲以开水就可以通便。

有一种肺病，经常吐脓血，怎么办呢？单用甘草四两煮汤，频频饮之，有奇效。这是张锡纯的记录。然后他的弟子发现加进金银花三钱，效果更厉害。金银花三钱，再配甘草四两，治疗肺病，吐脓痰又臭又带血的，效果好。

《医学衷中参西录》讲，张锡纯有个门生，曾经碰到有个小孩腹痛，用暖脐贴贴后腹痛好了，可是贴的那个地方居然烂了流黄水，痛的不得了。这是把旧病治好了却添了新病。然后小孩子看到有人装卸甘草，他捡甘草来嚼。发现这些肿胀消退了，溃烂也好了。生甘草确实有通利作用。他前面服用炙甘草发现肿胀没有好，后面用生甘草就好了。所以要分清，生通熟补。

温病大家王孟英有个经验，大剂量的金银花、甘草可以治疗疗疮走黄。就是说长数个疮连成一片，像带状疱疹一样，严重的往心脏走的时候，疮毒入心者死，怎么办？一个患者长了疗疮，发热，怕冷，高烧，呕吐，饭都不能吃，站立不稳，两大腿赤红的硬肿，形状像大的皂荚一样，这是恶症，重剂起沉疴。王孟英的医案里记载，先用金银花六两（180克），生甘草一两，发现清热解毒效果不错，但消肿的力量不够。皂角刺五钱，带刺的开破，作为先锋部队，煎水加酒服用。为什么加酒？行药势，让药势更猛，更波涛汹涌。一剂而病势减半，再剂而病去若失。

掌握这三味药，如果金银花就开六钱（18克），生甘草开一钱（3克），皂角刺一钱（3克），也没效。但是剂量加大十倍，奇效。所以有的时候辨证对了但药量跟不上，还是不行。

古籍里有一句话，盘根错节，非斧斤不能断。像拿镰刀去砍小树，我说这是想破坏镰刀，这是不自量力。不能干不合适的事，不合适的事不能干。砍树要用砍刀，割草才用镰刀。不合适的事情做多了人会变傻变愚的。我们要辨证论治。什么叫辨证论治？就是专门做合适的事。

盘根错节，非斧斤不能下。疮痈长的盘根错节，不用重剂量的斧头，砍不断的。

又有一个经验，大剂量芍药甘草汤治剧烈腹痛。腹痛需用白芍药，但光用白芍药不行，还要加甘草。朱某，40 岁，剧烈腹痛，在急诊科就诊，注射杜冷丁仍不能止痛，然后请中医来会诊。投以白芍、甘草各 120 克，水煎服，一剂痛止，3 剂出院。

更年期，五脏六腑天癸绝，津液干少以后，人会莫名其妙容易发火。本来以前很有修养的，但现在修养一下不足了，容易动情绪了，为什么？这不能怪她。五脏六腑，妇人天癸绝，地道不通，形坏则无子。就是说形体坏了，不能怀子啦，无子则慈心减退。为什么慈心会减退？津液干枯了。

像好多人如果银行卡里没钱啦，就开始愤怒了，爆炸了，但这个钱一旦到账了，工资一打过来就笑哈哈了。气血水乃人体之存款也，存款亏缺的时候，人就莫名其妙急躁。像河中的鱼一样，水一旦开始干涸，鱼就开始不安了。水满的时候，它就可以优哉游哉。

妇人脏燥，喜悲伤，易哭，数欠身（疲劳，打哈欠），像鬼附体一样，甘麦大枣汤主之。记住，甘草三两，小麦一升，大枣十枚，三味药煮后趁热喝，就可以治疗更年期脏燥。

有些人的性子像蚱蜢或青蛙一样蹦蹦跳跳的，还有小孩子多动，抽动秽语综合征，反正就是心像豹子，甘麦大枣汤。

甘草是甘甜的，浮小麦甘，大枣也是甘甜的，三个甘的汇合在一起，让你人下来。不仅治更年期脏燥，还治疗一切焦虑症，失眠。把酸枣仁汤和甘麦大枣汤巧妙地调和在一起，治疗焦虑失眠奇效。

现代医学证明，甘草可以保护胃黏膜，有强烈的抗胃溃疡的作用。这个我觉得不用研究都知道，因为胃是由肌肉组成的，甘草甘甜益力生肌肉，它可以让肉往外伸。外面的肌肉疮口老好不了，黄芪甘草汤可以让它愈合。炙甘草汤，不单能治疗心脏病，心动悸，脉结代，还有助于溃疡的生长愈合，它有助于肌肉组织。

现代研究发现甘草可以抗肝炎病毒。虽然作用有限，但它还是有作用的，可以增强免疫力。

中医的第一增强人体免疫力的方子就是桂枝汤！《伤寒论》首方。

以前打仗时期，受伤了就用桂枝汤。受伤以后，用桂枝甘草汤恢复得快，为什么呢？心布气于表，皮肤表面红赤就是心脏泵出来的血。皮肤被划破血就出来了，说明皮肤都是心脏统摄的领域。

甘草可以增强免疫力。桂枝甘草汤强心脏，让气血泵到肌肉皮肤去，让皮肤发红手脚发热，肌肉握拳有力，伤口愈合有保障。

有人说，糖尿病人伤口烂了，老好不了怎么办？不要担心，桂枝汤加补中益气汤。我治过很多例了。烂到要切掉脚趾头的，我把他救了过来，用了100多付药。病人也有信心吃，因为他吃10付药就觉得有效果。黑的变淡了，淡的变红了，红的变暖了！

有位角膜溃烂的患者，角膜溃烂发炎，医生用黄连解毒，导赤散，菊花、木贼草、夏枯草，折腾几个月也没好，不得已另请高明。另外一个医生就开了一个补中益气汤，黄芪配甘草。大家就在笑他，这个角膜溃疡都发炎啦，还用补中益气汤，不是火上浇油，要他命吗？然后医生讲了四个字，陷者升之。溃疡是下陷的，不像眼肿是暴凸出来的，暴凸出来才要解毒，下陷下去应该托，应该扶贫。结果一吃就好了，补中益气汤把下陷的溃疡治好了。

如果碰到一些反复用消炎药都好不了的，赶紧转过头来用补中益气汤。重用黄芪甘草，补气生肌肉，陷者升之，提高抵抗力，溃疡不治自愈。

这些烂皮肤烂肉的，还有一些痈疽褥疮，未得之前，卧床不起的，赶紧服补中益气汤，陷者升之，就这四个字。黄芪配甘草能够升陷。升陷二字就是治病之秘。

**方 药 集 锦**

甘草，主治五脏六腑的寒热邪气。

肺郁了，桔梗甘草。肝郁了，芍药甘草。脾脏冷了，消化不良，干姜甘草汤。心脏没动力了，桂枝甘草汤。肾脏阳衰没有力量，尿频急，附子甘草汤。大肠不通了，胸闷面赤，大黄甘草汤。口腔溃疡了，尿黄赤，黄连甘草汤。咳吐热痰脓痰，枇杷甘草汤，枇杷叶配甘草。

甘草有坚筋骨之效，坚筋骨是抗衰老的要诀（黄芪60克，甘草10克，坚筋骨方）。

《神农本草经》讲，甘草长肌肉。

甘草桃仁汤就是美容方，加四物汤，专美女子容，加四君子汤，善美男子容。男子以气为用，女子以血为用。

生甘草汤偏重清热解毒，炙甘草汤偏重于补中倍力气。

《名医别录》讲，甘草能解百药毒，为九土之精，安和七十二种石，一千二百种草。

甘草能止渴，除腹胀满。

《药性论》讲，甘草主腹中冷痛，加干姜。

实证中满不食甘，虚证中满可用甘。

《药类法象》讲，用热药时辅助甘草则能缓其热，寒药用之缓其寒。

甘草可以解热毒，咽喉肿痛可以用它。复方甘草片，治疗咽痛跟久咳效果好。

甘草黑豆煮汁，自行饮之，轻度中度的农药中毒，砒霜中毒，及时服用都可以解。严重的，神仙也难。

《本草备要》讲，甘草补脾胃不足而泻心火有余，心急者必以甘草缓之。急性子的人一般可以用甘草，而且可以重用甘草。

小柴胡汤重用甘草，可以治疗急性子。肝郁化火，小柴胡汤重用甘草、黄芩。肝气郁结，重用柴胡、半夏，升肝降胃。已经化火了，舌尖红，尿黄赤，要重用甘草、黄芩。

如果想解毒，解百药毒，甘草一般要冷服，甘草汤热服效果没那么好。可是补中益力气呢，一般要热服。

《本草崇原》讲，甘草治金疮刀斧伤。炙甘草汤可以解疮痈肿毒，无名肿毒。

《得配本草》讲，甘草配桔梗能清利咽喉。配黑豆汁能解百药毒，奇验。配陈皮可以和气解气，一个人恨得咬牙切齿，陈皮甘草汤加香橼。配茯苓可以解湿胀，这是甘草的妙配。

《本草新编》讲，甘草乃夺命之药，不可以忽视。上中下解毒之妙神效无比，调和百药有非凡功力。

张锡纯讲，生甘草生用则通。生甘草放在茶壶里头泡茶，一般普通便秘的吃了大便就很畅通。

金银花三钱，配甘草四两，治疗肺病，吐脓痰，又臭又带血的，效果好。

生甘草有通利作用。

温病大家王孟英有个经验，大剂量的金银花甘草可以治疗疔疮走黄。

大剂量芍药甘草汤治剧烈腹痛。

妇人脏燥，喜悲伤，易哭，数欠身（疲劳打哈欠），像鬼附体一样，甘麦大枣汤主之。甘草三两，小麦一升，大枣十枚，三味药煮后趁热喝，可以治疗更年期脏燥。

酸枣仁汤、甘麦大枣汤巧妙地调和在一起，治疗焦虑失眠奇效。

现代医学证明，甘草可以保护胃黏膜，有强烈的抗胃溃疡的作用。

中医的第一增强人体免疫力的方子——桂枝汤！

　　糖尿病人伤口烂，老好不了，桂枝汤加补中益气汤。

　　口腔溃疡，一时火起，导赤散。如果反复的火，几个月都好不了，炙甘草用 30 克加封髓丹，火就下去了。

# 后记

有一次，我背着两块石板，最先赤脚爬上大掌峰，而且还有余力回去接引大家上山。

很多人不敢相信，空身上去都很艰难，为什么你还可以背这么重的石板率先到达？

我说，蚂蚁尚且可以背得动比它自身重几倍的东西，我辈青年，区区几十上百斤的石板算什么！

这十多年的中医普及，我们就像爬这大掌峰一样，负重前行，却也力争上游，不落人后。

我们学中医，用中医，也一样要有勇攀高峰、勇担重任的精神。

而要振兴中医，救死扶伤，我们就必须具备以下几种品质。

一、大自信。对中医，对自己，对古人智慧，对自然规律，有着绝对的信心，毫不怀疑，那种坚定的信念是任何情况下都不能转移退失的。

二、大无畏。在中医探索体证的路上，魄力十足，无所畏惧，无数的古人都已经验证过的经验方法，我们只管奋勇当先就行了，在防治疾病上大胆用中医方案披荆斩棘，开创出一条条通往康养内壮的大路。

三、大毅力。士不可以不弘毅。人之有大毅力，才有大成就。山路陡峭，我们只管咬牙攀爬，不达目的不罢休。学中医，我们需要一股狠劲，一种永不退缩的韧性。

四、大智慧。习医者，要突破个人的束缚，更要打破一切不可能的界壁，在思想高度上要拔高、再拔高，不要被当下的观念结论所限制，还未出征便在思想上败退下来。

对于新一代的中医人来说，我们要解放思想，深入到中医典籍之海去寻找答案，深入到临床一线中去解决问题，深入到自我身心里面去体悟行证，深入到各行各业去具体问题具体分析……

最后，用一首化裁诗来致敬那些有担当、有情怀的中医人：

赋性生来本自然，手提金针度苍生。

三指向晓迎残月，百草临风唱晚秋。

两脚踢翻尘世苦，一肩担尽古今愁。

而今不受病疾惑，此生精诚拜岐黄。